国家卫生和计划生育委员会"十二五"规划教材
全国高等医药教材建设研究会"十二五"规划教材

全国高等学校器官-系统整合教材

Organ-systems-based Curriculum

供临床医学及相关专业用

消化系统

主　　编 董卫国

副 主 编 魏云巍　富冀枫

编　　委（以姓氏笔画为序）

吕　毅（西安交通大学）	陈莉娜（西安交通大学）
朱俊勇（武汉大学）	郭晓霞（首都医科大学）
刘　玮（上海交通大学）	董卫国（武汉大学）
许文燮（上海交通大学）	富冀枫（上海交通大学）
李晓波（哈尔滨医科大学）	谭红梅（中山大学）
李晓斌（北京协和医学院）	戴冀斌（武汉大学）
杨　景（第三军医大学）	魏云巍（哈尔滨医科大学）

学术秘书 朱俊勇（武汉大学）

器官-系统
整合教材
O S B C

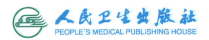
人民卫生出版社
PEOPLE'S MEDICAL PUBLISHING HOUSE

图书在版编目（CIP）数据

消化系统 / 董卫国主编 . —北京：人民卫生出版社，
2015

ISBN 978-7-117-20406-4

Ⅰ. ①消… Ⅱ. ①董… Ⅲ. ①消化系统 – 医学院校 – 教材　Ⅳ. ①R322.4

中国版本图书馆 CIP 数据核字（2015）第 042809 号

人卫社官网	www.pmph.com	出版物查询，在线购书
人卫医学网	www.ipmph.com	医学考试辅导，医学数据库服务，医学教育资源，大众健康资讯

消 化 系 统

主　　编：董卫国

出版发行：人民卫生出版社（中继线 010-59780011）

地　　址：北京市朝阳区潘家园南里 19 号

邮　　编：100021

E - mail：pmph @ pmph.com

购书热线：010-59787592　010-59787584　010-65264830

印　　刷：三河市潮河印业有限公司

经　　销：新华书店

开　　本：850×1168　1/16　　印张：15

字　　数：413 千字

版　　次：2015 年 5 月第 1 版　　2022 年 6 月第 1 版第 6 次印刷

标准书号：ISBN 978-7-117-20406-4/R · 20407

定　　价：49.00 元

打击盗版举报电话：010-59787491　E-mail：WQ @ pmph.com
（凡属印装质量问题请与本社市场营销中心联系退换）

20 世纪 50 年代，美国凯斯西储大学（Case Western Reserve University）率先开展以器官 - 系统为基础的多学科综合性课程（organ-systems-based curriculum，OSBC）改革，继而遍及世界许多国家和地区，如加拿大、澳大利亚和日本等国家和地区的医学院校。1969 年，加拿大麦克马斯特大学（McMaster University）首次将"以问题为导向"的教学方法（problem-based learning，PBL）应用于医学课程教学实践，且取得了巨大的成功。随后的医学教育改革不断将 OSBC 与 PBL 紧密结合，出现了不同形式的整合课程与 PBL 结合的典范，如 1985 年哈佛大学建立的"新途径（New pathway）"课程计划、2003 年约翰·霍普金斯大学医学院开始的"Gene to society curriculum"新课程体系等。世界卫生组织资料显示，目前全世界约有 1700 所医药院校在开展 PBL 教学。

20 世纪 50 年代起，我国部分医药院校即开始 OSBC 教学实践。20 世纪 80 年代，原西安医科大学（现西安交通大学医学部）和原上海第二医科大学（现上海交通大学医学院）开始 PBL 教学。随后，北京大学医学部、复旦大学上海医学院、浙江大学医学院、四川大学华西医学院、中国医科大学、哈尔滨医科大学、汕头大学医学院、辽宁医学院等一大批医药院校开始尝试不同模式的 OSBC 和 PBL 教学。但长期以来，缺乏一套根据 OSBC 要求重新整合的国家级规划教材一直是制约我国 OSBC 和 PBL 教育发展的瓶颈。2011 年，教育部、原卫生部联合召开了全国医学教育改革工作会议，对医学教育综合改革进行了系统推动，提出深化以岗位胜任力为导向的教育教学改革，把医学生职业素养和临床能力培养作为改革关键点，积极推进基础医学与临床课程整合，优化课程体系；积极推进以问题为导向的启发式、研讨式教学方法改革；积极推进以能力为导向的学生评价方式；强化临床实践教学，严格临床实习实训管理，着力提升医学生临床思维能力和解决临床实际问题的能力。

2013 年 6 月，全国高等医药教材建设研究会、人民卫生出版社和教育部临床医学改革西安交通大学项目组共同对国内主要开展 OSBC 和 PBL 教学的医药院校进行了调研，并于同年 10 月在西安组织全国医学教育专家，对我国医学教育中 OSBC 和 PBL 教学现状、教材使用等方面进行了全面分析，确定编写一套适合我国医学教育发展的 OSBC 和 PBL 国家级规划教材。会议组建了"全国高等学校临床医学及相关专业器官 - 系统整合规划教材评审委员会"，讨论并确定了教材的编写思想和原则、教材门类、主编遴选原则及时间安排等。2014 年 3 月，本套教材主编人会议在西安召开，教材编写正式启动。

本套教材旨在适应现代医学教育改革模式，加强学生自主学习能力，服务医疗卫生改革，培养创新卓越医生。教材编写仍然遵循"三基""五性""三特定"的特点，同时坚持"淡化学科，注重整合"的原则，不仅注重学科间知识内容的整合，同时也注重了基础医学与临床医学的整合，以及临床医学与人文社会科学、预防医学的整合。

整套教材体现五个特点。①纵横对接:基础与临床纵向贯通,实现早临床、多临床、反复临床;预防、人文和社会科学等学科横向有机融合,实现职业素养、道德和专业素质的综合培养。②"双循环"与"单循环"的对接:根据我国医学教育目前存在的 OSBC 和 PBL 师资不足以及传统教学机构设置等实际情况,此次教材编写中,各系统基础课程教材与临床课程教材暂时分开编写,即实现所谓"双循环"。器官 - 系统整合教材编写和课程实施最终将实现各系统基础与临床课程的全面整合,即所谓"单循环"打通。③点与面的对接:基础或临床的每个知识点都考虑与整个系统的对接与整合,同时做到知识、创新、岗位胜任力统一。④基础与临床的对接:教材编写和教学虽然按各器官 - 系统的基础课程和临床课程体系进行,但基础课程教材前瞻临床问题,临床课程教材回顾基础知识,相互对接,解决临床问题。组织一个共同的编委会进行基础与相应临床课程的教材编写,基础课程教材有相应领域的临床专家参与编写,临床课程教材也有相关的基础医学专家参与编写,以解决整合与交叉重复问题。⑤教与学的对接:变教材为学材,促进学生主动学习、自主学习和创新学习。

本套教材分为三类共 27 种,分别是导论与技能类 4 种,基础医学与临床医学整合教材类 21 种,PBL 案例教材类 2 种。

导论与技能类教材包括《器官 - 系统整合课程 PBL 教程》《基础医学导论》《临床医学导论》和《临床技能培训与实践》。

基础医学与临床医学整合类教材包括《运动系统》《运动系统损伤与疾病》《血液与肿瘤》《血液与肿瘤疾病》《中枢神经系统与感觉器官》《神经与精神疾病》《内分泌系统》《内分泌与代谢系统疾病》《病原与宿主防御系统》《感染性疾病》《心血管系统》《心血管系统疾病》《呼吸系统》《呼吸系统疾病》《消化系统》《消化系统疾病》《泌尿系统》《泌尿系统疾病》《生殖系统》《女性生殖系统疾病》和《儿童疾病与生长发育》。

PBL 案例类教材包括《生物医学 PBL 教学案例集》和《临床医学 PBL 教学案例集》。

为便于学生同步掌握重点内容,并兼顾准备国家执业医师资格考试复习,除 2 种 PBL 案例集、PBL 教程和《临床技能培训与实践》外,每种教材均编写了与之配套的学习指导及习题集。

本套教材主要用于长学制和五年制临床医学及相关专业教学,也可作为国家卓越医生培养计划及"5+3"住院医师规范化培训教材使用。

24	感染性疾病	主审	李兰娟	翁心华				
		主编	杨东亮	唐 红	副主编	毛 青	蔺淑梅	
25	感染性疾病学习指导及习题集	主编	唐 红	杨东亮	副主编	毛 青	蔺淑梅	
26	心血管系统	主审	杨宝峰					
		主编	臧伟进	吴立玲	副主编	王国平	黄 岚	
27	心血管系统学习指导及习题集	主编	吴立玲	臧伟进	副主编	王国平	黄 岚	裴建明
28	心血管系统疾病	主审	葛均波					
		主编	马爱群	王建安	副主编	肖颖彬 刘锦纷 陈晓平 夏黎明		
29	心血管系统疾病学习指导及习题集	主编	郑小璞	马爱群	副主编	孙彦隽	刘志军	黄 莹
30	呼吸系统	主编	郑 煜	陈 霞	副主编	艾 静	罗自强	郭雪君
31	呼吸系统学习指导及习题集	主编	陈 霞	郑 煜	副主编	艾 静	罗自强	郭雪君
32	呼吸系统疾病	主审	钱桂生					
		主编	杨 岚	沈华浩	副主编	王长征	郭述良	朱文珍
33	呼吸系统疾病学习指导及习题集	主编	沈华浩	杨 岚	副主编	王长征	郭述良	朱文珍
34	消化系统	主编	董卫国		副主编	魏云巍	富冀枫	
35	消化系统学习指导及习题集	主编	董卫国		副主编	富冀枫	魏云巍	
36	消化系统疾病	主编	赵玉沛	吕 毅	副主编	姜洪池	唐承薇	府伟灵
37	消化系统疾病学习指导及习题集	主编	吕 毅	赵玉沛	副主编	张太平	胡 兵	刘连新
38	泌尿系统	主审	郭应禄	唐孝达				
		主编	徐长福	魏 强	副主编	张 宁	赵成海	陈 斌
39	泌尿系统学习指导及习题集	主编	徐长福	魏 强	副主编	张 宁 赵成海 陈 斌 任淑婷		
40	泌尿系统疾病	主审	刘志红	孙颖浩				
		主编	陈江华	王子明	副主编	陈 楠	邹和群	安瑞华
41	泌尿系统疾病学习指导及习题集	主编	王子明	陈江华	副主编	陈 楠	邹和群	安瑞华
42	生殖系统	主编	李 和	黄 辰	副主编	谭文华	谢遵江	
43	生殖系统学习指导及习题集	主编	黄 辰	谢遵江	副主编	徐锡金 周劲松 郝爱军 李宏莲		
44	女性生殖系统疾病	主编	李 旭	徐丛剑	副主编	刘彩霞	李雪兰	漆洪波
45	女性生殖系统疾病学习指导及习题集	主编	徐丛剑	李 旭	副主编	刘彩霞 李雪兰 漆洪波 鹿 欣		
46	儿童疾病与生长发育	主审	许积德					
		主编	孙 锟	母得志	副主编	高 亚 武军驻 黄松明 祝益民		
47	儿童疾病与生长发育学习指导及习题集	主编	母得志	孙 锟	副主编	高 亚 黄松明 祝益民 罗小平		
48	生物医学 PBL 教学案例集	主编	夏 强	钱睿哲	副主编	李庆平	潘爱华	
49	临床医学 PBL 教学案例集	主编	李宗芳	狄 文	副主编	侯晓华	陈世耀	武宇明
50	器官-系统整合课程 PBL 教程	主审	陈震寰					
		主编	曹永孝		副主编	梅文瀚	黄亚玲	

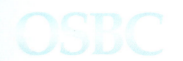

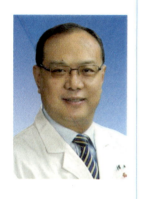

董卫国

  医学博士,武汉大学人民医院教授、主任医师、博士生导师。兼任教育部高等学校全科医学教学指导委员会委员,中国医师协会全科医师分会委员,中华医学会消化学分会营养支持与协作组委员,湖北省医学会医学教育分会副主任委员,湖北省抗癌协会肝癌专业委员会副主任委员,湖北省医学会消化系病学分会常务委员。

  从事消化道肿瘤与炎症性肠病的基础与临床研究及医学教育研究 26 年。发表论文200 余篇(SCI 收录 60 余篇),主编全国高等学校教材《临床基本技能学》(第 1 版、第 2 版)、《社区医学》、《临床医学 PBL 教程》(教师版、学生版)5 部,主编、主译专著《消化系统疾病热点问题系统评价》、《消化系统疾病循证治疗》、《住院医师手册》、《客观结构化临床考试与标准化病人》、《英汉汉英消化病学词典》(第 1 版、第 2 版)、《肠易激综合征应对指南》7 部。目前主持国家自然科学基金面上项目 2 项,教育部博士点基金资助课题博导类项目 1 项,湖北省自然科学基金重点项目 1 项,曾主持国家自然科学基金面上项目、湖北省科技攻关项目及武汉市重大科技攻关项目等 9 项。作为第一完成人获高等教育国家级教学成果奖二等奖 1 项,湖北省科技进步奖二等奖 1 项,湖北省高等学校教学成果奖一等奖、三等奖各 1 项及湖北省自然科学奖三等奖 2 项。

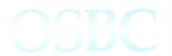
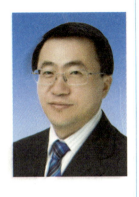

魏云巍

医学博士,哈尔滨医科大学附属第一医院教授、主任医师、博士生导师,哈尔滨医科大学附属第一医院院长助理,肿瘤、腔镜外科主任,普外科副主任,哈尔滨医科大学中俄医学研究中心副所长。中国医师协会外科医师分会包虫病外科专业委员会常委兼副秘书长,中国医师协会内镜医师分会、国家卫生计生委内镜与微创医师委员会、无气腹腹腔镜医师专业委员会委员,黑龙江省医学会微创外科分会副主任委员,哈尔滨市抗癌协会常务理事。

先后留学荷兰格罗宁根大学及美国哈佛大学,并在荷兰格罗宁根大学医学中心(UMCG)获博士学位。从事普通外科临床及医学教育工作 20 余年,在普外科常见病及多发病的诊治及微创外科治疗领域积累了丰富的临床经验。发表中英文研究论文多篇,多次出席欧美学术研究大会并做主题发言。黑龙江省杰出青年科学基金获得者、荷兰格罗宁根大学国际研究生课题获得者。

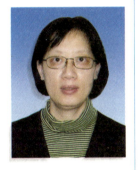

富冀枫

上海交通大学副教授,医学院教务处处长。中国高等教育学会医学教育专业委员会副秘书长,上海市医学专科委员会秘书长。

1985 年于上海第二医科大学临床医学专业毕业后进入基础医学院生理教研室任教,并先后在澳大利亚昆士兰科技大学和上海交通大学安泰经济管理学院学习。从事医学教育近 30 年,承担各类本科生、长学制“生理学”教学和研究生“心脏电生理学”及“医疗仪器和设备”选修课程教学。参加编写《生理学》《肾脏生理学》《心脏电生理学》和《消化系统》等多本教材。专注于人体心肌电生理研究工作,先后在国内核心期刊发表论文几十篇,获得国家级教学成果特等奖 1 项、国家级教学成果二等奖 1 项及上海市教学成果奖多项。

我国现代医学教育一直沿用"以学科为中心"的教学模式。该模式由于学科界限过于分明,教学分期明显,基础与临床分离,正常与异常分离,学科间横向联系不够,很大程度上造成学生思维单一,难以形成临床所需的分析问题、解决问题的能力,影响学生创新精神和创新能力的培养。"以器官 - 系统为中心"的课程模式针对"以学科为中心"课程模式的弊端进行改革,是 20 世纪世界医学教育改革的里程碑。国际医学教育专家一致认为该模式淡化学科意识,强调医学课程间的内在关联,重组医学基础、临床各学科的知识,有利于实现功能与形态、微观与宏观、正常与异常、生理与病理等多方面的联系;有利于体现基础与临床学科内容之间的结合;有利于学生知识与能力、道德与情感方面的融合;有利于学生创新精神和创新能力的培养。

20 世纪 90 年代以来,我国部分高校陆续开展"以器官 - 系统为中心"的整合课程模式改革,至今已形成比较成熟的"以器官 - 系统为中心"的课程模式,但全国还没有统一的整合教材。为适应现代医学教育的发展方向,在教育部和全国高等医药教材建设研究会的领导和支持下,人民卫生出版社和教育部临床医学专业综合改革西安交通大学项目组共同组织全国开展"以器官 - 系统为中心"课程改革较早的相关院校专家,认真总结教学改革经验,精心编写了这套"器官 - 系统整合教材"。这套教材符合时代特征,适应现代医学教育改革模式,遵循临床医学专业卓越医生培养目标要求,淡化学科,注重整合,强调优化,实现了五个对接,即纵横对接,"双循环"与"单循环"的对接,点与面的对接,教与学的对接,基础与临床的对接。依据教材"三基"、"五性"、"三特定"原则,根据"器官 - 系统整合"和学科特点,在内容上最大程度地进行整合、优化,确保内容精练,避免重复,同时注重人文、预防、保健及康复内容的融合,实现职业素养、道德和综合素质的培养,做到知识、创新、职业胜任力的统一。

《消化系统》作为"器官 - 系统整合教材"中的一部,将消化系统有关基础知识有机整合,并结合消化系统常见病加以简要介绍,为学生今后学习《消化系统疾病》奠定坚实的基础。本教材在编排上注重学习的逻辑性,首先对消化系统的组成、发生、结构与功能、消化系统疾病的病理生理与病理学基础加以概述;然后横向整合解剖学、组织学、生理学、病理生理学、病理学等学科理论知识,纵向整合消化系统基础知识和临床常见病基础知识,分述消化系统各器官发生、结构与功能、临床常见病的病理生理和病理学过程以及基本诊疗、预防措施;最后自然过渡到消化系统临床常见病的代表性治疗药物及药理机制,实现功能与形态、宏观与微观、生理与病理、正常与异常的有机结合。《消化系统》整合教材既适合五年制和长学制临床医学专业学生学习,也可作为住院医师规范化培训以及研究生、基层医师学习的参考用书。

《消化系统》整合教材的编写对各位编委来说是一次挑战,也是一次有益的合作与尝试。在此衷心感谢所有编委的辛勤劳动和无私奉献;感谢各位编委所在学校对教材编写提供的大力支持。虽然编写过程中各位编委尽了最大努力,但由于能力和学识有限,加之可借鉴的经验不多,时间紧、任务重,本教材难免有疏漏和缺点。对于书中的不足之处,我们真诚地希望广大读者能不吝赐教,提出批评和建议,以使本教材能日臻完善。

董卫国

2015 年 1 月于武汉大学

目　录

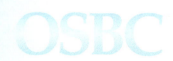

第一章 消化系统概述

消化系统（digestive system）是机体得以生存、发展并行使各项生理功能的重要器官系统之一。消化系统的主要功能是摄取、转运、消化食物、吸收营养及排泄废物，口腔和咽还参与呼吸和语言活动。消化系统还具有外分泌、内分泌及防御功能。

第一节 消化系统的组成

消化系统由消化管和消化腺两部分组成（图1-1）。

消化管（alimentary canal）是指从口腔到肛门的一条粗细不等，长约9m的肌性管道，包括口腔、咽、食管、胃、小肠（十二指肠、空肠、回肠）和大肠（盲肠、结肠、直肠）等部分。临床上通常把从口腔到十二指肠的一段称为上消化道；空肠到肛门的一段称为下消化道。

消化腺（alimentary gland）是分泌消化液的腺体，按体积大小和位置不同，可分为小消化腺和大消化腺两种。小消化腺散在分布于消化管各部的管壁内，如消化管黏膜层、黏膜下层，如唇腺、颊腺、舌腺、食管腺、胃腺和肠腺等。大消化腺有三对唾液腺（腮腺、下颌下腺、舌下腺）、肝和胰，均借导管将分泌物排入消化管内。

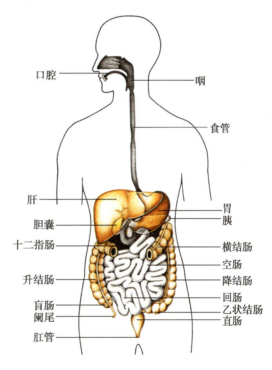

口腔　咽　食管　肝　胆囊　十二指肠　升结肠　盲肠　阑尾　肛管　胃　胰　横结肠　空肠　降结肠　回肠　乙状结肠　直肠

图1-1 消化系统组成示意图

消化系统器官大部分位于腹腔内，为便于描述腹腔脏器的位置，可将腹部分为若干区域。临床上有"四分法"和"九分法"两种方法。四分法是通过脐作一条横线和一条垂直线，将腹部分为右上腹、左上腹、右下腹、左下腹4个区（图1-2）。九分法是通过两条横线和两条纵线将腹部分为9个区域（图1-3）。两条横线为通过两侧肋弓最低点（第10肋的最低点）的连线和通过两侧髂结节的连线。两条纵线为通过两侧腹股沟韧带中点所作的垂直线。上述4条线相交将腹部分为9个区：上腹部中间的腹上区和两侧的左、右季肋区；中腹部中间的脐区和两侧的左、右腹外侧区（腰区）；下腹部中间的腹下区（耻区）和两侧的左、右腹股沟区（髂区）。

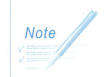

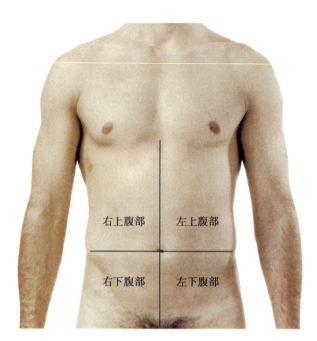

图 1-2　腹部分区四分法示意图

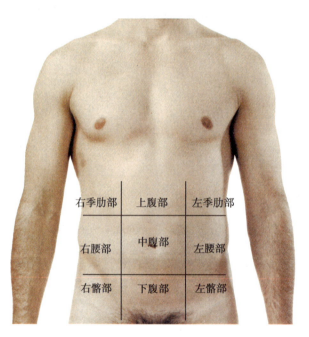

图 1-3　腹部分区九分法示意图

第二节　消化系统的发生

　　消化系统的大多数器官是由原始消化管分化而成。人胚发育第 3~4 周,三胚层胚盘向腹侧卷折,形成圆柱状胚体,卵黄囊顶部的内胚层被包卷入胚体内,形成原始消化管(primitive gut)(图 1-4)。其头端起自口咽膜,尾端止于泄殖腔膜,分别于第 4 周和第 8 周破裂、消失,原始消化管遂与外界相通。从头端至尾端,原始消化管依次分为三段,头段称前肠(foregut),与卵黄囊相连的中段称中肠(midgut),尾段称后肠(hindgut)。随着胚体和原始消化管的增长,卵黄囊相对变小,与中肠的连接部逐渐变细,形成卵黄蒂(vitelline stalk),于第 6 周闭锁,并逐渐退化消失。前肠将分化为部分口腔底、舌、咽至十二指肠乳头之间的消化管、肝、胆囊、胆管、胰腺、下颌下腺、舌下

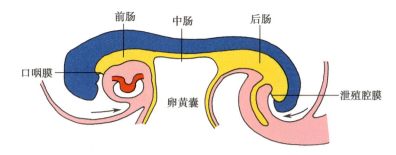

图 1-4 原始消化管示意图

腺等器官;中肠将分化为自十二指肠乳头至横结肠右 2/3 之间的消化管;后肠将主要分化为自横结肠左 1/3 至肛管上段的消化管(图 1-5)。这些器官中的黏膜上皮和腺的实质大多来自原始消化管的内胚层,结缔组织、肌组织、血管内皮和外表面的间皮来自中胚层。腮腺起源于原始口腔的外胚层。肛管下段由肛凹演变形成。

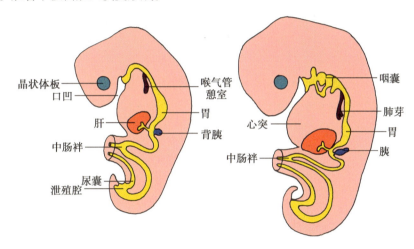

图 1-5 原始消化管早期演变示意图

第三节 消化系统的功能概述

新陈代谢过程中人体所需的营养物质,经消化系统进行消化和吸收。各种营养物质在消化道内被分解为可吸收的小分子物质的过程称为消化(digestion)。人体所需的营养物质中的无机盐、水和大多数维生素可直接被吸收利用,而结构复杂的大分子物质,如蛋白质、脂肪、糖类,还有些不溶于水的维生素等,必须在消化道内被分解成结构简单、易溶于水的小分子物质,才能透过消化道黏膜进入血液和淋巴液。

食物在消化道内消化的方式有两种,一是机械消化,即通过口腔咀嚼运动和消化道平滑肌运动将大块食物磨碎,同时把食物与消化道内的消化液混合成食糜,不断推进到下一个肠段;二是化学消化,即在胃酸及消化液中各种消化酶的作用下,食糜进一步被化学分解,大分子物质分解成可吸收的小分子物质。这种可吸收的小分子营养物质透过消化道黏膜,进入血液和淋巴液的过程,称为吸收(absorption)。不能被消化和吸收的食物残渣,最后以粪便的形式经直肠和肛门排出体外。

一、消化道平滑肌的生理特性

消化道的运动由消化道平滑肌来实现,在整个消化道内,除了口腔、咽、食管上端和肛门外括约肌外,其余部分均有纵行和环行两层平滑肌。消化道平滑肌的收缩和舒张活动产生消化道的

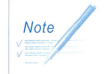
Note

动力,参与食物的机械消化,并通过食糜与消化液的混合作用来协调化学消化。消化道平滑肌除具有肌肉组织的共性外,还具有区别于呼吸道、血管和泌尿道等平滑肌的生理和电生理特性。

(一)消化道平滑肌的一般生理特性

1. 自动节律性　消化道平滑肌具有固有的自动节律性收缩和舒张的特性,即在适宜的环境中离开神经支配或离体的情况下,也具有自动节律性收缩和舒张的特性,称为自动节律(automatic rhythm)性。消化道平滑肌节律很缓慢,即收缩和舒张均较缓慢,节律性不如心肌规则。

2. 富有伸展性　消化道平滑肌随着消化道内容物增加,有被动伸展的特性,因此,消化道管腔的容积也明显增加。消化道平滑肌的这种伸展特性具有重要生理意义,例如,消化道特别是胃容纳好几倍于初容积的食物时,不会因胃内容物增加而导致胃内压明显增加。

3. 较低的兴奋性　消化道平滑肌的兴奋性较骨骼肌和心肌低,其主要表现为收缩和舒张均较缓慢。消化道平滑肌收缩的潜伏期、收缩期和舒张期所占的时间比骨骼肌和心肌长得多,且变异较大。

4. 具有紧张性　消化道平滑肌经常保持一定的张力,即处于一种微弱的持续收缩状态,称为紧张性(tonicity)。这种紧张性不仅是消化道平滑肌其他的运动形式,如蠕动、分解运动等的基础,也可以使胃、肠等维持一定的形状和位置。另外,紧张性使消化道管腔内维持一定的基础压力,有利于消化液渗透到食糜。

5. 对某些理化刺激的敏感性　消化道平滑肌对于牵张、温度和化学刺激等特别敏感,但对电刺激、刀割或针刺等机械刺激不敏感。例如,微量的神经递质、激素可引起强有力的收缩,但在河豚毒素(tetrodotoxin,TTX)阻断神经的情况下,电刺激不,引起平滑肌收缩。

(二)消化道平滑肌的电生理特性

消化道平滑肌与骨骼肌和心肌均属于可兴奋组织,因此,当平滑肌收缩时,首先发生膜电位去极化。消化道平滑肌的电活动有明显的特征,即膜电位不是保持在某一个水平,而是自动、缓慢、节律性去极化和复极化的波动。消化道平滑肌细胞膜电位变化可分为三种,即静息膜电位、慢波电位和动作电位。

1. 静息膜电位　消化道平滑肌的静息膜电位(resting membrane potential)较骨骼肌和心肌低,一般测定值为 $-50\sim-60mV$。静息膜电位主要由 K^+ 的平衡电位形成,但 Na^+、K^+、Cl^- 以及生电性钠泵(electrogenic sodium pump)的活动也参与了静息膜电位的形成,钠泵活动强弱可改变静息电位的大小。

2. 慢波电位　消化道平滑肌细胞静息膜电位自发、缓慢、节律性去极化和复极化的电变化称为慢波(slow wave)或基本电节律(basic electric rhythm)。慢波的波幅约为 $10\sim20mV$,持续数秒至十几秒,频率随部位而异,正常人胃的慢波频率为 3~6 次 / 分,十二指肠为 10~12 次 / 分,结肠为 7~8 次 / 分(图 1-6)。从十二指肠开始向下其频率逐渐下降,回肠末端为 8~9 次 / 分。

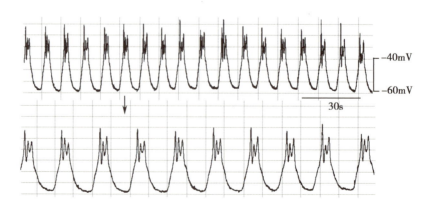

图 1-6　胃平滑肌慢波与快波

长期以来，人们认为慢波电位起源于纵行肌，以电紧张形式扩布到环行肌。研究表明，慢波的产生不依赖神经或体液因素的影响，例如切断外周神经或用神经阻断剂 TTX 处理离体平滑肌，不能完全阻断慢波形成。近期研究表明，引起慢波的起搏细胞是位于纵行肌和环行肌之间的 Cajal 细胞（interstitial cell of Cajal，ICC）（图 1-7）。ICC 是一类细胞的统称，在豚鼠胃窦，根据其形态和功能不同可分为在环行肌和纵行肌之间与肌间神经丛重叠分布的肌层间 ICC（intermuscular layer ICC，ICC-MY）和肌纤维之间分布的肌间 ICC（intramuscular ICC，ICC-IM）两种类型。在结肠，作为起搏细胞的 ICC 位于环形肌层与黏膜层之间，被称为 ICC-SM（submucosal ICC，ICC-SM）。ICC-IM 位于平滑肌层内，分散于平滑肌细胞间，呈纺锤状，自胞体两端发出突起，与平滑肌细胞走向平行，这类 ICC 与神经突触联系，在神经肌肉信息传递中起调节作用。

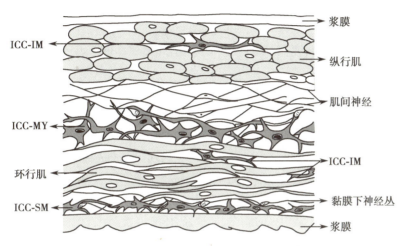

图 1-7　胃肠道平滑肌层 ICC 分布

ICC 是一种兼有成纤维细胞和平滑肌细胞特性的间质细胞，其中 ICC-MY 即为通常意义上所说的起搏细胞，可自发产生节律性电位改变，称为起搏电位（pacemaking potential），通过 ICC 与两层平滑肌细胞间紧密的缝隙连接，可将起搏电位传给平滑肌使其产生慢波。ICC 慢波的产生与细胞内钙库参与的节律性钙波动以及细胞膜上与钙波动敏感的离子通道活性相关，这种离子通道属于瞬间受体电位（transient receptor potential，TRP）通道。

3. 动作电位　各种理化因素刺激或慢波去极化达到阈电位时，消化道平滑肌在慢波波峰上出现数量不等的快速电位波动，称为快波（fast wave）（见图 1-6）。这种快速的电位波动即动作电位（action potential），其时程约 10~20 毫秒，每个快波的幅度和数量不等。通常，兴奋性神经递质乙酰胆碱使膜电位去极化的同时，慢波幅度、快波的频率和幅度均增加，抑制性递质一氧化氮（nitric oxide，NO）则相反。

与神经细胞或骨骼肌相比，消化道平滑肌动作电位有以下的特点：①锋电位上升慢，持续时间长；②不受钠通道阻滞剂的影响，但可被电压依赖性钙通道阻滞剂所阻断，这表明其产生主要依赖 Ca^{2+} 的内流（图 1-8）。因此，消化

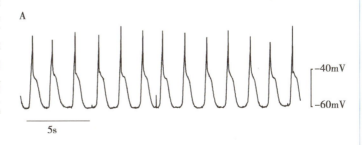

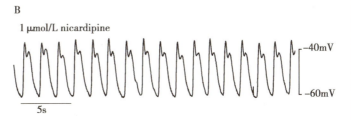

图 1-8　快波被钙通道阻滞剂阻断

道平滑肌动作电位的去极化相与电压依赖性钙通道激活相关,而复极化相与钾通道开放,钾离子外流相关。

一般来讲,消化道平滑肌在慢波的基础上产生快波,而产生快波启动平滑肌收缩。过去认为,慢波本身不引起平滑肌收缩,但它能使平滑肌细胞的静息电位减小,一旦达到阈电位,激活平滑肌细胞膜上的电压依赖性钙通道,从而产生动作电位并引起平滑肌收缩。现在认为,平滑肌细胞存在两个临界膜电位值:机械阈(mechanical threshold)和电阈(electrical threshold)。当慢波去极化达到或超过机械阈时,细胞内 Ca^{2+} 增加,足以激活细胞收缩(收缩幅度与慢波幅度正相关),但不一定引起动作电位;当慢波去极化达到或超过电阈时,则引起动作电位发放,即形成快波,此时进入细胞内 Ca^{2+} 更多,收缩进一步增强,慢波上负载的动作电位数目越多或幅度越大,肌肉的收缩就越强。通常,当胃肠平滑肌接受 ICC 的起搏电流或受到各种理化因素刺激慢波去极化达到阈电位时,即可产生动作电位,又称快波。大量实验证实,钙内流与电压依赖性钙通道关系密切,胃肠平滑肌上主要存在 L 型钙通道,当用尼卡地平阻断 L 型钙通道时,快波几乎被完全阻断。

(三)胃肠平滑肌兴奋 - 收缩耦联

胃肠平滑肌、骨骼肌和心肌的收缩均通过兴奋 - 收缩耦联(excitation-contraction coupling)介导。胃肠平滑肌兴奋 - 收缩耦联也是由细胞内 Ca^{2+} 介导,而 Ca^{2+} 来自细胞内、外钙库释放。胞外钙离子进入细胞内的主要通道是电压依赖性钙通道(voltage-dependent calcium channel,VDCC)和受体开放的通道(receptor-operated channel,ROC)以及牵张激活的通道(stretch-activated channel,SAC),后两者是一种非选择性阳离子通道,属于瞬间受体电位(transient receptor potential,TRP)通道家族。收缩相关的刺激,如神经、体液因素以及来自 ICC 的刺激可使平滑肌细胞膜非选择性阳离子通道激活,引起平滑肌细胞膜去极化激活 VDCC,胞外钙内流。

平滑肌胞内钙离子主要贮存在内质网(sarcoplasmic reticulum,SR)和线粒体中。SR 释放钙有两种机制,主要通过 ryanodine 受体(RyR)和三磷酸肌醇受体[inositol-(1,4,5)-triphosphate receptor,IP_3R]门控钙通道。研究表明,胃肠平滑肌细胞 IP_3R 和 RyR 门控通道比例为 10∶1(IP_3R∶RyR),甚至 IP_3R 介导的 SR 上缺乏 RyR 门控通道。胞外进入胞内的钙不能引起有效的钙诱导的钙释放(calcium-induced calcium release,CICR),因胃肠平滑肌细胞的 RyR 对钙的敏感性很低,胞内钙动员不足以产生生理学作用。IP_3R 介导的钙库钙释放受 IP_3 水平的调节,胃肠平滑肌激动剂如乙酰胆碱可与 G- 蛋白耦联受体结合,激动 G- 蛋白继而激活磷脂酶 C 产生 IP_3,引发 IP_3 介导的钙释放(IP_3-induced calcium release,IICR)。细胞内游离钙水平对 IP_3R 通道起负反馈调节,即低浓度钙提高 IP_3R 通道通透性,高浓度钙则相反。外周的 SR 与平滑肌细胞膜关系密切,外周 SR 与细胞膜之间存在 10nm 的间隙,间隙内钙浓度微小的变化,甚至钙荧光检测不出的钙波,对调控细胞膜离子通道活性意义重大。间隙内钙波不影响平滑肌的收缩,但对钙激活钾通道起激活作用,胃肠平滑肌这种外向钾电流激活可引起平滑肌超极化和舒张。

胃肠平滑肌细胞兴奋 - 收缩耦联过程可归纳为:平滑肌的兴奋性刺激,如神经、体液因素等作用于平滑肌细胞,激活非选择性阳离子通道使膜电位去极化,导致 VDCC 激活,一方面刺激 IICR 过程,最终细胞内钙水平增加;Ca^{2+} 与钙调蛋白结合,激活肌球蛋白轻链激酶,使肌球蛋白分子亚单位磷酸化,肌球蛋白的横桥与肌动蛋白结合启动肌丝滑行即平滑肌收缩。

二、消化腺的分泌功能

消化液主要由口腔内的唾液腺还有广泛分布于消化道黏膜的胃腺、小肠腺、大肠腺以及胰腺和肝脏分泌。消化液主要包含各种消化酶、无机盐和水,成人每日由各种消化腺分泌的消化液总量为 6~8L,其中绝大部分被胃肠道黏膜重吸收,少量和大便一起排出。消化液分泌的过程

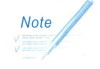

是腺细胞主动活动的过程,包括从血液中摄取原料、细胞内合成并贮存、适当的条件分泌等一连串活动。消化腺的腺细胞膜上存在多种受体,不同的刺激物与相应的受体结合后,可引起细胞内一系列的生化反应,最终导致分泌物的释放。

消化液的主要功能为:①稀释食物,使之与血浆渗透压相等,有利于吸收;②改变消化道内的 pH,适应于消化酶活性的需要;③消化液中大量的消化酶使结构复杂的食物水解为结构简单的物质,即化学消化;④消化液中的黏液、抗体和大量的液体还能保护消化道黏膜,防止物理性和化学性损伤并抵抗病原微生物的侵害。

消化液的分泌受神经和体液因素的调节,如迷走神经兴奋时刺激分泌,而交感神经兴奋则抑制分泌。局部的肠神经也可调节消化液的分泌,如肠黏膜化学刺激或扩张的机械刺激能够通过局部黏膜下神经丛调节消化液的分泌。体液因素如各种胃肠激素通过血液循环或旁分泌作用于消化道黏膜,或肠腔内的各种化学物质也可以通过黏膜直接刺激调节消化液分泌。

三、消化道的内分泌功能

消化道黏膜内分泌细胞丰富,分泌多种激素。消化道分泌的激素通过腔分泌、旁分泌和经典内分泌等形式调节消化系统的消化和吸收功能。

(一)消化道的内分泌细胞

胃肠黏膜内存在种类和数量庞大的内分泌细胞,其数量远远超过体内其他内分泌器官内分泌细胞的总和,因此,胃肠道黏膜为体内最大,也是最复杂的内分泌器官。消化道黏膜的内分泌细胞有一个共同的特点,即具有摄取胺的前体、脱羧产生肽类或活性胺的能力。这些细胞统称为胺前体摄取和脱羧细胞(amine precursor uptake and decarboxylation cell,APUD cell),简称 APUD 细胞,这种细胞也广泛分布于神经系统、甲状腺、肾上腺髓质、腺垂体等组织。通常将胃肠黏膜合成和分泌并在胃肠道内起作用的多种激素统称为胃肠激素(gastrointestinal hormone)。由于很多胃肠道肽类激素也存在于中枢神经系统,因此将这类肽类物质统称为脑肠肽(brain-gut peptide)。目前已被认为脑肠肽的肽类物质有促胃液素、缩胆囊素、胃动素、生长抑素等 20 多种,均在胃肠道和中枢发挥生物学作用。

在形态学上,胃肠道内分泌细胞分为开放型和闭合型两类,其大多数为开放型而少数为闭合型细胞。开放型细胞形态特征是细胞呈锥形,顶端有微绒毛伸入胃肠腔内,直接感受理化刺激,从而引起分泌活动。闭合型细胞主要分布于胃底和胃体的黏膜,其形态特征是无微绒毛,因此分泌活动受神经及其他内分泌或旁分泌激素的影响(图 1-9)。胃肠道主要内分泌细胞的名称、分布和分泌的物质见表 1-1。

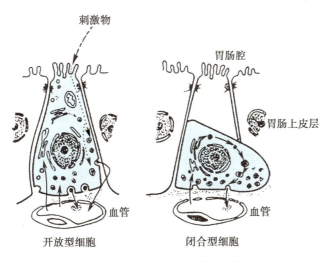

图 1-9　消化道内分泌细胞形态模式图

表 1-1　主要胃肠内分泌细胞的名称、分布和分泌产物

细胞名称	分泌产物	分布部位
A 细胞	胰高糖素	胰岛
B 细胞	胰岛素	胰岛
D 细胞	生长抑素	胰岛、胃、小肠、结肠
G 细胞	促胃液素	胃窦、十二指肠
I 细胞	缩胆囊素	小肠上部
K 细胞	抑胃肽	小肠上部
M 细胞	胃动素	小肠
N 细胞	神经降压素	回肠
PP 细胞	胰多肽	胰岛、胰腺外分泌部分、胃、小肠、大肠
S 细胞	促胰液素	十二指肠和空肠

(二) 胃肠道的内分泌细胞分泌方式

胃肠激素也不例外地从分泌细胞释放后,作用于靶细胞,其作用方式包括经典的内分泌 (endocrine)、旁分泌(paracrine)、神经分泌(neurocrine)、腔分泌(solinocrine)和自分泌(autocrine)。例如,促胃液素、促胰液素、缩胆囊素和抑胃肽等进入血液运输至靶细胞起作用,即内分泌;胃窦黏膜和胰岛 D 细胞分泌的生长抑素通过旁分泌起作用;血管活性肠肽等通过神经分泌起作用;有些胃肠激素从分泌细胞释放后,通过黏膜上皮细胞间的缝隙连接扩散入管腔发挥作用,即腔分泌;有些胃肠激素从分泌细胞释放后作用于自身或邻近的同类细胞,即自分泌。

(三) 胃肠激素的作用

胃肠激素对消化与吸收(如消化道平滑肌运动、消化液分泌等)、代谢、生长等方面起着广泛的生物学作用,可以归纳为以下几个方面:

1. **调节消化道的运动和消化腺的分泌**　胃肠激素对胃肠平滑肌的运动、胃肠黏膜消化腺的分泌起调节作用,一种激素可以调节多个消化器官的活动,同样一个消化器官可接受多种不同胃肠激素的调控。例如,促胃液素促进胃酸分泌和胃、小肠、胆囊的运动;促胰液素促进胰液和胆汁的分泌并抑制胃和小肠的运动;缩胆囊素促进胆囊收缩和胆汁、胰液的分泌等。

2. **调节其他激素的合成与释放**　胃肠激素之间对各自的分泌存在相互促进或抑制。例如,促胰液素、胰岛素、抑胃肽可以抑制促胃液素分泌,而铃蟾素能强烈刺激促胃液素释放;进食时食物对消化道黏膜的刺激释放抑胃肽,后者刺激胰岛素分泌,这在血糖浓度尚未明显升高的情况下,有助于组织与细胞利用血糖,且对防止餐后血糖过高有着重要意义。

3. **营养作用**　一些胃肠激素具有刺激消化道组织代谢和促进生长的作用,称为营养作用 (trophic action)。例如,促胃液素具有刺激胃泌酸部位黏膜和十二指肠黏膜的蛋白质、RNA 和 DNA 的合成,从而促进其生长。因此,临床上促胃液素瘤病人因血清中促胃液素水平过高,易引起胃黏膜过度增生肥厚。

4. **胃肠激素对免疫功能的影响**　消化道黏膜与外界广泛接触,食物中的病原微生物、各种抗原等可通过消化道黏膜侵袭人体。消化道黏膜上较完整的物理和化学屏障也不足以完全抵御病原微生物等致病因素的侵袭。因此,消化道黏膜的免疫系统是机体抵御食物中抗原、细菌、病毒和毒素的第一道特异性和非特异性免疫屏障。研究表明,胃肠激素与消化道黏膜免疫系统之间关系密切。例如,许多胃肠激素对免疫细胞的增生、炎性细胞因子的产生及释放、免疫球蛋白生成、白细胞的趋化性和吞噬作用以及溶酶体的功能均产生广泛的影响;另外,许多免疫细胞也能分泌胃肠激素,如淋巴细胞可分泌 β- 内啡肽,巨噬细胞可分泌生长抑素、P- 物质、β- 内啡肽等。

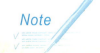
Note

四、消化道的神经支配及其作用

消化道的神经支配包括内在神经系统(intrinsic nervous system)和外来神经系统(extrinsic nervous system)两个部分,两者相互协调,共同调节胃肠功能。

(一)外来神经系统

消化道除口腔、食管上段及肛门外括约肌外,均受交感神经和副交感神经的双重支配,其中副交感神经对消化道平滑肌运动和腺体分泌起兴奋作用,而交感神经起抑制作用。

1. **支配消化道的副交感神经**　支配胃肠的副交感神经来自迷走神经和盆神经,其节前纤维直接进入胃肠壁内神经丛,与肠神经元发生突触联系,发出节后纤维支配腺体、上皮细胞和平滑肌细胞。副交感神经节后纤维的递质为乙酰胆碱,因此称为胆碱能纤维(cholinergic fiber),通过兴奋 M 型胆碱能受体引起胃肠道运动增强、腺体分泌增加。少数胃肠副交感神经节后纤维为非胆碱非肾上腺素能(non-adrenergic non-cholinergic,NANC)纤维,可能释放一氧化氮、肽类(如血管活性肠肽、三磷酸腺苷等递质),主要起抑制性调节,如胃容受性舒张的主要递质为一氧化氮和血管活性肠肽。

2. **支配消化道的交感神经**　支配胃肠的交感神经节前纤维起源于脊髓$T_5 \sim L_3$节段侧角,在腹腔神经节、肠系膜神经节或腹下神经节更换神经元,节后纤维大部分分布于壁内神经丛,其递质为去甲肾上腺素,故称为肾上腺素能纤维(adrenergic fiber),抑制胆碱能神经元的兴奋性。少数交感神经节后纤维也直接支配胃肠道平滑肌、血管平滑肌及胃肠道腺细胞,通过兴奋肾上腺素能受体抑制胃肠平滑肌运动和腺体的分泌,同时引起胃肠道括约肌收缩,肠系膜血管收缩、血流量减少。

(二)内在神经丛系统

胃肠道从食管中段到肛门管壁存在内在神经丛系统又称肠神经系统(enteric nervous system),包含位于黏膜下层的黏膜下神经丛(submucosal plexus)和位于纵行肌和环形肌之间的肌间神经丛(myenteric plexus)(图 1-10)。肠神经元数量多达10^8个,包括感觉神经元、中间神经元和运动神经元,通过大量的神经纤维包括进入消化管壁的交感和副交感纤维交织成网。这种局部神经网络将胃肠壁的各种感受器、效应细胞、外来神经和肠神经紧密联系,构成既接受外来神经的影响又相对独立的局部神经系统。通过局部反射过程对胃肠道的运动、腺体分泌、吸收以及局部血液循环发挥重要的调节作用。

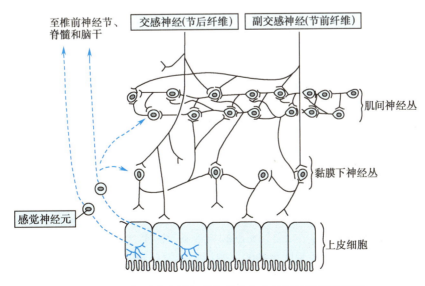

图 1-10　消化道内在神经丛与外来自主神经的关系示意图

肠神经系统的肌间和黏膜下神经丛在调控胃肠运动和分泌以及胃肠局部血液循环等方面相对侧重。肌间神经丛的运动神经元主要分布于平滑肌和起搏细胞 ICC,调控胃肠道平滑肌张力和收缩的频率等,而黏膜下神经丛主要调控黏膜的分泌、上皮细胞的吸收以及黏膜血流量等。

1. 肌间神经丛　肌间神经丛的神经网络与 ICC 网络重叠分布,其主要为兴奋性和抑制性运动神经元,主要作用于平滑肌细胞和 ICC。肌间神经丛中还有少量的感觉和中间神经元,感觉神经元可以接受肠腔内的理化刺激,如胃肠扩张、胃肠激素等体液因素的刺激,反射性地调节胃肠平滑肌运动。兴奋性神经元释放的递质除乙酰胆碱外还有 P 物质和缓激肽(bradykinin)等。抑制性神经元除释放去甲肾上腺素外,还可释放非肾上腺素非胆碱能递质,如 P 物质、NO、血管活性肠肽(vasoactive intestinal polypeptide,VIP)、生长抑素(somatostatin)、ATP 等,这些递质对消化道平滑肌运动起抑制性调节作用。

2. 黏膜下神经丛　黏膜下神经丛的主要作用是调节胃肠黏膜腺体、内分泌细胞以及上皮细胞的分泌和吸收功能,也可通过调节黏膜下血管活动影响黏膜局部血流量。黏膜下神经丛中的运动神经元主要通过抑制性和兴奋性递质调控腺体的分泌、上皮的分泌和吸收活动。黏膜下神经丛中也有感觉神经元和中间神经元,胃肠道内的激素等体液因素或扩张等机械刺激可以兴奋感觉神经元,再通过中间神经元作用于运动神经元,最终调节腺体分泌以及上皮的分泌和吸收活动,还可调节黏膜血流量。

五、消化道血液循环的特点

(一)消化道血液循环

消化系统血液供应主要来自腹主动脉发出的三大分支,即腹腔动脉、肠系膜上动脉和肠系膜下动脉,除供应消化道外还供应脾、胰腺和肝脏。供应腹腔内消化器官的血液担负消化器官的营养,同时汇合成肠系膜上、下静脉和脾静脉汇流入门静脉,回收消化道吸收的营养物质。消化道的血液循环有两方面的主要特征,其一是贮存的血量很大,约占心输出量的三分之一,这不仅满足消化道复杂的功能,同时也成为庞大的血液贮存库。在严重失血等应激情况下,这部分库存血液进入全身血液循环补充循环血量,保证心、脑等重要器官的血液供应。其二是动脉分支形成复杂而丰富的网络,胃肠道的任何一处在肠蠕动等复杂的功能状态下均能接受多支动脉同时供血。例如,胃肠的动脉分支在各相邻动脉间彼此沟通,相互吻合成动脉弓,由动脉弓发出的分支再吻合成次级动脉弓,形成复杂的网络系统,各个动脉分支血液供应之间无明显界限。这种血液循环布局,能够使胃肠道各个区域在复杂的功能活动过程中均能得到足够的血液供应。

(二)消化道血液循环的调节

1. 神经调节　交感神经的递质是去甲肾上腺素,有 α 和 β$_2$ 两种受体,当 α 受体兴奋时血管收缩,而 β$_2$ 受体兴奋时血管舒张,因此,交感神经对血流的调节取决于两种受体分布的密度。一般当交感神经兴奋时黏膜和黏膜下层的血管收缩,而平滑肌层血管舒张,胃肠道总的血液供应变化不大。交感神经兴奋引起的黏膜和黏膜下血管收缩,会出现"脱逸"(escape)现象,即由于黏膜下的动 - 静脉短路大量开放,黏膜和黏膜下血流恢复。副交感神经的递质是乙酰胆碱,除通过直接舒张血管外,还可通过增强胃肠运动、分泌和吸收等功能,导致 CO_2、腺苷等局部代谢产物增多引起血管舒张。肠神经中的黏膜下神经丛也参加消化道局部血流量的调节。

2. 局部体液因素　消化道局部的血流调节与体液因素关系密切,例如消化道黏膜进行吸收时,黏膜的血流量大量增加,与消化道分泌的肽类舒血管物质,如血管活性肠肽、促胃液素、促胰液素以及肠腺分泌的激肽和缓激肽等相关。餐后为适应食物的吸收,胃肠血流量也增加,胃黏膜血流增加与胃泌酸腺区胃酸分泌引起的能量代谢增强相关,而小肠黏膜血流增加与小肠吸收的葡萄糖、脂肪酸和氨基酸等刺激小肠黏膜相关。

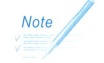

第四节　消化系统病理生理与病理学概述

消化系统疾病包括各器官的急慢性炎症、良恶性肿瘤,功能性疾病(如肠易激综合征、先天性食管狭窄等)和先天性疾病等。在本章中,主要针对炎症和肿瘤两类常见病进行概述。

一、消化系统的炎症性疾病

消化系统各器官均可发生炎症性病变。炎症(inflammation)是具有血管系统的活体组织对损伤因子所发生的防御反应。在损伤性因素引起机体组织和细胞发生损伤性变化的同时,机体的局部和全身也发生一系列的血管反应,局限和消灭损伤因子,消除和吸收坏死组织和细胞,并修复损伤。例如,液体渗出、白细胞渗出和激活,可稀释、中和、杀伤和包围损伤因子,同时机体通过实质和间质细胞的再生使受损组织得以修复和愈合。因此,炎症是损伤、抗损伤和修复的统一过程。

(一)消化系统炎症性疾病的致病因素

1. 生物性因素　细菌、病毒、真菌和原虫等是引起消化系统炎症的主要病原体。例如,细菌感染引起胃肠炎和阑尾炎,肝炎病毒感染引起肝炎,绦虫感染造成肝棘球蚴病(肝包虫病),真菌和溃疡性结肠炎相关等。

2. 化学性因素　服用某些药物可造成胃黏膜损伤而导致出血性胃炎,胃内容物流入食管下段,导致食管黏膜损伤而引起反流性食管炎,强酸或强碱造成食管和胃的腐蚀性炎症,胃酸的消化作用引起消化性溃疡,酒精引起酒精性肝炎等。

3. 物理性因素　喜食热烫性食物可引起食管炎以及慢性胃炎。

4. 神经内分泌紊乱　创伤和手术等应激情况下可发生急性胃炎(也称应激性溃疡),促胃液素瘤因促胃液素水平增高而引起消化性溃疡等。

5. 组织坏死　组织坏死可引起炎症,如急性出血性胰腺炎,在坏死胰腺组织周围,可见炎症细胞浸润。

6. 异常免疫　一些消化系统炎症性疾病和自身免疫性因素相关,如溃疡性结肠炎、慢性胰腺炎、自身免疫性肝炎等。

(二)消化系统炎症性疾病的一般病理变化

炎症性疾病的基本病理学变化就是受损伤的组织器官发生变质(alteration)、渗出(exudation),局限和消灭损伤因子,消除和吸收坏死组织和细胞,并伴有实质和间质细胞增生(proliferation),以修复损伤。虽然上述三种基本病变均可见于炎症中,对于具体的某种炎症而言,可能以其中的一种病变为主。此外,炎症的病因或持续时间不同,其病理变化也有明显区别。

急性炎症的病理学特点是小血管扩张、血流缓慢以及白细胞和液体渗出。根据急性炎症过程中渗出物主要成分的不同,急性炎症可分为浆液性炎(渗出物以血浆成分为主,主要为白蛋白)、纤维素性炎(以纤维蛋白原渗出为主,继而形成纤维素)、化脓性炎(以中性粒细胞渗出为主)和出血性炎(渗出物中含有大量红细胞)。上述四种病理类型均可见于消化系统急性炎症性疾病。例如,急性细菌性痢疾的病变过程初期为浆液性炎,随后形成特征性假膜性炎(纤维素性炎),急性蜂窝织炎性阑尾炎的实质为化脓性炎,急性出血性胰腺炎属于变质性炎和出血性炎。另外,消化系统的急性炎症除以渗出为主者,还有以变质为主的炎症,例如急性病毒性肝炎。

慢性炎症的病理变化是炎症灶内出现淋巴细胞和单核细胞浸润,同时存在不同程度的组织损伤和修复反应。淋巴细胞和单核细胞浸润是慢性炎症的基本病理特征之一,但是在幽门螺杆菌感染引起的慢性胃炎中,上皮内则以中性粒细胞浸润为主。组织损伤可由未被清除的致病因

Note

子持续作用,也可由致炎症因子以及炎症细胞作用所致。例如慢性乙型病毒性肝炎,肝细胞损伤既与乙型肝炎病毒(hepatitis b virus,HBV)持续感染有关,也与白介素等致炎因子增加引起的损伤相关。消化系统慢性炎症性疾病的损伤修复,既有纤维结缔组织增生,也有上皮细胞、腺体等实质细胞的增生,以替代和修复损伤的组织。消化系统中还可见以肉芽肿形成为特点的特殊慢性炎症,如 Crohn 病、肠结核等。肉芽肿是由巨噬细胞及其衍生细胞局部增生构成的境界清楚的结节状病灶,直径一般为 0.5~2mm,肉芽肿中激活的巨噬细胞常呈上皮样形态。慢性炎症过程中,为修复损伤的组织常伴有纤维结缔组织增生,其过度增生即称为纤维化。如 Crohn 病病变的肠管可因纤维化造成狭窄;胃十二指肠消化性溃疡也可因瘢痕形成造成幽门狭窄;慢性肝炎可导致肝硬化等。

发生于消化道黏膜的炎症可伴有黏膜表面组织坏死脱落形成溃疡(ulcer)。消化道溃疡可由中毒、创伤、消化液消化、血管阻塞以及自身免疫等因素引起。溃疡表面有明显组织坏死和大量中性粒细胞浸润,溃疡周围组织也常伴明显的炎症反应。应当指出的是急性炎症和慢性炎症均可伴溃疡形成。

二、消化系统肿瘤

肿瘤(tumor)是机体在内外各种致瘤因素作用下,局部组织的某一个细胞在基因水平上失去对其生长和分化的正常调控,导致其克隆性异常增生而形成的新生物(neoplasm)。这种新生物形成的过程称为肿瘤形成(neoplasia)。一般将肿瘤分为良性和恶性两大类,上皮组织来源的恶性肿瘤称为癌(carcinoma),间叶组织来源的恶性肿瘤称为肉瘤(sarcoma),所有的恶性肿瘤总称为癌症(cancer)。

(一) 消化系统肿瘤概述

消化系统是肿瘤发生率最高的系统之一,且消化系统的恶性肿瘤已成为严重威胁人类健康的疾病。2010 年,我国消化系统的恶性肿瘤中胃癌、肝癌、食管癌、结直肠癌分别居男性恶性肿瘤发病率的第 2~5 位,而肝癌、胃癌、食管癌和结直肠癌分别居男性恶性肿瘤死亡率的第 2~5 位,这 4 种恶性肿瘤总的发病率及死亡率在男性恶性肿瘤中均超过 50%。在女性中,结直肠癌、胃癌、肝癌和食管癌分别占女性恶性肿瘤发病率的第 3~6 位,胃癌、肝癌、食管癌分别占女性恶性肿瘤死亡率的第 2~4 位,结直肠癌的死亡率在女性中居第 6 位。

消化系统中最常见的肿瘤起源于上皮组织,仅少数起源于间叶组织。在消化系统的良性肿瘤中,来自黏膜的腺瘤和来源于间叶组织的平滑肌瘤较多,而间叶组织来源的纤维瘤、脂肪瘤、血管瘤等相对较少,但血管瘤是肝脏较常见的良性肿瘤。在消化系统的恶性肿瘤中,以上皮组织起源的癌最为多见,如肝癌、食管癌、胃癌及结直肠癌,间叶组织起源的恶性肿瘤中,较常见的是来源于可分化为 Cajal 间质细胞的祖细胞的胃肠间质瘤,其他类型的间质瘤,如黑色素瘤和各种肉瘤相对较少。

从病因与发病机制的角度看,消化系统肿瘤的发生主要与饮食习惯、环境、感染及遗传等因素相关。例如:食管癌的发生与经常摄入过烫、过硬食物相关,胃癌的发生与过多食用腌制、烟熏食物相关,直肠癌的发生与食物过精、缺乏膳食纤维相关;土壤中微量元素钼、锌缺乏与食管癌相关;人乳头瘤病毒(human papillomavirus,HPV)感染与食管癌相关,幽门螺杆菌(*Helicobacter pylori*,Hp)感染与胃癌相关,肝炎病毒与肝癌发生相关;消化系统肿瘤的发生与癌基因(K-*ras*、c-*met*、*EGFR* 等)激活、抑癌基因(*p53*、*RB*、*APC* 等)失活以及凋亡相关基因(*Bcl-2*、*Bax*、*Bad* 等)表达改变相关,尤其是遗传性非息肉病性结直肠癌(hereditary nonpolyposis colorectal cancer,HNPCC),为常染色体显性遗传性疾病,由 DNA 错配修复(DNA mismatch repair,MMR)基因突变所致。近年来越来越多的证据表明,消化系统肿瘤的局部微环境(tumor microenvironment)对其发生、发展具有重要作用,这些微环境因素包括间叶细胞、免疫细胞、肠神经系统(enteric nervous

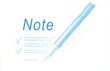
Note

system)、细胞间质、微生物组(microbiome)及其产生的各类细胞因子、生长因子、基质金属蛋白酶(matrix metalloproteinase,MMP)及血管生长因子等。除此以外,消化道肿瘤还与慢性炎症密切相关。

(二) 消化系统肿瘤的病理学改变

消化系统肿瘤在镜下均可分为实质和间质两部分,肿瘤实质是克隆性增生肿瘤细胞的总称,是肿瘤的主要成分。肿瘤的间质一般由结缔组织和血管组成,还有数量不等的巨噬细胞和淋巴细胞。肿瘤细胞和组织不仅在细胞形态上,而且在组织结构上,均与其来源的正常细胞和组织存在不同程度的差异,称为异型性(atypia)。识别异型性大小是区别肿瘤性增生和非肿瘤性增生、判断肿瘤良恶性,以及恶性程度高低的主要组织学依据。

肿瘤的分化程度是指肿瘤实质细胞与其来源的正常实质细胞在形态和功能上的相似程度。异型性小者,肿瘤分化程度高,异型性大者,肿瘤分化程度低。间变(anaplasia)是指肿瘤细胞缺乏分化,间变性肿瘤细胞往往具有明显的多形性(pleomorphism),即肿瘤细胞彼此在大小和形状上存在很大的差异。

细胞核的多形性是恶性肿瘤的重要形态特征。肿瘤细胞核体积增大,核浆比从正常的1:4~1:6增大到1:1。核的大小、形状和染色不一,并可见巨核、双核、多核或奇异形核。核膜增厚,核仁肥大,数目增多,核分裂象增多。出现病理性核分裂象,如不对称性、多极性等分裂象,对消化道恶性肿瘤具有诊断意义。

发生于消化道表面的肿瘤可向消化道表面生长,形成突起的乳头状、息肉状、蕈状或菜花状,称为外生性生长。消化道良性和恶性肿瘤均可呈外生性生长。但良性肿瘤生长速度较慢,而恶性肿瘤生长速度通常较快。消化道恶性肿瘤除了向消化道表面呈外生性生长外,同时向肿瘤的基底部浸润并破坏周围组织,称为侵袭性生长。侵袭性生长是消化道恶性肿瘤直接蔓延及转移的基础。需要指出的是,肝血管瘤作为肝脏的良性肿瘤,呈侵袭性生长,但不造成转移。消化道恶性肿瘤的主要转移方式是淋巴道转移,晚期可发生血道转移,此外,胃癌和结直肠癌还可发生种植性转移。肝脏的恶性肿瘤中,转移性肿瘤比原发性肿瘤常见。胃肠道癌、乳腺癌、肺癌、胰腺癌和恶性黑色素瘤等最易形成肝转移的肿瘤。肝脏的原发性肿瘤早期即可发生血道转移,在肝脏内形成卫星转移灶。肿瘤的分期用于评估肿瘤的扩散程度。消化系统恶性肿瘤的分期也采用国际上广泛应用的 TNM 分期。T 指肿瘤的原发灶,根据大小用 T_1~T_4 表示;N 指局部淋巴结受累情况,根据有无及程度用 N_0~N_3 表示,M 指血行转移,根据有无及程度用 M_0~M_2 表示。

关于消化道良恶性肿瘤的区别见表 1-2。

表 1-2　良性肿瘤与恶性肿瘤的区别

	良性肿瘤	恶性肿瘤
组织分化程度	分化高,异型性小	分化低,异型性大
核分裂象	无或少,不见病理性核分裂象	多,并可见病理性核分裂象
生长速度	缓慢	较快
生长方式	膨胀性或外生性,前者有包膜	侵袭性或外生性,无包膜
继发改变	很少发生坏死、出血	常发生坏死、出血、溃疡形成
转移	不转移	常转移
复发	手术完整切除后很少复发	手术切除后仍容易复发
对机体影响	较小,主要为局部压迫或阻塞	较大,除压迫、阻塞外,还可破坏原发处和转移处的组织

(三) 消化系统肿瘤和炎症的关系

早在 1863 年,德国病理学家 Rudolf Virchow 在肿瘤组织中观察到白细胞,并进一步提出了

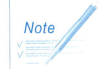

肿瘤起源于慢性炎症的假说。目前研究显示,慢性炎症病人较正常人群更易发生肿瘤;慢性炎症的触发因素(比如感染和自身免疫病等)能增加肿瘤发生的风险;因此,抑制炎症反应能抑制肿瘤的发生和发展,例如应用阿司匹林等非甾体类抗炎药物能降低包括结肠癌在内的多种肿瘤的发病率和死亡率。这些流行病学研究表明肿瘤和炎症相关。

结直肠的息肉状腺瘤、慢性溃疡性结肠炎、慢性胃溃疡、慢性萎缩性胃炎、肝硬化和 Barrett 食管等消化系统的疾病具有癌变的可能,这些具有潜在癌变可能的病变或疾病称为癌前病变。以上癌前病变,均与慢性炎症相关。一般认为慢性炎症引起持续的组织损伤,导致免疫活性细胞产生过多的生长因子、细胞因子、化学趋化因子以及其他生物活性物质等,促进细胞增生。增生的上皮细胞出现一定程度的异型性,但还不足以诊断为癌,称为非典型性增生(atypical hyperplasia)。非典型性增生是上皮性癌前病变的形态学改变。镜下表现为增生的细胞排列紊乱,极向紊乱,细胞大小不一,形态多样,核大而浓染,核质比增大,核分裂增多,但多属正常核分裂象。非典型性增生注意与反应性增生相鉴别。反应性增生是因一定损伤刺激,机体细胞发生的病理反应,增生细胞一般分化成熟,并具有正常形态和功能。然而慢性炎症反应性增生,有可能转变为非典型性增生甚至癌变。

上述癌前病变多通过非典型性增生而发生癌变,即均经癌前病变—不典型增生—癌的过程,且在这一过程中常出现化生。所谓化生(metaplasia)是指一种已分化组织转变为另一种分化组织的过程,这种转变并非直接转变,而是由具有分裂增殖和多向分化能力的未分化细胞或干细胞分化的结果。Barrett 食管、慢性萎缩性胃炎、胃溃疡及结肠炎中均可见化生。

(董卫国　魏云巍　富冀枫　郭晓霞　许文燮　李晓波　刘　玮)

本章小结

消化系统是人体摄入、分解和消化食物,并对消化后的营养物质进行吸收的功能系统,由消化管和消化腺两大部分组成。消化管是一条食物进入身体,经分解、消化和吸收后,残渣排出体外的肌性管道,自上而下依次包括:口腔、咽、食管、胃、小肠(十二指肠、空肠和回肠)和大肠(盲肠、阑尾、结肠、直肠和肛管)。消化腺分为大消化腺和小消化腺两种,大消化腺为口腔附近的大唾液腺、肝和胰,小消化腺分布于消化管的管壁内,位于黏膜层和黏膜下层。

消化系统的大多数器官是由原始消化管分化而成。原始消化管来源于内胚层,从头端至尾端,依次分为前肠、中肠和后肠,进而演化为消化系统主要器官的上皮和腺上皮。

消化系统在消化道黏膜和胰腺分泌的多种消化酶和肝细胞分泌的胆汁作用下,对食物进行化学消化,同时通过消化道平滑肌收舒运动对食物进行机械消化。消化道平滑肌具有自律性、富含伸展性、紧张性、兴奋性较低和对理化刺激敏感等生理特性。消化液的分泌和消化道平滑肌的运动受神经、体液因素的调控。支配消化道的外来神经有交感神经和副交感神经,外来神经直接或通过肠神经控制消化道黏膜分泌和平滑肌运动。消化道黏膜上散在分布多种内分泌细胞,分泌胃肠激素,通过经典内分泌、旁分泌、腔分泌等多种方式调控消化道功能。

本章还重点阐述了消化系统炎症和消化系统肿瘤两类常见并且关系密切的疾病。炎症性疾病的基本病理表现为变质、渗出和增生。消化系统肿瘤的基本病理改变为肿瘤细胞与其来源的正常细胞在细胞形态和组织结构上所表现出来的异型性。许多消化系统的慢性炎症性疾病具有癌变的可能性,被称为癌前病变。

思考题

1. 如何区分上消化道和下消化道？
2. 原始消化管各段分别发育为消化系统的哪些器官？
3. 消化道平滑肌有哪些生理和电生理特性？
4. 试述肠神经的分布和主要生理功能。
5. 消化道黏膜分泌的胃肠激素主要有哪些？由哪些细胞分泌？
6. 试述良性和恶性肿瘤的区别。
7. 试述消化系统炎症与肿瘤的关系。

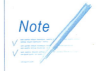

第二章　口腔和咽的结构功能与病理

第一节　口腔和咽的发生

一、鳃器的发生

人胚第 4 周,胚盘向腹侧卷折成柱状。因脑泡的发生及其腹侧间充质局部增生,使胚体头端弯向腹侧并形成一个位于口咽膜上方的较大的圆形隆起,称额鼻突(frontonasal process)。同时,口咽膜下方的原始心脏发育增大并突起,称心突(图 2-1)。

第 4~5 周,额鼻突和心突之间,两侧的间充质增生,由头端至尾端渐次形成左右对称、背腹走向的 6 对柱状隆起,称鳃弓(branchial arch)。相邻鳃弓之间的凹陷为鳃沟(branchial groove),共 5 对。人胚前 4 对鳃弓外观显著,第 5 对出现不久即消失,第 6 对很小,不明显。与此同时,原始消化管头段即原始咽两侧壁的内胚层向外膨出,形成左右 5 对咽囊(pharyngeal pouch),分别与

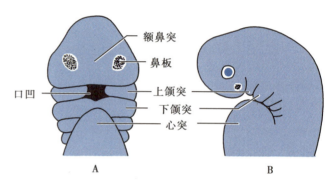

图 2-1　第 4 周人胚头部模式图
A.腹面观;B.侧面观

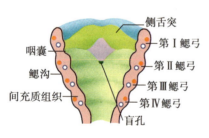

图 2-2　咽囊和鳃弓示意图

5 对鳃沟相对应。鳃沟外胚层、咽囊内胚层及二者之间少量间充质构成的薄膜,称鳃膜(branchial membrane)(图 2-2)。

鳃弓、鳃沟、咽囊和鳃膜统称为鳃器(branchial apparatus)。在鱼类和两栖类幼体,鳃器演化为具有呼吸功能的鳃等器官。鳃器在人胚早期的出现是种系发生的重演现象,也是生物进化与人类起源的佐证之一。

二、口腔的发生

第 1 鳃弓发生后,其腹侧份即分为上下两支,分别称为上颌突(maxillary process)和下颌突(mandibular process)。额鼻突、左右上颌突和左右下颌突围成一个宽大的凹陷,称口凹(stomodeum),即原始口腔,其底是口咽膜。口咽膜由原始口腔底部的外胚层和原肠的内胚层共同构成,于第 24 天左右破裂,原始口腔即与原始咽相通。

(一) 颌与唇的形成

第 4 周末,额鼻突下缘的两侧,局部表面外胚层增厚,形成左右 1 对鼻板。鼻板中央凹陷为鼻窝,其下缘有一条细沟与口凹相通。鼻窝周缘的间充质增生隆起,内侧隆起称内侧鼻突(median nasal process),外侧隆起称外侧鼻突(lateral nasal process)。

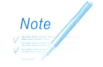

Note

　　第 5 周,左右下颌突向中线生长并融合,将形成下颌和下唇。继而,左右上颌突也向中线生长,分别与同侧的外侧鼻突和内侧鼻突融合,形成上颌、上唇外侧的大部分。此时,鼻窝与口凹分开。左右内侧鼻突在中线融合并向下延伸,形成人中和上唇的正中部分。

　　上下颌形成后,二者之间的裂隙称口裂(oral fissure)。口裂起初很宽大,在第 2 个月,上下颌突的外侧部逐渐融合,形成颊,使口裂逐渐缩小(图 2-3)。

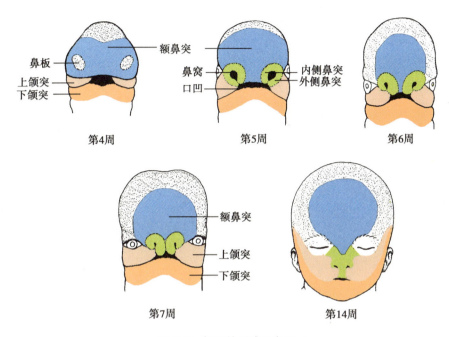

图 2-3　颜面的形成示意图

(二) 腭的发生

　　腭起源于正中腭突和外侧腭突两部分。左右内侧鼻突融合后,向原始口腔内长出一个短小的突起,称正中腭突(median palatine process),将演变为腭前部的一小部分。左右上颌突向原始口腔内长出一对扁平突起,称外侧腭突(lateral palatine process)。起初,外侧腭突在舌的两侧斜向下生长。随着口腔的扩大,舌的位置下降,外侧腭突渐移至舌的上方呈水平方向生长,并在中线融合,形成腭的大部分,其前缘与正中腭突融合,三者融合交会处残留一切齿孔。以后,腭前部间充质骨化为硬腭,后部则为软腭。软腭后缘正中组织增生突出,形成腭垂(图 2-4)。人胚第

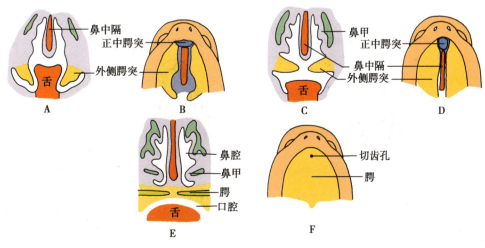

图 2-4　腭发生示意图

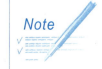

5周,原始鼻腔与原始口腔之间隔以口鼻膜,此膜破裂后,两腔一度相通。随着腭的形成,原始口腔与原始鼻腔被分隔为永久性口腔和鼻腔。

(三) 舌的发生

第4周末,左右下颌突内侧面的间充质增生,形成3个隆起。前方一对称侧舌突,后方正中一个隆起称奇结节。侧舌突左右融合形成舌体的大部分,奇结节仅形成舌盲孔前舌的一小部分。第2、3、4对鳃弓腹内侧部间充质增生,凸向咽腔,形成联合突和会厌突,前者发育为舌根,后者形成会厌。舌体与舌根的融合处留有"V"形界沟,其顶点即舌盲孔(图2-5)。舌体上皮来自口凹外胚层,舌根上皮则来自咽壁内胚层,舌内结缔组织来自鳃弓间充质,舌肌主要来自枕部体节的生肌节。

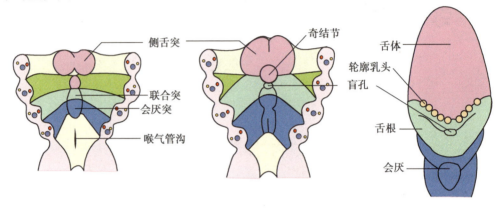

图 2-5　舌的发生示意图

(四) 牙的发生

牙由原始口腔外胚层上皮和深面的中胚层间充质共同形成。

第6周时,口凹边缘的外胚层增生,沿上下颌形成"U"形牙板(dental lamina)。牙板上皮向深部间充质生长,在上下颌内各形成10个球状突起,称牙蕾(tooth bud)。第8周时,牙蕾底部凹陷形成帽状的造釉器(enamel organ),其内的间充质称牙乳头(dental papilla),造釉器和牙乳头周围的间充质形成牙囊(dental sac)。造釉器、牙乳头和牙囊共同构成乳牙原基(图2-6)。

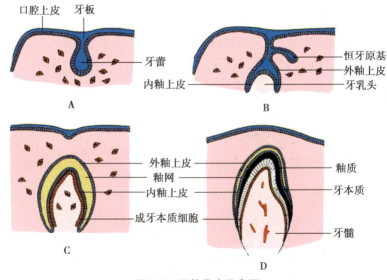

图 2-6　牙的发生示意图

1. 釉质的形成　造釉器分化为三层:外层为外釉上皮,内层为内釉上皮,中层为星形细胞组成的釉网。第7个月时,内釉上皮细胞分化为成釉质细胞(ameloblast),并开始分泌釉质。随着

Note

釉质增厚,成釉质细胞向外釉上皮方向迁移,最后与外釉上皮相贴,共同组成牙小皮,釉网则退化消失。胎儿出生后,牙小皮退化消失。

2. 牙质的形成　牙乳头靠近内釉上皮的间充质细胞分化形成一层成牙质细胞。成牙质细胞不断分泌基质,钙化后即为牙质。随着牙质增厚,成牙质细胞向深部迁移,其突起增长称牙质纤维,纤维所在的管道称牙质小管。牙乳头的其余部分分化为牙髓。

3. 牙骨质的形成　牙囊内侧份分化为牙骨质,外侧份分化为牙周膜。第10周时,恒牙牙蕾形成。恒牙的发生过程与乳牙相似。

(五) 唾液腺的发生

唾液腺源自胚胎时期的口腔上皮。腮腺起源于原始口腔的外胚层,其原基在胚胎第6周发生于上下颌突之间。下颌下腺和舌下腺起源于原始咽底壁的内胚层,下颌下腺在第6周末发生于口腔底,舌下腺在第7周末发生于舌旁沟。

大唾液腺的发生过程大致相同,即在发生腺体的部位,上皮细胞增殖,形成细胞索,并向其深面的间充质内生长。细胞索的远端反复分支,每个分支的末端膨大为球形细胞团。随后,分支状细胞索中心的细胞退化,出现管腔,发育为唾液腺的各级导管;末端的细胞团发育为腺泡。唾液腺的被膜和腺体内的结缔组织来自上皮周围的间充质。

三、咽的发生

口咽膜至喉气管憩室(由喉气管沟逐渐加深,形成的一长形盲囊,将发育为喉、气管和肺)的前肠头端部分为原始咽(primary pharynx),呈左右宽、背腹窄、头端粗、尾端细的漏斗状。第4周口咽膜破裂,原始咽与原始口腔和原始鼻腔相通。原始咽侧壁有5对向外膨出的咽囊,随着胚胎发育,咽囊演化为一些重要器官(图2-7)。

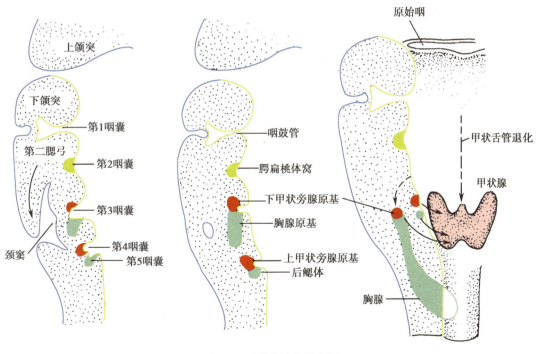

图2-7　咽囊的演化示意图

第1对咽囊:伸长演化为咽鼓管,末端膨大形成中耳鼓室,第1鳃膜形成鼓膜,第1鳃沟形成外耳道。

第2对咽囊:内胚层细胞分化为扁桃体的表面上皮,上皮下间充质分化为网状组织,淋巴细胞迁移至此并大量增殖,演变为腭扁桃体。

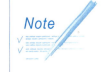

第3对咽囊:腹侧份细胞增生,形成一对向尾侧生长的细胞索,其尾段在胸骨背侧合并,形成胸腺。背侧份细胞增生下移至甲状腺原基背侧,分化为下一对甲状旁腺。

第4对咽囊:细胞增生并迁移至甲状腺背侧上方,形成上一对甲状旁腺。

第5对咽囊:形成一细胞团,称后鳃体(ultimobranchial body)。后鳃体的细胞迁入甲状腺,分化为滤泡旁细胞。但有观点认为,滤泡旁细胞来源于神经嵴细胞。

原始咽的其余部分形成咽,尾端与食管相通。

四、主要畸形

1. **唇裂**　唇裂(cleft lip)是最常见的颜面畸形,多发生于上唇,常因上颌突与同侧的内侧鼻突未融合所致,故裂沟位于人中外侧。唇裂多为单侧,也可见于双侧。若双侧内侧鼻突未融合,或两侧下颌突未融合,将形成上唇或下唇的正中裂;若内侧鼻突发育不良导致人中缺损,则出现宽大的正中唇裂,均少见。唇裂可伴有牙槽突裂或腭裂。

2. **面斜裂**　面斜裂(oblique facial cleft)位于眼内眦和口角之间,系上颌突与同侧外侧鼻突未融合所致。

3. **腭裂**　腭裂(cleft palate)较常见,有多种类型。若两外侧腭突未在中线融合,则导致正中腭裂;若外侧腭突与正中腭突未融合,称为前腭裂(单侧或双侧,常伴有唇裂);正中腭裂与前腭裂兼有者称全腭裂。

第二节　口腔和咽的形态结构

一、口腔

口腔(oral cavity)为消化管的起始结构,由上、下壁和两个侧壁围成一个腔隙,向前经口裂与外界相通,向后借咽峡与咽相通。口腔上壁为腭,由前部的硬腭和后部的软腭组成。下壁由软组织构成,形成口腔底。颊构成口腔的两侧壁。口腔内含有舌和牙等器官,既是食物的研磨和搅拌器官,也是发音的重要器官。口腔可分为两部分,位于上、下唇和上、下牙列及牙龈之间的间隙为口腔前庭(oral vestibule),固有口腔(oral cavity proper)则是上、下牙列和牙龈围成的空间。当上、下牙列咬合时,口腔的两部分空间可通过第三磨牙后方的间隙相通。口腔内衬口腔黏膜,由上皮和固有层组成,二者之间有基膜。上皮为复层扁平上皮,硬腭部有角化层。口腔底部的上皮菲薄,通透性高,有利于某些化学物质的吸收。固有层的结缔组织突入上皮形成乳头,其内富含毛细血管,故黏膜呈红色。乳头及上皮内有许多感觉神经末梢。固有层内还有小唾液腺。固有层与深层的骨骼肌或骨膜相连。

(一) 口唇

口唇(oral lips)分为上下唇。口唇外面被覆皮肤,内面衬有黏膜,两层中间有口轮匝肌分布。黏膜内面有大量唇腺分布。皮肤与黏膜在口唇游离缘移行处呈红色,称唇红。此处无黏液腺,有皮脂腺分布。唇红处角化细胞层较少,半透明状,加之疏松结缔组织中含有丰富的毛细血管,缺氧可致此处呈绛紫色,导致发绀。上唇表面中线处有一纵行浅沟,为人中(philtrum)。人中感觉敏锐,在此处施加强刺激,可使昏迷病人清醒,因此为临床急救穴位。上唇两侧与颊部移行处,各有一弧形浅沟称为鼻唇沟(nasolabial sulcus)。上、下唇在外侧结合处为口角,其位置约在第一前磨牙的前方。上、下唇的内面正中线上有黏膜形成的矢状位皱襞,从口唇连于牙龈基部,分别称为上、下唇系带(labial frenulum)。

(二) 颊

颊(cheek)作为两侧壁参与围成口腔,其结构亦由外层皮肤、内层黏膜和内外两层之间的颊

Note

肌构成。相对于上颌第二磨牙牙冠的颊黏膜上,有腮腺管乳头(papilla of parotid duct),其上有腮腺管开口(图2-8)。

(三)腭

腭(palate)是固有口腔的顶,也是鼻腔的底。腭将口腔与鼻腔分隔开来,根据结构成分和位置,可分为硬腭和软腭两部分。

硬腭(hard palate)是腭的前2/3部分,由上颌骨的腭突和腭骨的水平板构成。这两部分构成的骨腭表面覆以黏膜,此处的黏膜厚而致密,与骨膜紧密相贴,不易移动。硬腭由于其硬度产生的限制性,为舌在咀嚼过程中对食糜的搅拌提供良好的空间支持。

软腭(soft palate)是腭的后1/3部分,主要由软腭肌,相应肌腱和黏膜构成。软腭前份接硬腭的后缘,呈

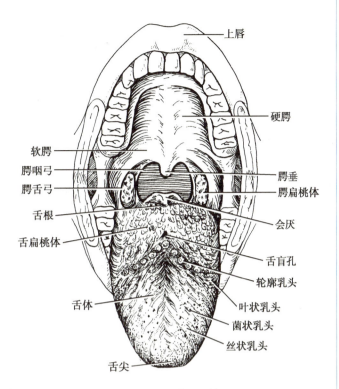

图2-8　口腔及咽峡

水平位;后份斜向后下形成腭帆(velum palatinum)。腭帆后缘游离,正中位置上有垂向下的腭垂(uvula)或悬雍垂。腭帆的两侧各有两条延向下方的黏膜皱襞,前方的一条为腭舌弓(palatoglossal arch),连于舌根的后外侧;后方的一条为腭咽弓(palatopharyngeal arch)连于咽侧壁。这两条弓状结构实际上是黏膜覆盖深面的腭舌肌和腭咽肌形成的条状隆凸。两弓之间有三角形的凹陷区,称为扁桃体窝(tonsil fossa),窝内容纳腭扁桃体。在口腔和咽的交界处,腭帆游离缘、腭垂、两侧的腭舌弓和腭咽弓以及舌根共同围成一个狭窄的通道,此即为咽峡(isthmus of fauces)(见图2-8)。

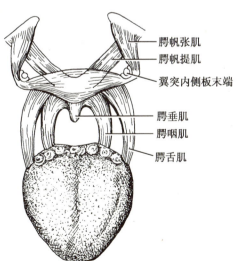

图2-9　腭肌模式图

咽峡是充分咀嚼后的食糜经吞咽活动由口腔进入咽腔的通道。软腭完全是软组织结构,在静止状态时垂向下方,但是在吞咽活动时,由于软腭肌的收缩,软腭上提,伸向咽后壁,从而将上方的鼻咽与下方的口咽分隔开,以防食糜在压力的作用下进入鼻腔。

软腭肌是指分布于软腭内的骨骼肌,包括腭帆张肌、腭帆提肌、腭垂肌、腭舌肌和腭咽肌(图2-9)。软腭肌的共同作用是紧张、上提和下降腭帆,缩窄咽峡,启动吞咽动作。腭帆肌的神经支配较复杂,腭帆张肌由三叉神经下颌神经分支支配,其他腭肌由副神经颅根发出的纤维支配。这些副神经的纤维经迷走神经或舌咽神经到达咽丛后分支至腭肌。

(四)牙

牙(teeth)是口腔内重要的消化器官。在咀嚼过程中,牙对摄入的食物不断进行切割、分解,通过上下颌牙列的研磨将食物裂解为小片段,便以进行化学消化。牙在口腔内排列成上下两列,

分别称为上牙弓（upper dental arch）和下牙弓（lower dental arch）。每颗牙以牙根嵌入上颌骨和下颌骨牙槽突的骨窝中，牙根周围有牙周膜加强固定。

1. **牙的结构**　尽管牙的形态和大小各异，但是所有牙的基本形态结构相同。每颗牙都可以分为牙冠、牙颈和牙根三部分。牙冠（crown of tooth）是牙龈以上、暴露在口腔内的部分。牙根（root of tooth）是嵌入牙槽突骨质中的部分。牙颈（neck of tooth）则是牙冠与牙根的移行部分，为牙龈所覆盖。牙冠和牙颈内部有腔隙，且较宽大，称为牙冠腔（pulp chamber）。牙根内的腔隙较细，称为牙根管（root canal）。该管行向牙根深部，开口于牙根尖端的根尖孔（apical foramen）。牙冠腔和牙根管合称为牙腔（dental cavity）或髓腔（pulp cavity），内含牙髓组织。供应牙的血管和神经，经根尖孔进入髓腔，分布于髓腔内的结缔组织。

牙的组织结构可分为牙质（dentine）、牙釉质（enamel）、牙骨质（cement）和牙髓（dental pulp）（图2-10）。牙质构成牙的支架结构，主要由牙质小管和间质构成。牙质内有呈放射状条纹分布的牙质小管（dentinal tubules），缺乏血管供应。牙质小管从牙髓腔面向周围呈放射状分布，越近表面越细，且有分支吻合。牙质内表面有一层成牙质细胞，其突起即牙质纤维伸入牙质小管。牙质小管之间为间质，由胶原原纤维和钙化的基质构成，其化学成分与骨质相似，但无机成分约占80%，故比骨质坚硬。有机成分由成牙质细胞合成和分泌。牙冠部的牙质外表面

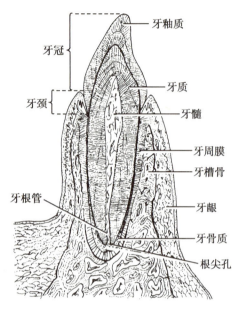

图2-10　牙结构模式图

（图中标注：牙釉质、牙冠、牙质、牙颈、牙髓、牙周膜、牙槽骨、牙根管、牙龈、牙骨质、根尖孔）

覆有釉质（enamel），呈半透明状态，其中无机成分约占96%，有机成分和水仅占约4%，是人体所有组织中最坚硬的部分。釉质由釉柱和极少量的间质构成。釉柱为棱柱形，排列紧密。每条釉柱长轴与釉牙本质交界面垂直，故在牙尖部呈辐射状排列，在牙颈部向水平方向伸出，贯穿釉质全层。透过这层釉质，能够看见牙冠深面淡黄色的牙质。牙颈和牙根部分的牙质表面覆有牙骨质，其结构成分与骨组织一样，近牙颈部的牙骨质较薄，无骨细胞，是牙钙化组织中硬度最差的一种。牙髓充填于髓腔内，为疏松结缔组织，富含血管和神经。牙髓组织中的血管为牙的硬组织提供营养支持，牙髓与牙质间有一层成牙质细胞。感觉神经末梢包绕成牙质细胞，少数进入牙质小管。由于髓腔空间狭小，牙髓组织发生炎症时，感觉神经末梢受压，可引起剧烈疼痛。

2. **牙周组织**　牙周组织由牙周膜（periodontal membrane）、牙槽骨（alveolar bone）和牙龈（gingiva）三部分组成。牙周组织环绕在牙根周围，起固定、支持和保护作用。牙周膜介于牙根与牙槽骨之间，为一层致密结缔组织形成的膜，内含大量胶原纤维束，其一端埋入牙骨质内，另一端伸入牙槽骨，具有将牙根牢固地固定在牙槽骨的骨窝中的作用，同时也可以缓解咀嚼在牙根和牙槽骨之间产生的压力。牙周膜向上与覆盖于牙颈处的牙龈相互续延。牙龈为口腔黏膜向牙颈处延伸的部分，覆于牙颈和邻近的牙槽骨表面（见图2-10），由复层扁平上皮和致密结缔组织组成，富含血管，坚韧有弹性。因缺少黏膜下层，与骨膜直接相贴，固定紧密，不能移动。老年时牙龈常萎缩，牙颈外露。

3. **牙的类别和排列**　人类在一生中有一次换牙的经历。人类大约在出生后第6个月时开始萌出第一组牙，到3岁左右第一组牙全部出齐，共20颗，上颌和下颌各有10颗。这组牙称为乳牙（deciduous teeth）。乳牙一般在6岁左右开始脱落，逐渐由恒牙（permanent teeth）所替代（图2-11）。恒牙多在大约14岁左右出齐，但是第三磨牙除外。第三磨牙萌出较迟，一般在17岁至

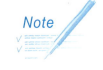

Note

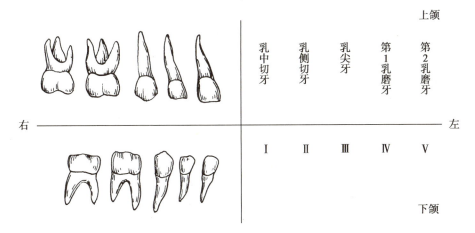

图 2-11　乳牙的名称及符号

28 岁之间萌出,也有迟至 28 岁以后萌出的,故该牙被称为智齿(wisdom tooth)。由于人类下颌骨的退化,下牙槽的长度变短,第三磨牙往往没有足够的空间正常萌出,从而发生各种阻生牙。统计学显示约有 30% 的人第三磨牙终生不萌出。恒牙出齐后共有 32 颗,上颌和下颌各有 16 颗。

由于牙的形状和作用不同,乳牙和恒牙均可以分为切牙(incisors)、尖牙(canine teeth)和磨牙(molars)。恒牙与乳牙相比还多出两颗前磨牙(premolars)。乳牙与恒牙的名称及牙列的排列顺序见图 2-11。

如果以口腔垂直中线为基准,将上下颌牙列分为左右两部,则上、下颌牙列可以分为上左、上右和下左、下右四个区域。乳牙在这四个区域各有 5 颗,共有 20 颗;恒牙在这四个区域各有 8 颗,共有 32 颗(图 2-12)。临床上为了方便记录牙的位置,规定以被检者的头部方位为基准,用"+"符号将被检者的口腔划分为四区,分别标记牙的位置。临床上同时规定用罗马数字 I ~ V 标记乳牙,用阿拉伯数字标记恒牙。如"5"表示左上颌第二恒前磨牙,"Ⅳ"表示右下颌第 1 乳磨牙。

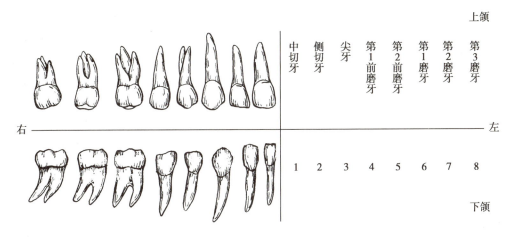

图 2-12　恒牙的名称及符号

(五) 舌

舌(tongue)是位于口腔底部的一个几乎纯肌性器官,由表面的黏膜和深部的舌肌组成。当口腔关闭时,舌几乎占据了整个口腔的空间。舌在咀嚼过程中不断地将食物推送到上下颌牙列之间,同时将碾磨的食物与唾液混合形成食团(bolus)。在吞咽的过程中,舌朝后运动将食团推挤送入咽部。舌除了具有协助咀嚼和吞咽的功能外,还具有感受各种味觉刺激及辅助发音的功能。

1. **舌的形态**　舌有上、下两面,上面对向腭,下面邻近口底。上面在前 2/3 部与后 1/3 部交界处有向前开放的"V"字形的界沟。界沟前方的部分称为舌体(body of tongue),后方的部分称为舌根(root of tongue)。舌体为舌可以灵活运动的部分,其前端为舌尖(apex of tongue)。舌根处的舌肌将舌固定于舌骨和下颌骨等处。界沟尖端的稍后方有一小凹,称为舌盲孔(foramen cecum of tongue),为胚胎时期甲状舌管的遗迹。舌根背面的黏膜呈凹凸不平状,有多量小丘状隆起,实为淋巴组织聚集形成的,称舌扁桃体(见图 2-9、图 2-13)。

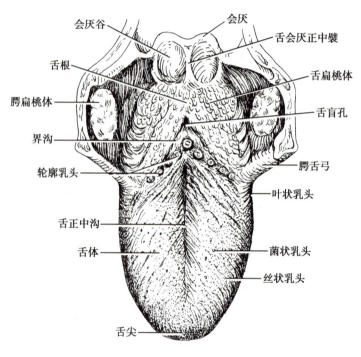

图 2-13　舌(背面)

会厌谷　会厌　舌会厌正中襞　舌根　舌扁桃体　腭扁桃体　舌盲孔　界沟　腭舌弓　轮廓乳头　叶状乳头　舌正中沟　菌状乳头　舌体　丝状乳头　舌尖

2. 舌黏膜　舌黏膜由复层扁平上皮与固有层组成。舌根黏膜内有许多淋巴小结,构成舌扁桃体。舌腹黏膜薄而光滑。舌体背面的黏膜厚而粗糙,含有许多大小不等、形态各异的突起,称为舌乳头(papillae of tongue)。根据体积的大小和形态特征,将舌乳头分为丝状乳头(filiform papillae)、菌状乳头(fungiform papillae)、叶状乳头(foliate papillae)和轮廓乳头(vallate papillae)四种。丝状乳头数目最多,体积最小,遍布舌体背面。乳头呈圆锥形,顶部上皮细胞角化,外观呈白色,称舌苔。乳头内有毛细血管和神经纤维。丝状乳头不含味蕾,故只有一般躯体感觉感受器,无味觉感受功能。菌状乳头比丝状乳头稍大一些,呈蘑菇形,数目较少,散在于丝状乳头之间,多分布于舌尖和两侧缘。乳头顶部覆盖较薄的角化上皮,内有少量味蕾,侧面覆以未角化上皮。乳头内富含毛细血管,故外观呈红色。在舌的两侧缘的后部,腭舌弓的前方,可见 4~8 条垂直并列排列的叶片形的黏膜皱襞,称为叶状乳头,小儿的叶状乳头更为清楚。叶状乳头表面被覆角化上皮,侧面上皮内有味蕾。体积最大的是轮廓乳头,数目多为 7~11 个,体积大,顶部平坦,呈尖端向后的"V"字形排列在界沟前方。轮廓乳头中央为扁平隆起,隆起被一道环形嵴围绕。中央隆起与环形嵴之间有环形深沟将两者分开。沟两侧的上皮内有较多味蕾,沟底有味腺导管开口。乳头顶面被覆薄层角化上皮,侧面为未角化上皮。固有层中有浆液性味腺,其分泌物稀薄,可不断冲洗味蕾表面的食物残渣,溶解有味物质,以利味蕾感受不同味物的刺激(图 2-14)。菌状乳头、叶状乳头和轮廓乳头含有味蕾(taste bud),软腭和会厌等处的黏膜上皮中也含有味蕾。成人约有 3000 个味蕾,呈卵圆形小体,表面有味孔,内有大量的味细胞和少量的基细胞(图 2-15)。味细胞呈梭形,属于感觉性上皮细胞,电镜下,其游离面有微绒毛(也称味毛)伸入味孔,基部胞质内含突触小泡样颗粒,基底面与味觉神经末梢形成突触。味蕾基细胞呈锥体形,位于味蕾基

Note

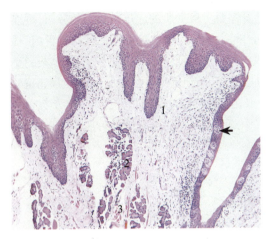

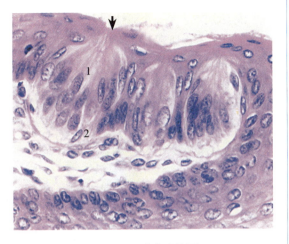

图 2-14　舌轮廓乳头光镜图

1. 轮廓乳头；2. 味腺；3. 骨骼肌；← 味蕾（首都医科大学供图）

图 2-15　味蕾光镜图

1. 味细胞；2. 基细胞；↓味孔（河北北方学院供图）

底部，属干细胞，可分化为味细胞。味蕾是味觉感受器，具有感受酸、甜、苦、咸等味觉的功能。

　　舌下面的黏膜在正中线上形成一矢状位的皱襞，向下与口腔底前部相连，称为舌系带（frenulum of tongue），具有固定舌并限制舌向前、向后运动的幅度。在舌系带与口底连接处的两侧各有一长条状黏膜形成的隆起，从前内延向后外，并逐渐变窄形成黏膜皱襞。隆起的最内侧部分较粗大，其上有下颌下腺管和舌下腺大管的开口，称为舌下阜（sublingual caruncle）。舌下阜延向后外侧的条带状黏膜皱襞称为舌下襞（sublingual fold），其上有舌下腺小管的开口。舌下襞深面藏有舌下腺（图 2-16）。

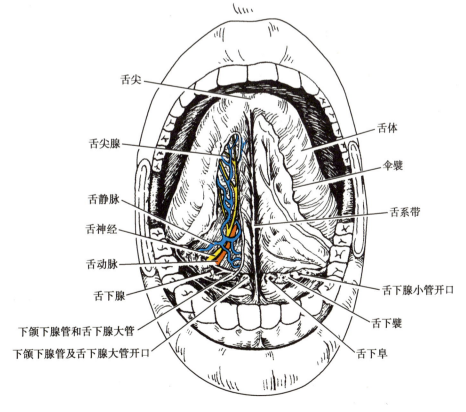

图 2-16　舌下面

3. 舌肌　舌是一个肌性器官,组成舌的肌都是骨骼肌。根据肌的起点和止点的分布,可以将舌肌分为舌内肌和舌外肌两种。舌内肌(intrinsic lingual muscle)的起点和止点均在舌内,根据肌纤维的走行方向,可以分为纵肌、横肌和垂直肌三种。三种肌纤维相互交织,形成复杂的交互关系。舌内肌收缩时,三种肌纤维的交互作用,可以改变舌的形状(图 2-17)。舌外肌(extrinsic lingual muscle)的起点多在舌周围的骨性结构上,止点在舌内,计有颏舌肌、舌骨舌肌和茎突舌肌等。舌外肌收缩时可以改变舌的位置(图 2-18)。其中颏舌肌是一对主要的伸舌肌,茎突舌肌和舌骨舌肌是主要的缩舌肌。

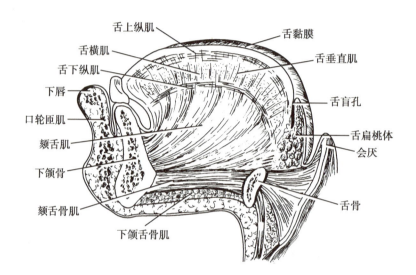

图 2-17　舌内肌

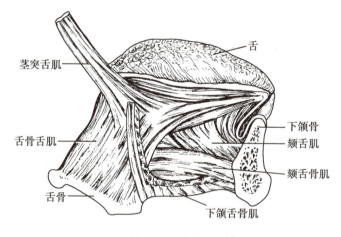

图 2-18　舌外肌

(六) 唾液腺

唾液腺(salivary gland)分为大唾液腺和小唾液腺两种。小唾液腺(minor salivary glands)位于口腔各部黏膜或黏膜下层中,属于黏液腺,如唇腺、颊腺、腭腺和舌腺等。大唾液腺(major salivary glands)特指腮腺、下颌下腺和舌下腺,位于口腔周围,能分泌并向口腔内排泄唾液(图 2-19)。

1. 腮腺　腮腺(parotid gland)是大唾液腺中体积最大的腺体,形状不规则,分为浅、深两部。腮腺管(parotid duct)长约 5cm,自浅部前缘发出,在颧弓下一横指处向前穿过咬肌表面至该肌前缘处弯向内侧,斜穿颊肌,开口于上颌底磨牙牙冠相对处的颊黏膜,此处有腮腺管乳头。副腮腺(accessory parotid gland)的组织结构与腮腺相同,但是形态及大小各异,多分布于腮腺管附近,其

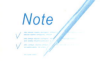

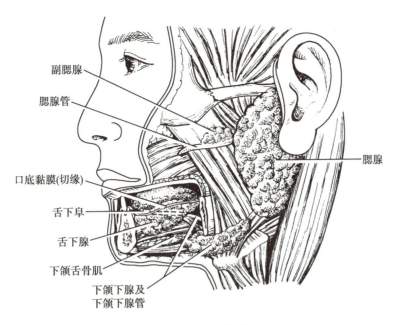

图 2-19 大唾液腺

排泄管汇入腮腺管。副腮腺的出现率约为 35%。

2. 下颌下腺 下颌下腺(submandibular gland)位于下颌骨体与二腹肌前、后腹所围成的下颌下三角内,呈扁椭圆形。其排泄管自腺的内侧面发出,沿口腔底黏膜深面前行,开口于舌下阜,全长约 5cm。

3. 舌下腺 舌下腺(sublingual gland)位于口腔底舌下襞黏膜的深面,为大唾液腺中最小的腺体。其排泄管分大、小两种,大管一条,与下颌下腺导管汇合后共同开口于舌下阜;小管 5~15 条,短而细,直接开口于舌下襞黏膜表面。

4. 大唾液腺的组织结构 大唾液腺为复管泡状腺,外包结缔组织被膜,结缔组织伸入腺内,将腺实质分隔为大小不等的小叶,血管、淋巴管和神经也随结缔组织深入实质并走行其间。腺实质由分支的导管及末端的腺泡组成。

(1)腺泡:腺泡(acinus)又称腺末房,是由单层立方或锥体形腺细胞组成的泡状或管泡状结构,为腺的分泌部。在腺细胞和部分导管上皮细胞与基膜之间有肌上皮细胞。肌上皮细胞收缩有助于分泌物排出。腺泡分浆液性、黏液性和混合性三种类型(图 2-20)。

1)浆液性腺泡:浆液性腺泡(serous acinus)由浆液性细胞组成。核圆形,位于基部。胞质染色较深,顶部胞质含折光性强的嗜酸性分泌颗粒,即酶原颗粒(zymogen granule);基部胞质嗜碱性较强,

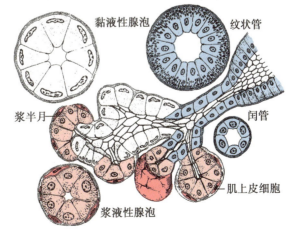

图 2-20 唾液腺结构模式图

电镜下可见较多粗面内质网和核糖体。浆液性腺泡分泌物较稀薄,含唾液淀粉酶等。

2)黏液性腺泡:黏液性腺泡(mucous acinus)由黏液性细胞组成。核扁圆形,居细胞基部。胞质着色较浅,电镜下可见顶部胞质内有粗大的分泌颗粒,即黏原颗粒(mucinogen granule)。黏液性腺泡的分泌物较黏稠,主要为黏液(糖蛋白)。

3)混合性腺泡:混合性腺泡(mixed acinus)由浆液性细胞和黏液性细胞共同组成。大部分

Note

混合性腺泡主要由黏液性细胞组成,少量浆液性细胞附于腺泡的末端,在切片中呈新月形结构,称浆半月(serous demilune)。黏液性细胞间有分泌小管,浆半月的分泌物可经分泌小管释入腺泡腔内。

(2) 导管:导管通常包括闰管、纹状管、小叶间导管和总导管。

1) 闰管:闰管(intercalated duct)是导管的起始段,直接与腺泡相连,管径细,管壁为单层扁平或单层立方上皮。

2) 纹状管:纹状管(striated duct)又称分泌管(secretory duct),与闰管相连,管壁为单层高柱状上皮,胞质嗜酸性,核大,位居细胞偏上部。细胞基部有纵纹,电镜下,为丰富的质膜内褶和纵行排列的线粒体,此种结构使细胞基部表面积增大,便于细胞与组织液间进行水和电解质的转运。

3) 小叶间导管和总导管:纹状管汇合形成小叶间导管,走行于小叶间结缔组织内,初为单层柱状上皮,后移行为假复层柱状上皮。小叶间导管逐级汇合,最后形成一条或几条总导管开口于口腔。

腮腺为纯浆液性腺,闰管长,纹状管较短。分泌物含唾液淀粉酶多,黏液少。下颌下腺为混合性腺,浆液性腺泡多,黏液性和混合性腺泡少,闰管短而不明显,纹状管发达。分泌物含唾液淀粉酶较少,黏液较多。舌下腺为混合性腺,以黏液性腺泡为主,也多见混合性腺泡,无闰管,纹状管也较短(图2-21)。分泌物以黏液为主。

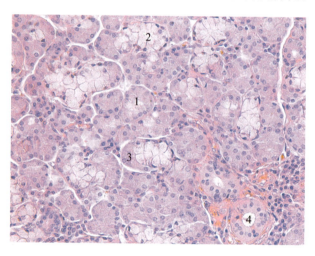

图2-21 舌下腺光镜图

1. 浆液性腺泡;2. 黏液性腺泡;3. 浆半月;4. 纹状管(首都医科大学供图)

二、咽

咽(pharynx)是一段漏斗形的肌性管道,上宽下窄,前后略扁,适对第1~6颈椎体前方,长约12cm。上端附于颅底,下端在第6颈椎下缘或环状软骨水平续于食管。咽可分出前壁、后壁和两侧壁。前壁不完整,自上而下有通向鼻腔、口腔和喉腔的开口;后壁借疏松结缔组织固定于上6个颈椎体前面的椎前筋膜;两侧壁与颈部大血管和甲状腺侧叶等结构相邻。咽壁由黏膜、肌层和外膜组成。黏膜由上皮和固有层组成。口咽表面覆以未角化的复层扁平上皮。固有层结缔组织内含丰富的淋巴组织及黏液性腺。深部有一层弹性纤维。肌层由内纵行、外斜行或环行骨骼肌组成。外膜为富含血管和神经纤维的结缔组织,称纤维膜(fibrosa)。

(一)咽的位置和形态

整个咽腔可通过腭帆游离缘和会厌上缘将其分为上、中、下三段。上段经鼻后孔通鼻腔,称为鼻咽;中段经咽峡通口腔,称为口咽;下段适对喉口,称喉咽。口咽和喉咽是消化道和呼吸道的共同通道。

1. **鼻咽部** 鼻咽(nasopharynx)位于颅底与腭帆游离缘平面之间,为咽的最上段,恰在鼻腔的后方。鼻咽的顶与后壁相移行,其黏膜下有丰富的淋巴组织形成的咽扁桃体(pharyngeal tonsil),婴幼儿时期比较发达。一般在6~7岁时出现萎缩,10岁以后则完全退化。部分儿童咽扁桃体可能出现异常增殖,致使鼻咽腔变窄,影响呼吸,熟睡时表现出张口呼吸的体征。

鼻咽的两侧壁结构相对较复杂,在下鼻甲后方约1cm处,有咽鼓管咽口(pharyngeal opening of auditory tube),为咽鼓管在鼻咽的开口。该开口的上后方有弧形的隆起称咽鼓管圆枕(tubal

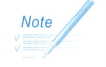

torus)，为寻找咽鼓管咽口的标志。咽鼓管圆枕与咽后壁之间有较深的凹陷，称为咽隐窝（pharyngeal recess），为鼻咽癌的好发部位。咽鼓管咽口附近的黏膜内含有丰富的淋巴组织称咽鼓管扁桃体（tubal tonsil）。

咽鼓管为连接咽腔和中耳鼓室的通道，其后外 1/3 段为骨部、邻近鼓室，前内 2/3 段为软骨部、邻近咽腔。咽鼓管咽口经咽鼓管将咽腔与中耳鼓室连通。在大张口或吞咽时，咽鼓管咽口张开，咽鼓管开放，空气经咽鼓管进入鼓室。实际上，咽鼓管是维持中耳鼓室与外界大气压平衡的重要结构。但是当咽部感染时，该管也成为细菌从咽部向中耳转移的途径。小儿的咽鼓管较短，且呈水平位，因此细菌更容易从咽鼓管进入中耳鼓室，引发急性中耳炎（图 2-22）。

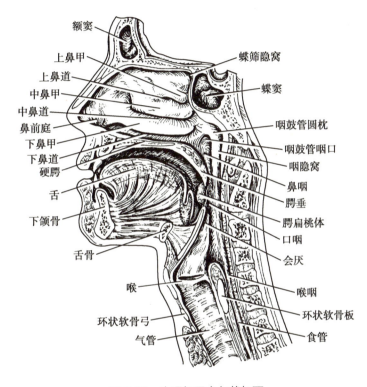

图 2-22　头颈部正中矢状切面

2. 口咽部　口咽（oropharynx）为腭帆游离缘与会厌上缘平面之间的一段咽腔，向前经咽峡通口腔，上通鼻咽部，下续喉咽部。口咽前方正对舌根后部，从舌根后部正中有一呈矢状位的黏膜皱襞连于会厌正中处，称为舌会厌正中襞（median glossoepiglottic fold）。该黏膜皱襞的两侧有对称的凹陷称为会厌谷（epiglottic vallecula），吞咽时异物易在此滞留。

腭扁桃体（palatine tonsil）是淋巴器官，呈扁椭圆形，位于口咽侧壁的扁桃体窝内，具有防御功能。腭扁桃体朝向咽腔的内侧面覆有黏膜，黏膜伸入组织深面形成许多较深的凹陷称为扁桃体隐窝（tonsillar crypts），细菌易在此存留，发展为感染灶。腭扁桃体的外侧面和前、后面被结缔组织被囊、扁桃体囊所包裹，并固定于咽壁上。腭扁桃体上端未占据扁桃体窝上份的空间，于是腭扁桃体与扁桃体窝上壁之间出现一个狭小的空隙，称为扁桃体上窝（supratonsillar fossa），口腔异物易滞留此处。

鼻咽部上后方的咽扁桃体、两侧的咽鼓管扁桃体，口咽部的腭扁桃体和舌扁桃体，共同围成一个环形的淋巴组织结构，称为咽淋巴环，对消化道和呼吸道均有防御作用。

3. 喉咽部　喉咽（laryngopharynx）上起自会厌上缘平面，下至第 6 颈椎体下缘平面与食管相续，为咽的最下段。其前壁上份有喉口通喉腔。喉口的两侧各有一深窝称梨状隐窝（piriform recess），此窝亦是消化道异物经常滞留的部位（见图 2-22、图 2-23）。

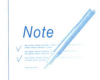

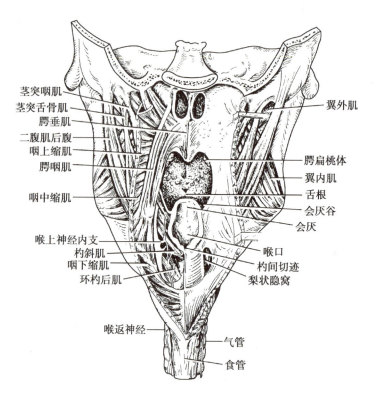

图 2-23　咽腔 (切开咽后壁)

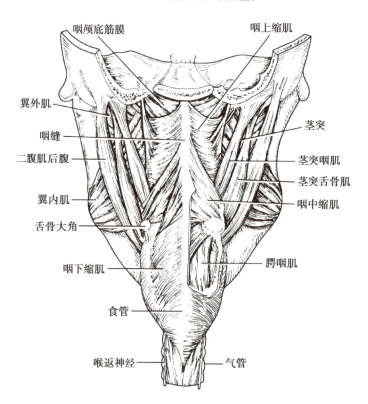

图 2-24　咽肌 (后面观)

(二) 咽肌

　　咽肌是指位于咽壁内的两组骨骼肌,咽缩肌和咽提肌。咽缩肌是咽壁的主要肌性结构,由上、中、下三部分组成,即咽上缩肌、咽中缩肌和咽下缩肌。这三部分缩肌由下至上呈叠瓦状排列,即咽下缩肌覆盖咽中缩肌的下份,咽中缩肌覆盖咽上缩肌的下份。当吞咽动作发生时,三块

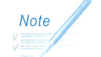

Note

咽缩肌自上而下依次收缩,将食团挤压推入食管。

咽提肌起自咽部附近的骨性或软骨结构,均止于咽壁内,肌纤维纵行或斜向下内走行,因此咽提肌收缩时,可以上提咽和喉。咽提肌包括茎突咽肌、咽鼓管咽肌和腭咽肌。吞咽时,咽提肌收缩上提喉口,舌根后移推挤会厌向下,自然盖住喉口,同时咽缩肌顺序收缩,挤压食团经喉咽进入食管(图 2-24)。

第三节　口腔和咽的功能

食物的消化过程从口腔开始,经过咀嚼运动和唾液湿润形成食团而后吞咽入胃。在口腔中,唾液对食物仅有较弱的化学消化作用,却为胃肠内消化创造了有利条件。

一、唾液的分泌

(一) 唾液的性质和成分

唾液是无色无味的低渗液体,pH 6.6~7.1,正常成年人每天分泌量为 1.0~1.5L。唾液中 99% 是水分,还有少量的有机物和无机物。其中,有机物主要为黏蛋白、免疫球蛋白、唾液淀粉酶(salivary amylase)、溶菌酶、氨基酸等,无机物有 Na^+、K^+、Cl^-、HCO_3^- 等。

(二) 唾液的作用

唾液的作用主要有:①湿润和溶解食物,以刺激味蕾(taste bud)引起味觉并易于食物吞咽;②清洁和保护口腔,冲淡和中和进入口腔内的有害物质;③唾液中的溶菌酶和免疫球蛋白可杀死细菌和病毒;④消化食物,唾液中的唾液淀粉酶(最适 pH 为 7.0)可将食物中的淀粉分解为麦芽糖。另外,机体内的某些异物也可随唾液的分泌而排出,如铅、某些药物等。

(三) 唾液分泌的调节

不同情况下,唾液的分泌速率变化较大,如安静状态下,唾液约以 0.5ml/min 的速度分泌,其量少而稀薄,称为基础分泌(basic secretion)。与其他消化腺不同,唾液分泌的调节完全是神经反射性调节,包括非条件反射和条件反射。食物在口腔内被咀嚼时,对口腔产生的机械、化学和温度刺激,通过非条件反射途径引起唾液分泌(图 2-25)。在进食过程中,食物的外观、气味、进食的环境乃至语言文字描述,均能通过条件反射途径引起唾液分泌。

非条件反射性唾液分泌的感受器在口腔黏膜和舌,传入神经混在第 Ⅴ、Ⅶ、Ⅸ、Ⅹ 对脑神经中,唾液分泌的基本中枢在延髓,下丘脑和大脑皮层还存在更高级中枢。

支配唾液腺的传出神经

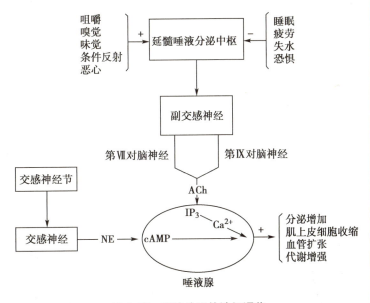

图 2-25　唾液分泌的神经调节

主要是副交感神经,其递质为乙酰胆碱(acetylcholine,ACh),作用于唾液腺细胞膜 M 受体,通过 G-蛋白途径激活磷脂酶 C,引起细胞内 IP_3 释放,触发细胞内钙库释放 Ca^{2+},促进腺细胞的分泌功能,使肌性上皮细胞收缩、血管扩张、细胞代谢增强,最终使唾液腺分泌量增加。胆碱能 M 受

Note

体阻断剂如阿托品可以阻断上述作用,从而抑制唾液分泌。唾液腺也受交感神经支配,其递质是去甲肾上腺素(norepinephrine),作用于唾液腺细胞膜 β- 受体,通过 G- 蛋白途径激活腺苷酸环化酶,引起细胞内 cAMP 含量增高,使某些唾液腺分泌增加。由此可见,交感和副交感神经对唾液腺的作用不是相互拮抗,两者均能促进唾液腺分泌唾液;但两者的作用也有所不同,交感神经引起的唾液分泌量少而稠,而副交感神经引起的唾液分泌量多而稀。

二、咀嚼与吞咽

食物在口腔内的主要机械消化就是咀嚼和吞咽,这些活动均是受大脑皮层支配的复杂的反射性活动。

(一)咀嚼

咀嚼(chewing)是食物消化的第一步,是由咀嚼肌群依次收缩所组成的反射性活动。咀嚼的主要作用如下:①切断、磨碎大块食物,并使之与唾液充分混合形成食团,以便于吞咽;②使食物与唾液淀粉酶充分接触,以发挥唾液淀粉酶的化学性消化作用;③通过加强食物对口腔内各种感受器的刺激,反射性地引起胃液、胰液、胆汁的分泌,为随后的消化过程准备有利的条件。

(二)吞咽

吞咽(swallowing)是指食物由口腔经咽、食管进入胃的过程。根据食物通过的部位,可将吞咽过程分为以下三期:①口腔期是指食团由口腔到咽的阶段。此期的启动受大脑皮层的随意控制,主要通过舌的运动将食团挤向软腭后方而至咽部。②咽期是指食团由咽进入食管上端阶段。食团刺激软腭和咽部的感受器,引起一系列肌肉的反射性收缩,从而引起软腭上升,咽后壁前压,从而封闭了鼻咽通路;声带内收,喉头上升并前移与会厌紧贴,从而封闭了咽与气管的通路;食管上括约肌舒张,使咽与食管的通路开放,食团由咽被推入食管。③食管期为食团沿食管下行至胃,经贲门进入胃内的阶段。

总之,吞咽是通过一连串按一定顺序发生的复杂的反射活动实现。其传入神经包括来自软腭和咽后壁的第Ⅴ、Ⅸ对脑神经和来自会厌和食管的第Ⅹ对脑神经;基本反射中枢在延髓;传出神经则包括支配舌、咽、喉部肌肉的第Ⅴ、Ⅸ、Ⅻ对脑神经和支配食管的迷走神经。

第四节　口腔和咽常见疾病的病理生理与病理变化

扁桃体炎(tonsillitis)为腭扁桃体的非特异性炎症,是一种很常见的咽部疾病,多发生于儿童及青年。可分为急性扁桃体炎和慢性扁桃体炎两类。

(一)病因和发病机制

扁桃体炎常继发于上呼吸道感染,季节更替、气温变化时易发病,以病毒及细菌感染为主,少数可为螺旋体感染。

1. **病毒感染**　病毒感染是扁桃体炎最常见的病因,多见于腺病毒、鼻病毒、流感病毒、冠状病毒、呼吸道合胞病毒感染,也可由 EB 病毒、单纯性疱疹病毒、巨细胞病毒和 HIV 感染引起。

2. **细菌感染**　扁桃体炎的另一常见病因为细菌感染,最常见的致病菌是甲组 β- 溶血性链球菌,部分病例可由金黄色葡萄球菌、肺炎球菌、流感嗜血杆菌引起,偶见厌氧菌感染者,革兰阴性杆菌感染呈现上升趋势。

病原体通过飞沫或直接接触传播,以散发性为主。正常人的咽部及扁桃体隐窝可存在上述致病病原体,但因机体防御功能健全而不易致病。当机体抵抗力降低,如受寒、劳累、烟酒过度、有害气体刺激或上呼吸道存在慢性病灶等时,病原体大量繁殖、继而破坏隐窝上皮并侵入扁桃体,则可导致扁桃体炎的发生。

目前认为,慢性扁桃体炎主要为急性扁桃体炎反复发作所致,表现为扁桃体增生或纤维样

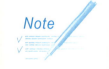
Note

变,瘢痕组织形成并伴扁桃体隐窝口阻塞,造成引流不畅,病原体与炎性渗出物积聚,如此反复刺激而导致扁桃体增大。此外,慢性扁桃体炎也可继发于猩红热、麻疹、白喉、流感等急性传染病,或继发于鼻窦等邻近器官组织的感染。

(二) 病理分型

1. 急性扁桃体炎　病理一般分为三种类型:

(1) 急性卡他性扁桃体炎:急性卡他性扁桃体炎(acute catarrhal tonsillitis)多由病毒引起。病变较轻,炎症仅局限于黏膜表面,隐窝内及扁桃体实质无明显炎症改变。

(2) 急性滤泡性扁桃体炎:急性滤泡性扁桃体炎(acute follicular tonsillitis)指炎症侵及扁桃体实质内的淋巴滤泡,引起充血、肿胀甚至化脓。隐窝口之间的黏膜下,可见黄白色斑点。

(3) 急性隐窝性扁桃体炎:急性隐窝性扁桃体炎(acute lacunar tonsillitis)主要表现为扁桃体充血、肿胀。隐窝内被由脱落上皮、纤维蛋白、脓细胞和细菌等组成的渗出物填充。有时互相连成一片形似假膜,易于拭去。

临床上常将急性滤泡性扁桃体炎和急性隐窝性扁桃体炎统称为急性化脓性扁桃体炎。

2. 慢性扁桃体炎　多由急性扁桃体炎反复发作或因扁桃体隐窝引流不畅,窝内细菌、病毒滋生感染而演变为慢性炎症。也可分为三种类型:

(1) 增生型:因炎症反复刺激,淋巴组织与结缔组织增生,腺体肥大、质软,突出于腭弓之外。

(2) 纤维型:淋巴组织和滤泡变性萎缩,为广泛纤维组织所取代,因瘢痕收缩,腺体小而硬,常与腭弓及扁桃体周围组织粘连。

(3) 隐窝型:腺体隐窝内有大量脱落上皮细胞、淋巴细胞、白细胞及细菌聚集而形成脓栓,或隐窝口因炎症瘢痕粘连,内容物不能排除,形成脓栓或囊肿,成为感染灶。

(三) 扁桃体炎的并发症

1. 局部并发症　急性扁桃体炎可以直接波及邻近组织,导致扁桃体周脓肿、急性中耳炎、急性鼻炎及鼻窦炎、急性喉炎、急性淋巴结炎、咽旁脓肿等并发症。

2. 全身并发症　扁桃体炎可导致变态反应从而引起全身各系统疾病,如风湿热、关节炎、急性骨髓炎、心肌炎和肾炎等疾病。因此临床上扁桃体炎常被视为全身感染的“病灶”之一。

(四) 临床诊疗及预后

急性期扁桃体炎起病急,畏寒,高热可达 39~40℃,尤其是幼儿可因高热而抽搐、呕吐或昏睡、食欲不振、全身酸懒等。局部症状包括咽痛明显,吞咽时尤甚,剧烈疼痛者可放射至耳部,幼儿常因不能吞咽而哭闹不安。儿童可因扁桃体肥大影响呼吸而妨碍睡眠,夜间常惊醒。慢性期常因感冒、受凉、劳累、睡眠欠佳或烟酒刺激后反复发作咽痛并有咽部不适及堵塞感,同时可伴口臭、吞咽困难、说话含糊不清、呼吸不畅或睡眠时打鼾等症状。部分病人还有头痛、四肢乏力、低热等全身表现。急性期体检可见口咽部黏膜明显充血,可呈弥漫性。扁桃体、咽腭弓及舌腭弓充血更显著。细菌感染时白细胞总数显著增加,中性粒细胞明显增高。慢性期检查可见扁桃体慢性充血,扁桃体表面不平,瘢痕,与周围组织有粘连,有时可见隐窝口封闭,呈黄白色小点,其上盖有菲薄黏膜或粘连物。隐窝开口处可有脓性分泌物或干酪样分泌物,挤压时分泌物外溢。舌腭弓及咽腭弓充血,下颌淋巴结肿大。

根据病史、局部与全身检查等资料,诊断扁桃体炎并不困难。治疗方式包括保守治疗和手术治疗。保守治疗主要为保持口腔清洁,每天睡前刷牙,饭后用淡盐水漱口,减少口腔内细菌感染的机会;使用增强免疫力的药物;若为链球菌感染,可用长效青霉素治疗;保守治疗无效时应采用手术疗法。手术治疗适应证为:①扁桃体过度肥大,妨碍呼吸、吞咽者;②反复急性发作,每年 4~5 次以上,有扁桃体周围脓肿病史;③长期低热,全身检查除扁桃体炎外无其他病变者;④扁桃体炎而导致肾炎、风湿等病者,应择期手术。

扁桃体炎急性期及时治疗预后良好。而慢性扁桃体炎常可造成变态反应,引起全身各系统

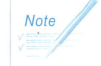

疾病,如风湿热、心肌炎、急性肾炎等严重疾病而预后不良。

(郭晓霞　戴冀斌　许文燮　董卫国　朱俊勇)

本章小结

口腔是消化系统的起始部,由唇、颊、腭和口底组成,内含牙和舌,邻近的大唾液腺有排泄管开口其内,是食物进行机械消化和初步化学消化的场所。咽为消化系统和呼吸系统共用的一段肌性管道,由鼻咽、口咽和喉咽三部分组成。大唾液腺位于口腔周围,分泌唾液排入口腔,包括腮腺、下颌下腺和舌下腺。

人胚发育早期,在胚体头端额鼻突和心突之间形成鳃器。额鼻突以及左右上颌突和左右下颌突围成原始口腔,其底是口咽膜。左右上下颌突将形成颌、唇的大部和颊。腭起源于正中腭突和外侧腭突。舌由左右下颌突内侧面的侧舌突、奇结节共同演化形成。牙由原始口腔外胚层上皮和深面的中胚层间充质演化形成。腮腺原基发生于上下颌突之间的原始口腔的外胚层。下颌下腺和舌下腺起源于原始咽底壁的内胚层。口咽膜至喉气管憩室的前肠头端膨大形成原始咽。咽囊演化出一些重要器官,原始咽的其余部分形成咽。

口腔黏膜由上皮和固有层组成。舌由表面的黏膜和深部的舌肌组成。舌体背面黏膜形成四种舌乳头,其中菌状乳头、叶状乳头和轮廓乳头的上皮内有味蕾。味蕾由味细胞和基细胞组成,是味觉感受器。舌肌由横行、纵行和垂直走行的骨骼肌纤维束交织构成。

牙由牙质、釉质和牙骨质和牙髓构成。牙质构成牙的主体,釉质包在牙冠表面,牙骨质覆盖在牙根部的牙质表面,牙髓为富含血管和神经的疏松结缔组织。

大唾液腺为复管泡状腺,腺实质由分支的导管及末端的腺泡组成。腺泡分为浆液性、黏液性和混合性三种类型。

消化过程从口腔开始,口腔内食物被咀嚼运动磨碎成可吞咽的小块物质,进行吞咽。口腔有三种唾液腺分泌唾液,唾液中唯一的消化酶是唾液淀粉酶,因此,口腔内化学消化是非常初步的。唾液的分泌、咀嚼和吞咽运动都是在神经、体液因素调控下完成的。

扁桃体炎分为急性和慢性两种,急性扁桃体炎可分为卡他性、滤泡性和隐窝性三种病理类型,而慢性扁桃体炎可分为增生型、纤维型和隐窝型三种病理类型。扁桃体炎可以引起全身变态反应性疾病。

思考题

1. 试从第 1 对鳃弓的演化说明颜面先天性畸形的形成原因。
2. 舌背黏膜中哪些舌乳头含有味蕾? 从味蕾的结构特点说明舌如何感受味觉刺激。
3. 大唾液腺位于何处? 它们的排泄管开口于何处? 试比较三种大唾液腺的结构与功能。
4. 咽峡由哪些结构围成?
5. 牙的基本结构包括哪些?
6. 咽分为几个部分? 各部有何重要结构?
7. 唾液由哪些腺体分泌? 试述唾液的主要生理功能及其分泌调节。
8. 为什么扁桃体炎在临床上常被视为全身感染的"病灶"之一?

第三章 食管的结构功能与病理

第一节 食管的发生

食管由原始咽尾侧的一段原始消化管分化而来。起初很短,以后随着颈的出现和心、肺下降而迅速增长。食管上皮最初为单层,后因上皮过度增生,使管腔狭窄或闭锁。至第8周时,过度增生的上皮凋亡退化,管腔重新出现,食管上皮变为复层。上皮周围的间充质分化为食管壁的结缔组织和肌组织。

第二节 食管的形态结构

食管(esophagus)是一前后略扁的肌性管状器官,为消化管中相对较狭窄的部分,成人长约25cm。食管上端在第6颈椎体下缘平面起于咽下端,在脊柱椎体与气管之间下行至第10胸椎平面穿膈的食管裂孔进入胸腔,约平第11胸椎高度与胃的贲门相接。根据食管所在的部位将其分为颈段、胸段和腹段三部分。自食管起始端至胸骨颈静脉切迹平面的部分为颈段,长约5cm,借疏松结缔组织附着于气管后壁上。胸段位于胸骨颈静脉切迹与膈的食管裂孔之间,是三段中最长的一段,约18~20cm。腹段最短,仅1~2cm,过食管裂孔迅速止于胃的贲门。

食管循颈段和胸段脊柱的前方下行,因此形成与脊柱颈曲和胸曲相应的前后方向上的上下两个弯曲。除此之外,食管在左右方向上亦有轻度弯曲。食管全长有三处狭窄部位,狭窄的形成与邻近部位的结构相关。最上方的狭窄在食管的起始处,相当于第6颈椎体下缘水平,距上颌中切牙约15cm。中间的狭窄在食管与左主支气管交叉处,相当于第4胸椎体的下缘水平,距上颌中切牙约25cm。最下方的狭窄在食管穿过膈的食管裂孔处,相当于第10胸椎水平,距上颌中切牙约40cm。食管异物容易滞留于这些狭窄处,同时也是食管肿瘤的好发部位(图3-1)。

食管具有消化管壁典型的四层结构,由黏膜、黏膜下层、肌层和外膜构成(图3-2)。

1. **黏膜**　上皮为未角化的复层扁平上皮。食管下端的复层扁平上皮与胃贲门连接处骤变为单层柱状上皮,两种上皮交界处为食管癌好发部位。固有层为细密的结缔组织,并形成乳头突向上皮。食管上段和下段的固有层内有少量黏液性腺。黏膜肌层由一层纵行平滑肌束组成。

2. **黏膜下层**　为疏松结缔组织,富含粗大的胶原纤维和纵行的弹性纤维,有丰富的小动脉、小静脉、淋巴管与神经纤维。靠近肌层部位有散在分布的黏膜下神经丛,与消化管其他部分相比,食管的黏膜下神经丛不发达。此层含黏液性食管腺,其导管穿过黏膜开口于食管腔。食管腺周围有较密集的淋巴细胞及浆细胞,并可见淋巴小结。

3. **肌层**　上1/3段为骨骼肌,下1/3段为平滑肌,中1/3段由骨骼肌和平滑肌共同组成。分内环行、外纵行两层,有肌间神经丛。与胃肠相比,食管的肌间神经丛很不发达,多位于平滑肌存在的食管中、下段。食管两端的内环形肌较厚,分别形成食管上、下括约肌。

4. **外膜**　为纤维膜,由薄层结缔组织构成,与周围组织无明确界限。

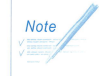
Note

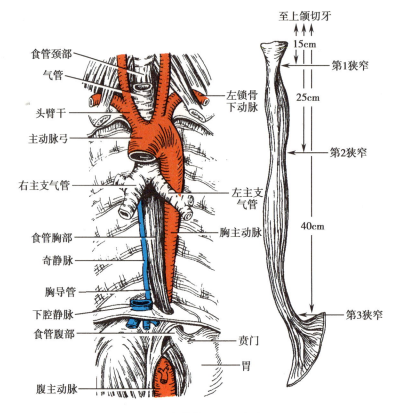

图 3-1 食管位置及 3 个狭窄

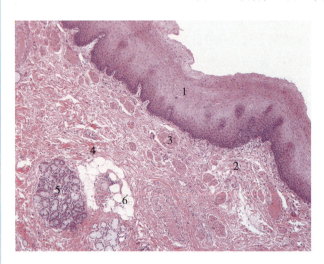

图 3-2 食管(横切面)光镜图
1. 上皮;2. 固有层;3. 黏膜肌;4. 黏膜下层;
5. 食管腺腺泡;6. 脂肪细胞(首都医科大学供图)

第三节 食管的功能

食管为食物经口腔、咽部进入胃的通道,当食团经过食管上括约肌后,该括约肌反射性地收缩,随即食管产生从上至下的蠕动(peristalsis),食团向胃的方向推进。食团对食管壁感受器的刺激,可反射性地引起食管下括约肌(lower esophageal sphincter,LES)舒张,食团经贲门顺利地进入胃(图 3-3)。食管下括约肌并非真正解剖意义上的括约肌,而是位于食管与胃连接处的一段长约 1~2cm 的高压区,其内压一般比胃内压高 0.67~1.33kPa(5~10mmHg),可阻止胃内容物逆流入食管,起到了类似生理性括约肌的作用。

LES 的张力受神经体液因素的调节。食管蠕动开始时,迷走神经抑制性纤维末梢释放 VIP 或 NO,LES 张力下降,便于食团进入胃,而食团进入胃又可引起迷走神经兴奋性纤维末梢释放

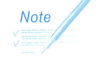

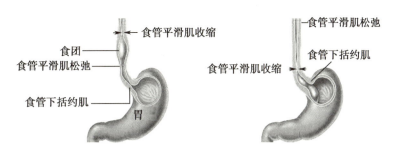

图 3-3　食管下端括约肌

乙酰胆碱,使 LES 收缩,防止胃内容物逆流入食管。体液因素如促胃液素和胃动素等也使 LES 收缩,而促胰液素、缩胆囊素和前列腺素 A_2 等使 LES 松弛。

临床上各种原因引起的 LES 张力调节异常使 LES 张力低下时,可导致胃内酸性食物逆流入食管引起反流性食管炎(reflux esophagitis)。

第四节　食管常见疾病的病理生理与病理变化

一、胃食管反流病

胃食管反流病(gastroesophageal reflux disease,GERD)是由于胃、十二指肠内容物反流入食管引起烧心,反酸等不适症状,包括反流性食管炎(reflux esophagitis,RE)、非糜烂性反流病(nonerosive reflux disease,NERD)及 Barrett 食管。GERD 是一种常见病、多发病,发病率无性别差异,并且随年龄增加而增加,40 岁以上多见。由于饮食习惯不同,欧美国家病情重且发病率高达 20%~45%,亚洲约为 6%。

(一)病因和发病机制

正常生理情况下,抗胃食管反流的机制主要包括抗反流屏障、食管清除作用和食管黏膜屏障三个方面。GERD 是由多因素导致以上防御机制削弱所引起的胃食管动力障碍性疾病,而其直接损伤因素则是含胃酸、胃蛋白酶和胆汁等的胃十二指肠反流物。

1. **抗反流屏障障碍**　食管下括约肌功能与结构异常是抗反流屏障障碍及 GERD 发病的重要基础。LES 是食管末端长约 3~4cm 的环形肌束,其收缩产生食管胃连接处的压力带(10~30mmHg)能够防止胃内容物反流至食管。当 LES 结构与功能异常造成压力 <6mmHg 时,即易出现胃食管反流。

(1)LES 结构异常:贲门失弛缓症手术后、食管裂孔疝、腹内压增高(如负重、肥胖、妊娠、腹水等)及长期胃内压增高(如胃轻瘫或胃排空延迟等)均可导致 LES 的结构异常。

(2)LES 功能失调:胰高血糖素、缩胆囊素、血管活性肠肽、高脂饮食、钙通道阻滞剂、地西泮以及上述引起 LES 结构异常的因素等,可导致 LES 功能障碍或一过性 LES 松弛(transient lower esophageal sphincter relaxation,TLESR)延长。

2. **食管清除功能降低**　正常情况下,若存在胃食管反流,食管通过 1~2 次自发或继发的蠕动性收缩可将大部分反流物再排入胃内,即食管廓清作用,剩余反流物可由唾液中和并冲洗。因此能够造成食管蠕动或唾液分泌异常的疾病如干燥综合征等可降低食管的清除功能。食管裂孔疝时,部分胃经膈食管裂孔进入胸腔,也可降低食管对反流物的廓清并导致 GERD 的发生。

3. **食管黏膜屏障功能降低**　食管黏膜屏障是食管抵御反流物损伤作用的重要结构基础,包括食管上皮前(黏液层、静水层和黏膜表面 HCO_3^- 所构成的物理化学屏障)、上皮(紧密排列的复层鳞状上皮及上皮内所含负离子蛋白和 HCO_3^- 可中和阻挡 H^+)及上皮后(黏膜下毛细血管提供

Note

HCO_3^- 中和 H^+）屏障。长期吸烟、饮酒、刺激性饮食或药物等可导致食管黏膜屏障功能受损，继而加重反流物的损害作用而致 GERD。

（二）病理变化

胃食管反流病大体上或内镜观察，大多数仅见局部黏膜充血，仅重度损害才表现为明显的充血（图 3-4）；进展可形成浅表性溃疡，炎症扩散到食管壁可发生环状纤维化伴狭窄形成。组织学的基本改变为上皮增生及中性粒细胞浸润。镜下观察，可出现：①复层鳞状上皮细胞层增生；②黏膜固有层乳头向上皮腔面延长；③固有层内中性粒细胞和嗜酸性粒细胞浸润；④可伴有局灶性上皮坏死、糜烂及溃疡；⑤长期慢性炎症存在可使食管下段鳞状上皮被柱状上皮取代，即形成 Barrett 食管。

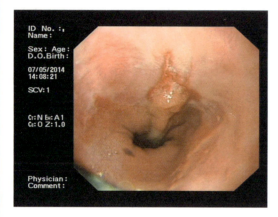

图 3-4　反流性食管炎（黏膜充血）　　　　图 3-5　Barrett 食管内镜观

Barrett 食管：是食管与胃交界的齿状线数厘米以上的黏膜鳞状上皮发生单层柱状上皮化生，主要由胃食管反流病引起。内镜或大体观，Barrett 食管黏膜区可见橘红色、天鹅绒样不规则形病变，在灰白色正常食管黏膜的背景上呈补丁状、岛状或环状（图 3-5）。光镜下 Barrett 食管黏膜由类似胃黏膜或小肠黏膜的上皮细胞和腺体构成（图 3-6），该黏膜上皮细胞兼有鳞状上皮和柱状上皮细胞的超微结构和细胞化学特征，组织学上柱状上皮间出现肠杯状细胞即可确诊。Barrett 食管可继发

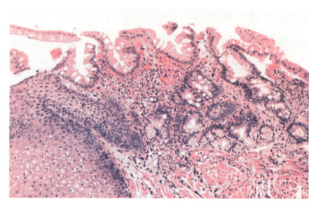

图 3-6　Barrett 食管组织学图片
食管下段黏膜（距胃贲门 5cm）鳞状上皮为柱状上皮取代（化生），间质有炎症细胞浸润

糜烂、溃疡、食管狭窄或癌变，癌变率可达 10%，多为腺癌。

（三）临床诊疗及预后

反流与烧心是 GERD 最常见的典型症状，多在餐后 1 小时出现，腹压增高时可诱发或加重症状。胸痛与吞咽困难是 GERD 常见的食管非典型症状。反流物刺激食管可引起非心源性胸痛，严重时可为剧烈刺痛并伴放射痛；食管痉挛或功能紊乱可致吞咽困难或胸骨后异物感，症状可随疾病进展进行性加重。反流物刺激食管外组织或器官可导致咽喉炎、慢性咳嗽、哮喘、癔球症（咽部异物感或堵塞感，但无吞咽困难）等症状。GERD 还可伴有上消化道出血（黏膜糜烂及溃疡发生呕血）、食管狭窄（食管炎反复发作导致纤维组织增生，形成瘢痕狭窄）、Barrett 食管等并发症。

内镜是诊断 GERD 的"金标准"，出现食管典型症状，内镜下发现食管黏膜破损以及过度反

酸的客观证据排除其他器质性病变后可确诊。24 小时食管 pH 监测、食管 X 线钡餐、食管测压、核素检查、食管滴酸试验、24 小时胆汁检测等均可辅助诊断 GERD。GERD 的治疗原则在于控制症状、治愈食管炎、减少复发和防治并发症。药物治疗可用抑酸药、促胃肠动力药、抗酸药；手术治疗有一定的风险，容易导致出血、穿孔等并发症，适用于严格内科治疗无效或不能忍受长期服药的病人；内镜治疗适用于停药后反复发作，药物治疗不理想者。GERD 具有慢性复发倾向，多数病人需长期维持治疗，目前也提倡按需服药，即出现症状后服药，直至症状被控制。Barrett 食管有癌变倾向，注意定期随访观察。

二、食管癌

食管癌（carcinoma of esophagus）是由食管黏膜上皮或腺体发生的恶性肿瘤，好发于 3 个生理性狭窄部，以中段最多见（50%），其次为下段（30%），上段最少（20%）。我国是食管癌高发国，也是世界上食管癌高死亡率国家之一。食管癌呈明显的地域性分布特点，男性多于女性，中老年人易患。

（一）病因和发病机制

食管癌的发生与生活环境、饮食习惯以及遗传易感性等因素相关。

1. **亚硝胺类化合物**　流行病学调查显示，食管癌高发区的食物、饮水中的亚硝胺含量高于低发区。动物实验研究也证实亚硝胺为强致癌物，能够诱发食管上皮及胃黏膜上皮癌变。腌制食品中亚硝胺含量较高，过多食用可增加罹患食管癌的危险性。腌制食品中除亚硝胺外还含有苯并芘、Roussin 红甲酯等致癌物，后者是亚硝基化合物，可提供 NO_2 与二级胺反应生成亚硝胺。

2. **真菌**　某些食管癌高发区的粮食、食管癌标本上均能分离出多种真菌。镰刀菌、黄曲霉菌、白地霉菌等真菌可将硝酸盐还原为亚硝酸盐，并进一步促进亚硝胺的生成。

3. **慢性炎症**　近年来，慢性炎症对肿瘤生长的影响受到了较大关注。食管慢性炎症导致的 Barrett 食管是公认的食管癌癌前病变。在其他慢性食管疾病中，如食管憩室、腐蚀性食管灼伤与狭窄、贲门失弛缓症等，食管癌的发生率也呈增高趋势。慢性炎症致癌机制尚不清楚，目前认为主要与炎症局部细胞释放细胞因子和氧自由基产生过多、炎症诱发的免疫抑制及肿瘤细胞免疫逃逸相关。

4. **慢性理化刺激**　长期饮酒、吸烟，经常食入过硬、粗糙、过烫食物，口腔不洁、龋齿，或者咀嚼槟榔、烟丝等习惯均能对食管黏膜产生慢性刺激，继发食管上皮的局部性或弥漫性增生，从而形成食管癌的癌前病变。

5. **营养因素**　摄入食物中缺少动物蛋白、维生素 A、维生素 B_2 和维生素 C，是罹患食管癌的危险因素。流行病学调查显示，饮食或土壤环境中元素钼、硼、锌、镁和铁含量较低，也可间接促进食管癌的发生。

6. **遗传因素**　食管癌的发生常具有家族聚集性，我国高发区病人家族史阳性率可达 25%~50%。食管癌是涉及多基因的遗传易感性疾病，癌基因（H-*ras*、c-*myc*、*hsl-1* 等）激活和（或）抑癌基因（*p53*、*RB* 等）失活是以上环境因素与遗传因素相互作用并最终导致其发生的共同途径和机制。

（二）病理变化

1. **大体病理改变**　早期癌病变局限，多为原位癌或黏膜内癌，未侵犯肌层，无淋巴结转移，无明显临床症状。根据内镜或手术标本观察，早期食管癌可分为隐伏型、糜烂型、斑块型和乳头型。其中以斑块型为最多见，糜烂型次之。隐伏型是食管癌最早期的表现，多为原位癌，乳头型病变较晚。

中晚期癌侵犯肌层，病人多出现吞咽困难等典型临床症状。根据肉眼形态特点可分为以下 4 型（图 3-7）：

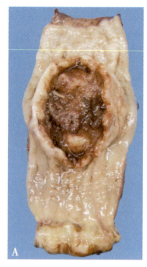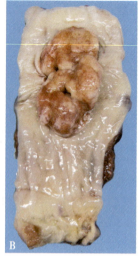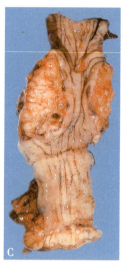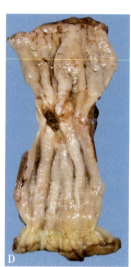

图 3-7   食管癌大体类型
A. 溃疡型;B. 蕈伞型;C. 髓质型;D. 缩窄型

(1) 髓质型:最多见,癌组织在食管壁内浸润性生长,累及食管全周或大部分,管壁增厚、管腔变小。癌组织切面质地较软,似脑髓,色灰白。癌组织表面常有溃疡,恶性程度最高。

(2) 蕈伞型:肿瘤呈扁圆形,突向食管腔,呈蘑菇状,表面常有溃疡。预后相对较好。

(3) 溃疡型:肿瘤表面有较深溃疡,深达肌层,边界不规则,边缘隆起,底部凹凸不平,有出血坏死。

(4) 缩窄型:肿瘤在食管壁内环周生长,伴有明显的纤维组织增生,癌组织质硬,导致管腔环形狭窄。此型梗阻症状重,转移相对较晚。

2. 组织学改变   我国食管癌病人约 90% 以上为鳞状细胞癌,腺癌次之,占 5%~10%,大部分腺癌来自贲门且与 Barrett 食管相关,少数来自食管黏膜下腺体。偶见腺鳞癌与燕麦小细胞癌(神经内分泌系统来源)等类型。

3. 扩散途径

(1) 直接蔓延:癌组织穿透食管壁后向周围组织及器官浸润。上段癌可侵犯喉、气管和颈部软组织;中段癌可侵犯支气管和肺;下段癌常侵犯贲门、膈肌和心包等。

(2) 淋巴道转移:很常见,转移部位与食管淋巴引流途径一致。上段可转移至颈和上纵隔淋巴结;中段常转移到食管旁或肺门淋巴结;下段常转移至食管旁、贲门旁及腹腔上部淋巴结。

(3) 血道转移:为晚期转移的方式,常转移至肝、肺,也可转移至肾、骨和肾上腺等器官。

(三)临床诊疗及预后

早期食管癌多无明显临床症状,进食偶有滞留及轻度的哽噎感,胸骨后不适及刺痛感;随着疾病进展,症状逐渐加重,进展期食管癌典型症状是进行性咽下困难,病人由不能咽下固体食物、半流质食物最终至流质食物亦不能下咽;晚期食管癌病人表现为严重的体重降低、贫血、营养不良,最后呈现恶病质状态。晚期食管癌容易侵犯其他组织:淋巴结转移时可触及肿大坚硬的浅表淋巴结;肝、脑转移可出现黄疸、腹水、昏迷等;肿瘤侵及气管支气管时可形成食管 - 气管瘘,导致呼吸系统感染等;肿瘤侵犯喉返神经时导致声嘶;肿瘤压迫颈交感神经节出现 Horner 综合征。中晚期食管癌体格检查时应特别注意有无锁骨上淋巴结肿大,肝、肺和脑等组织的远处转移。

中老年出现进食哽噎感、胸骨后疼痛不适,应及时行相关辅助检查以明确诊断。内镜是诊断食管癌的首选方法,可以直接观察病变形态、大小和位置并可取活组织病理检查。早期食管癌 X 线钡餐可见食管黏膜皱襞增粗、紊乱或破坏、小的充盈缺损与小龛影。中晚期食管

Note

癌可见较大的充盈缺损、管壁僵硬、蠕动消失和食管不规则狭窄等。超声内镜检查（endoscopic ultrasonography，EUS）可用来判断食管癌浸润的层次、扩展深度及淋巴结或邻近脏器转移情况。胸部 CT 检查可显示食管与邻近纵隔器官关系，有利于确定手术方式。早期无咽下困难时，食管癌应与食管炎、食管憩室、食管静脉曲张等相鉴别。出现咽下困难时，应与食管良性狭窄、胃食管反流病、贲门失弛缓症、食管良性肿瘤等相鉴别。鉴别诊断方法主要依靠内镜及食管 X 线钡剂造影。

食管癌根据病变的分期、部位、病程采用不同的治疗方法，如手术治疗、放疗、化疗、内镜下治疗、激光治疗及中医药相结合的综合治疗等。

早期食管癌手术治疗预后良好，5 年生存率达 90% 以上。食管鳞癌生存率稍低于腺癌病人，上、中段食管癌生存率低于下段与食管胃交界癌。食管癌病人生存率随着临床病理分期加重而降低，故强调早期发现及早期治疗。为了提高病人的生活质量，应对终末期病人加强临终关怀。

（郭晓霞　戴冀斌　许文燮　刘　玮　李晓波　董卫国　魏云巍）

本章小结

食管是连于咽和胃之间的肌性管道，全程向下行经颈部、胸部和腹部，有三处狭窄部。食管由原始咽尾侧的一段原始消化管分化而来。食管壁由黏膜、黏膜下层、肌层和外膜构成。黏膜上皮为未角化的复层扁平上皮，黏膜下层结缔组织内含黏液性食管腺。

食管是口腔内食物经咽部进入胃的通道，食管平滑肌的蠕动促进食物进入胃。食管下段位于食管与胃连接处的一段长约 1~2cm 的高压区，称为食管下括约肌，可阻止胃内容物逆流入食管，起到了类似生理性括约肌的作用。

胃食管反流病和食管癌是常见的食管病变。胃食管反流病的大体病理表现为黏膜充血，组织学的基本改变为上皮增生及中性粒细胞浸润；长期慢性炎症存在可使食管下段鳞状上皮被柱状上皮取代，即形成 Barrett 食管。食管癌好发于三个生理性狭窄部，以中段最多见。早期食管癌可分为隐伏型、糜烂型、斑块型和乳头型；中晚期食管癌大体分为髓质型、蕈伞型、溃疡型和缩窄型等四种类型，组织学上以鳞癌最多见。

思考题

1. 试述食管是如何发生的，其形态结构有何特点。
2. 食管可分为几部？ 3 个狭窄的位置在何处？
3. 试述食管下括约肌的生理功能及生理意义。
4. 什么是 Barrett 食管？ 其病理表现是什么？
5. 食管癌的大体病理类型是什么？

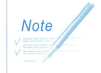

第四章 胃、十二指肠的结构功能与病理

第一节 胃、十二指肠的发生

一、胃的发生

胃原基出现于第 4 周,是前肠尾段形成的梭形膨大。第 5 周时,胃背侧缘生长较快,形成胃大弯,其头端向上膨出,形成胃底。腹侧缘生长较慢,形成胃小弯(见图 1-4)。由于胃背系膜生长迅速,发育为突向左侧的网膜囊,使胃沿其长轴顺时针旋转 90°,胃大弯由背侧转向左侧,胃小弯由腹侧转向右侧。胃的头端因肝的增大被推向左侧,胃的尾端则因十二指肠紧贴于腹后壁而被固定。因此,胃由原来的垂直方位变成由左上至右下的斜行方位。

二、十二指肠的发生

十二指肠由前肠尾段与中肠头段共同分化形成。由于中肠生长迅速,其头段与前肠尾段先形成一个突向腹侧的"C"形肠祥(见图 1-4)。随着胃的旋转,该肠祥转向右侧,形成十二指肠。后因其背系膜消失,十二指肠大部被固定于腹后壁。

三、主要畸形

消化管狭窄或闭锁主要见于食管和十二指肠。人胚第 6 周,消化管上皮细胞过度增生,管腔出现暂时性闭塞。以后,过度增生的细胞凋亡,管腔重新出现。如上述管腔重建过程不完全或不发生,则形成消化管狭窄或闭锁。

第二节 胃、十二指肠的形态结构

一、胃

胃(stomach)是消化管中最为膨大的部分,呈囊袋状,上以贲门和食管相接,下以幽门和十二指肠相续。成人胃容量约为 1500ml。胃是受纳和消化食物的器官,同时也具有内分泌功能。

(一)胃的形态和分部

胃大体观为从左上延向右下的条状囊袋,上部较下部稍宽,长约 25cm,宽约 15cm。解剖学可以分出前壁、后壁,大弯、小弯以及入口和出口。胃的前壁朝向前上方,后壁朝向后下方。胃的右侧缘凹陷呈弧形,对向肝门,称胃小弯(lesser curvature of stomach),其最低点明显转折处为角切迹(angular incisure)。胃的左侧缘凸出对向脾,称胃大弯(greater curvature of stomach)。胃的入口称贲门(cardia),与食管的末端相接。在贲门处,食管末端的左缘与胃底所形成的夹角为贲门切迹(cardiac incisure)。胃的远侧端与十二指肠接续处称幽门(pylorus),表面有一环形浅沟,实为深面的幽门括约肌收缩所致。幽门前静脉常在此横过幽门,为临床手术中确认幽门的标志。

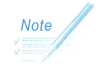
Note

胃通常被分为4部分,贲门部、胃底、胃体和幽门部。贲门及其附近的区域为贲门部(cardiac part),与邻近区域分界不清楚。贲门平面以上,胃本体向上隆突的部分称胃底(fundus of stomach)。此处在X线胃片上常表现为含气空间,故临床习惯称该区为胃穹(fornix of stomach)。从角切迹处作一道与胃的长轴垂直的直线至大弯侧,该线与贲门水平线之间的部分为胃体(body of stomach)。胃体与幽门之间的部分称幽门部(pyloric part)。幽门部在大弯侧有一条不太明显的浅沟将幽门部分为右侧的幽门管(pyloric canal)和左侧的幽门窦(pyloric antrum),此沟称中间沟。幽门窦的下方的胃壁是胃的最低位,胃溃疡和胃癌多发生于此。幽门管长约2~3cm,经幽门与十二指肠相通(图4-1)。

胃的形态与个体的体型、年龄和性别相关,表现出相应差别,同时也与体位及充盈程度相关。除正常的形态外,临床影像学检查可见钩型胃、角型胃和长胃等形状(图4-2)。

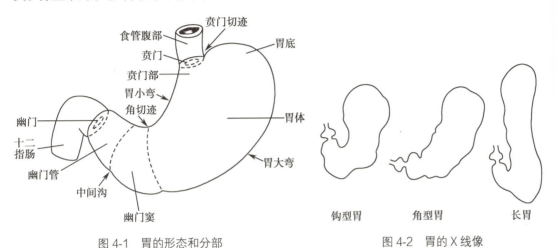

图 4-1　胃的形态和分部　　　　　　　　　图 4-2　胃的X线像

(二) 胃的位置

胃在中等度充盈时,大部分位于左季肋区,小部分位于腹上区。胃前壁左侧部分与膈相邻,被肋弓掩盖;前壁的中间部分恰位于剑突下方,是临床进行胃触诊的部位;前壁的右侧部分与肝左叶和方叶相邻。胃后壁隔网膜囊与胰、横结肠、左肾上部和左侧肾上腺相邻。胃底与膈和脾相邻。

胃的位置常因体位和胃内容物充盈程度而有较大变化,甚至体型也影响胃的位置。胃的贲门和幽门的位置相对较固定,贲门多位于第11胸椎体的稍左侧,幽门约在第1腰椎体的右侧。胃底的位置相对较恒定,其最高点在左锁骨中线外侧,约平第6肋间隙。胃大弯的位置较低,其最低点一般在脐平面,但是胃高度充盈时,胃大弯的下缘可以降至脐平面以下,甚至降至髂嵴平面以下。

(三) 胃壁的结构

胃壁由4层结构组成,从内向外依次为黏膜层、黏膜下层、肌层和外膜(图4-3)。

1. 黏膜　胃的黏膜层较厚,血供丰富,活体呈橘红色。胃空虚时,由于平滑肌层舒张,整个胃壁弹性回缩,黏膜与黏

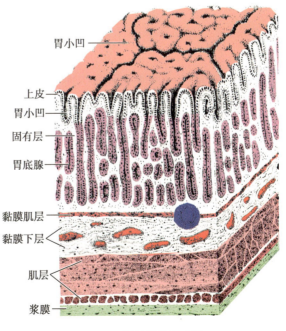

图 4-3　胃壁结构模式图

膜下层在胃腔表面形成许多皱襞。当胃充盈时,随着胃壁的扩张,黏膜皱襞消失,胃腔面的黏膜变平坦。但是在胃的小弯侧,有4~5条与小弯走行方向平行的纵行皱襞比较恒定,不受胃充盈的影响。这几条皱襞之间的纵沟称胃道(图4-4)。

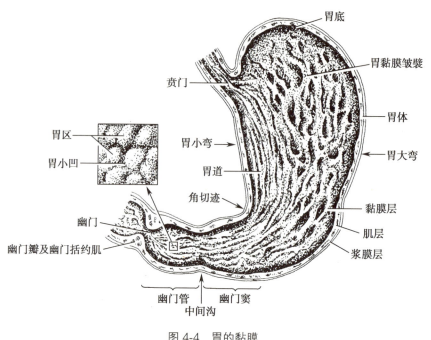

图 4-4　胃的黏膜

食管与贲门交界处的黏膜表面有一条呈锯齿状的环行线,称为食管胃黏膜线。该线在活体行内镜检查时很容易观察到,是判定器官位置的重要标志,但是在经过甲醛固定过的解剖标本上不能看到。

胃黏膜表面有纵横交错的浅沟,将其分成许多直径2~6mm的胃小区。黏膜表面遍布不规则小孔,称胃小凹(gastric pit),由上皮向固有层凹陷形成。每个胃小凹底部有3~5条胃腺开口。

(1)上皮:为单层柱状,主要由表面黏液细胞(surface mucous cell)组成。细胞核位居基底部,顶部胞质充满黏原颗粒,在HE染色切片上,黏原颗粒不着色,故细胞顶部呈透明或空泡状。细胞间有紧密连接。细胞分泌含高浓度碳酸氢根的不可溶性黏液,覆盖于上皮表面,既可起润滑作用,又可防止高浓度盐酸与胃蛋白酶对黏膜的消化损伤。表面黏液细胞3~5天更新1次,脱落的细胞由胃小凹底部和胃腺颈部的干细胞增殖补充。

(2)固有层:内有大量紧密排列的胃腺,其间有少量结缔组织,结缔组织内有成纤维细胞、浆细胞、肥大细胞、嗜酸性粒细胞和较多淋巴细胞,以及少量散在的平滑肌细胞。胃腺有以下3种:

1)胃底腺:胃底腺(fundic gland)又称泌酸腺,是数量最多的一种胃腺,分布于胃底和胃体部,为单管状或分支管状。胃底腺由主细胞、壁细胞、颈黏液细胞、干细胞和内分泌细胞组成(图4-5)。

A.主细胞:主细胞(chief cell)又称胃酶细胞(zymogenic cell),主要分布于胃底腺的下半部。细胞呈柱状,核圆形,位于基底部。基

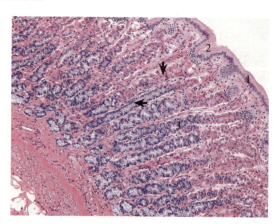

图 4-5　胃底部黏膜光镜图
1.表面黏液细胞;2.胃小凹;3.胃底腺;↓壁细胞;
←主细胞(尚宏伟供图)

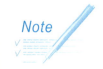
Note

部胞质呈强嗜碱性,顶部充满酶原颗粒,在普
通固定染色标本上,此颗粒多溶解而呈泡沫
状。电镜下,主细胞具有典型的蛋白质分泌细
胞的超微结构特点,即胞质内含粗面内质网和
高尔基复合体以及分泌颗粒(图 4-6)。主细胞
分泌胃蛋白酶原。婴儿主细胞还分泌凝乳酶,
能促使乳汁凝固。

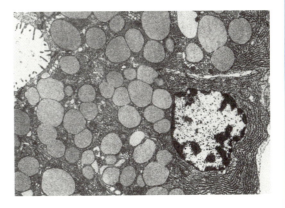

图 4-6　胃主细胞电镜图

　　B. 壁细胞:壁细胞(parietal cell)又称泌
酸细胞(oxyntic cell),在胃底腺的上半部较
多。细胞较大,呈圆形或圆锥形。核圆居中,
可见双核,胞质内含丰富的线粒体,呈强嗜
酸性。电镜下,胞质中有迂曲分支的细胞内分泌小管(intracellular secretory canaliculus),管壁
与细胞顶面质膜相连,腔面有许多微绒毛。分泌小管周围有表面光滑的小管和小泡,称微管泡
(tubulovesicule)(图 4-7、图 4-8)。壁细胞的结构于分泌活动的不同时相而差异显著。静止期,分
泌小管多不与腺腔相通,微绒毛短而稀,微管泡则很发达;分泌期,分泌小管开放,微绒毛增长增
多,而微管泡数量锐减。因此,微管泡实为分泌小管膜的储备形式。壁细胞分泌盐酸(也称胃酸)
和内因子。

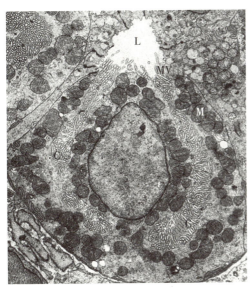

图 4-7　壁细胞电镜图

L. 胃底腺腔;M. 线粒体;MV. 微绒毛;C. 细胞内
分泌小管(Ito S 供图)

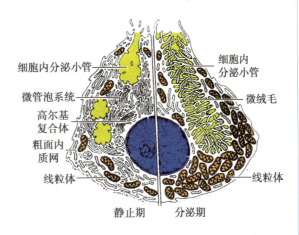

图 4-8　壁细胞超微结构模式图

　　C. 颈黏液细胞:颈黏液细胞(neck mucous cell)数量很少,位于胃底腺顶部,常呈楔形夹在其
他细胞之间。核扁平,居于底部,底部胞质嗜碱性,核上方有大量黏原颗粒,HE 染色浅淡。分泌
可溶性的酸性黏液。

　　D. 干细胞:位于胃底腺顶部至胃小凹深部一带,胞体较小,呈低柱状,HE 染色切片中不易
辨认。干细胞可分裂增殖,增殖的子细胞向上迁移分化为表面黏液细胞,或向下迁移分化为胃
底腺的各种细胞。

　　E. 内分泌细胞:主要为 ECL 细胞和 D 细胞。

　　2) 贲门腺:贲门腺(cardiac gland)分布于近贲门处宽 1~3cm 的区域,为黏液性腺。

3) 幽门腺:幽门腺(pyloric gland)分布于幽门部宽 4~5cm 的区域,此区胃小凹最深。幽门腺为弯曲的多分支管状黏液性腺,腺腔较大,有少量壁细胞和较多 G 细胞。

三种腺体的分泌物混合组成胃液。成人每日的分泌量约为 1.5~2.5L,pH 为 0.9~1.5,主要成分是盐酸、胃蛋白酶和黏液等。

(3) 黏膜肌层:由内环行和外纵行两薄层平滑肌组成。

2. **黏膜下层** 由疏松结缔组织构成,内含丰富的胶原纤维、血管、淋巴管及黏膜下神经丛,还可见成群的脂肪细胞。

3. **肌层和外膜** 与胃机械性消化活动相适应,胃壁的肌层较厚,由外纵、中环、内斜三层平滑肌构成(图 4-9)。各层间有少量结缔组织、肌间神经丛和 ICC。外层的纵行平滑肌在小弯和大弯处增厚。中层的环形平滑肌环绕整个胃,较纵行肌发达。环形平滑肌在幽门处特别增厚形成幽门括约肌(pyloric sphincter)。增厚的括约肌将其表面的黏膜顶起,形成环形的黏膜皱襞即幽门瓣(pyloric valve)。幽门瓣突入胃肠腔内,与括约肌一起发挥延缓胃内容物排空,防止肠内容物

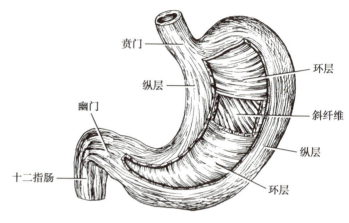

图 4-9 胃壁的肌层

逆流入胃的作用。内层的斜行平滑肌由食管的环形平滑肌移行而来,主要分布于胃的前、后壁。胃的外膜即腹膜的脏层,由薄层结缔组织与间皮共同构成,称为浆膜(serosa)。浆膜表面光滑,利于胃肠活动。临床上习惯将胃壁的四层结构统称为胃全层,将肌层和浆膜层称为胃的浆肌层。

二、十二指肠

十二指肠(duodenum)起于胃的幽门,续于空肠,全长约 25cm。作为起始段的小肠,十二指肠长度最短,管径最大,位置最为固定。全长呈"C"字形弯曲,包绕胰头。根据肠管的走行将其分为上部、降部、水平部和升部四部分。十二指肠除了起始端和终末端被腹膜包裹、成为腹膜内位器官外,其余大部分为腹膜外位器官,被腹膜覆盖固定于腹后壁上。十二指肠腔既接受胃液,也接受胰液和胆汁,因此是肠道中非常重要的消化器官。

1. **上部** 上部(superior part)发自幽门,向右后方走行,至胆囊颈的后下方转折向下,移行为降部。该部长约 5cm,是十二指肠中活动度最大的一部分。十二指肠上曲(superior duodenal flexure)为上部向降部转折时形成的弯曲。十二指肠上部近侧端与幽门连接的一段肠管,管壁较薄,管径较大,内腔黏膜无环状皱襞,光滑平坦,临床称此段为十二指肠球(duodenal bulb),为十二指肠溃疡和穿孔的好发部位(图 4-10)。

2. **降部** 降部(descending part)起自十二指肠上曲,在第 1~3 腰椎体和胰头右侧下行,达第 3 腰椎体水平后弯向左行,移行为水平部,全长约 7~8cm。降部转折为水平部的弯曲为十二指肠下曲(inferior duodenal flexure)。降部的腔内黏膜形成发达的环状皱襞,但在后内侧壁上有一纵行的皱襞,称为十二指肠纵襞(longitudinal fold of duodenum),其下端的圆形隆起为十二指肠大乳头(major duodenal papilla),距上颌中切牙约 75cm,为肝胰壶腹的开口处。大乳头的上方 1~2cm 处,有时可见十二指肠小乳头(minor duodenal papilla),为副胰管的开口处(图 4-10)。

3. **水平部** 水平部(horizontal part)又称下部,长约 10cm,自十二指肠下曲起始,横越下腔静脉、第 3 腰椎体和腹主动脉前方,达第 3 腰椎体左侧后移行为升部。肠系膜上动、静脉从胰体

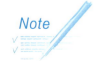

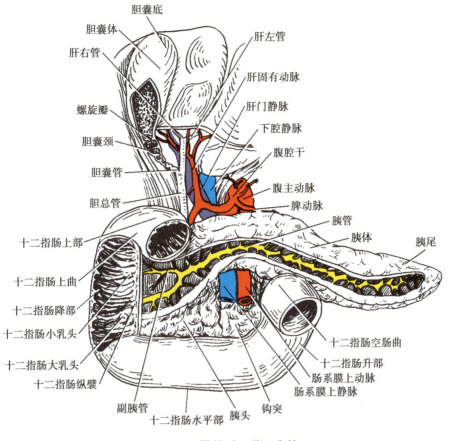

图 4-10 胆道、十二指肠和胰

下缘潜出后,紧贴水平部的前面下行。起于腹主动脉的肠系膜上动脉与腹主动脉之间形成一个尖朝上的夹角,十二指肠水平部远侧段恰穿过该三角区。该夹角的角度受小肠系膜内空回肠产生的重力的影响。如果空回肠重力产生的牵拉力过大,夹角变小,从而挤压穿过夹角的十二指肠水平部,引起肠梗阻,发生肠系膜上动脉压迫综合征。在发育过程中,如果肠系膜上动脉自腹主动脉发出的位置过低,也可以使夹角变小,引起肠梗阻。

4. 升部 升部(ascending part)长约 2~3cm,始于水平部末端,斜向左上方,升至第 2 腰椎体左侧急转向下,移行为空肠。此部转折移行为空肠处亦有一弯曲,称为十二指肠空肠曲(duodenojejunal flexure)。该弯曲的后上壁有一束肌纤维和结缔组织构成的十二指肠悬肌(suspensory muscle of duodenum)将肠管固定于右侧膈脚上。十二指肠悬肌和包绕其表面的腹膜皱襞共同构成十二指肠悬韧带(suspensory ligament of duodenum),又称为Treitz韧带,该韧带是临床外科手术中确定空肠起始部位的重要标志。

十二指肠壁与胃壁相似,分为4层结构(图4-11)。其腔面的环形皱襞由黏膜及黏膜下层共同向肠腔突出形成。

(一) 黏膜

黏膜表面由上皮和固有层向肠腔突出形成许多细小的肠绒毛(intestinal villus)。十二指肠绒毛发达,呈叶片状。绒毛根部上皮向固

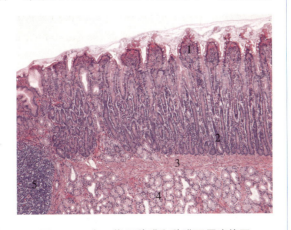

图 4-11 十二指肠黏膜和黏膜下层光镜图
1.肠绒毛;2.小肠腺;3.黏膜肌;4.十二指肠腺;5.淋巴小结(首都医科大学供图)

Note

有层内陷形成管状的小肠腺。

1. **上皮**　为单层柱状,绒毛部上皮由吸收细胞、杯状细胞和内分泌细胞组成。十二指肠吸收细胞除具有小肠吸收细胞的结构和功能外(见第五章第二节),还向肠腔分泌肠激酶。杯状细胞数量较少,分泌黏液。内分泌细胞种类很多,如 G、I、K、M 和 S 细胞,能分泌多种胃肠激素,在调节消化腺的分泌和消化道的运动等方面发挥重要作用。

2. **固有层**　由细密结缔组织构成,内有小肠腺(见第五章第二节),还有较多的淋巴细胞、浆细胞、巨噬细胞和嗜酸性粒细胞等。可见孤立淋巴小结。

3. **黏膜肌层**　由内环行和外纵行两薄层平滑肌组成。

(二)黏膜下层

为较致密的结缔组织,内有大量十二指肠腺,为黏液性腺,其导管穿过黏膜肌层开口于小肠腺底部。此腺分泌黏稠的碱性黏液(pH 8.2~9.3),保护十二指肠免受胃酸侵蚀。人十二指肠腺还分泌尿抑胃素,具有抑制胃液分泌和刺激小肠上皮细胞增殖的作用。此层中也有黏膜下神经丛分布。

(三)肌层和外膜

肌层由内环行和外纵行两层平滑肌组成。平滑肌之间有肌间神经丛,在肌间的结缔组织中有 ICC。外膜在十二指肠后壁为纤维膜,余为浆膜。

第三节　胃、十二指肠的功能

胃是消化道内最膨大的部分,成人胃的容量一般为 1~2L,其主要功能是暂时储存食物,初步消化食物中的蛋白质。食团进入胃后,经过胃壁肌肉运动的机械性消化和胃液的化学性消化,形成食糜。十二指肠介于胃与空肠之间,胰管与胆总管均开口于十二指肠后壁。因此,它既接受胃液,又接受胰液和胆汁的注入,所以十二指肠在消化和吸收方面处于十分重要地位。

一、胃液的分泌

胃黏膜具有复杂的分泌功能,既含有外分泌细胞又含有内分泌细胞。胃黏膜的外分泌细胞组成了三种外分泌腺:①贲门腺(cardiac gland),分布于胃与食管连接处宽约 1~4cm 的环状区内,主要分泌黏液;②泌酸腺(oxyntic gland),分布于胃底的大部和胃体部,含有壁细胞(parietal cell),分泌盐酸和内因子(intrinsic factor),主细胞(chief cell)分泌胃蛋白酶原(pepsinogen),颈黏液细胞分泌碱性黏液;③幽门腺(pyloric gland),分布于幽门,主要分泌碱性黏液。胃液的主要成分为这三种腺体分泌物的混合液。胃黏膜的内分泌细胞散在于胃黏膜中,其中 G 细胞分泌促胃液素(gastrin),δ 细胞分泌生长抑素(somatostatin),肠嗜铬样细胞(enterochromaffin-like cell,ECL cell)分泌组胺(histamine)。

(一)胃液的性质、成分和作用

纯净的胃液(gastric juice)是无色、透明的酸性液体(pH 为 0.9~1.5),正常成人每日分泌胃液 1.5~2.5L。胃液的主要成分有盐酸、胃蛋白酶原、黏液和内因子,此外,还有水、Na^+、K^+ 等无机成分。

1. **盐酸**　胃液中的 HCl(hydrochloric acid,HCl)也称为胃酸(gastric acid),由泌酸腺的壁细胞分泌。胃液中盐酸的含量常以单位时间内所分泌的盐酸的毫摩尔量表示,即胃酸分泌量,其多少主要取决于壁细胞的数目和功能状态。正常人在空腹无任何食物刺激下也分泌少量 HCl,其在昼夜不同时间段分泌量不同,平均约为 0~5mmol/h,称为基础胃酸分泌量。基础胃酸分泌受迷走神经的紧张性和少量促胃液素自发释放的影响。在食物或某些药物刺激下,胃酸分泌量大大增加,正常人的最大胃酸分泌量可为 20~25mmol/h。

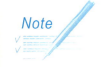
Note

（1）盐酸分泌的机制：胃液中的 H^+ 浓度最高时可达 150~170mmol/L，比血浆的 H^+ 浓度高 300 万 ~400 万倍。由此可见，壁细胞分泌 H^+ 是逆着巨大的浓度差进行的主动过程，所需要消耗的能量来源于有氧代谢。

壁细胞分泌盐酸的基本过程如下：壁细胞分泌盐酸所需的 H^+ 来自于胞质内的水，水解离产生 H^+ 和 OH^-，借助于壁细胞顶端的分泌小管膜上的 H^+，K^+-ATP 酶（质子泵）的作用，H^+ 可被主动地转运入分泌小管腔内。壁细胞内含有丰富的碳酸酐酶（carbonic anhydrase），在其催化作用下，细胞代谢所产生的 CO_2 以及由血液扩散入细胞的 CO_2 可迅速与 H_2O 结合形成 H_2CO_3，后者可解离成 H^+ 和 HCO_3^-。H_2CO_3 解离生成的 H^+ 可以中和 H^+ 分泌后留在细胞内的 OH^-，故壁细胞内的 pH 不会因为 OH^- 的蓄积而升高；而 HCO_3^- 则通过壁细胞基底膜上的 Cl^--HCO_3^- 交换体与 Cl^- 交换而进入血液。与 HCO_3^- 交换而进入壁细胞内的 Cl^- 则通过分泌小管膜上特异性的 Cl^- 通道进入分泌小管腔，与 H^+ 形成 HCl（图 4-12）。

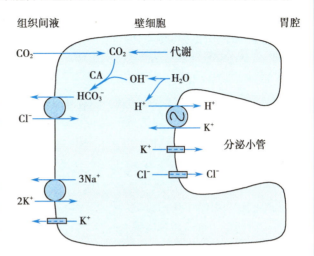

图 4-12　胃黏膜壁细胞分泌盐酸的基本过程模式图
水在细胞内分解成 OH^- 和 H^+，H^+ 通过 H^+，K^+-ATP 酶主动转运至分泌小管腔；CA：碳酸酐酶

餐后大量胃酸分泌的同时大量 HCO_3^- 进入血液，可使血和尿的 pH 暂时性升高而出现"餐后碱潮"（postprandial alkaline tide）。

（2）盐酸的生理作用：胃液中的盐酸生理作用，包括：①激活胃蛋白酶原，并为胃蛋白酶提供适宜的 pH 环境；②使食团中蛋白质变性而易于水解；③杀死进入胃内的细菌，对维持胃和小肠的无菌状态意义重大；④盐酸随食糜排入小肠后，可间接地引起胰液、胆汁和小肠液的分泌；⑤盐酸形成的酸性环境有助于小肠内铁和钙的吸收。如果胃酸分泌过多，可侵蚀胃和十二指肠黏膜，诱发或加重消化性溃疡；如果胃酸分泌过少，则会出现腹胀、腹泻等消化不良的症状。

2. 胃蛋白酶原　胃蛋白酶原（pepsinogen）主要由泌酸腺的主细胞合成并分泌，颈黏液细胞和贲门腺、幽门腺的黏液细胞等也能分泌少量的胃蛋白酶原。胃蛋白酶原本身无生物学活性，储存在细胞内，进食、迷走神经兴奋和促胃液素等可促进其释放。进入胃腔后，在盐酸的作用下，胃蛋白酶原被水解掉一个小分子的肽链，转变为有活性的胃蛋白酶（pepsin）。胃蛋白酶本身也可激活胃蛋白酶原（正反馈）。胃蛋白酶能使蛋白质水解成䏡和䏡以及少量多肽和游离氨基酸。胃蛋白酶作用的最适 pH 为 1.8~3.5，当 pH 超过 5.0 时，胃蛋白酶将发生不可逆的变性。因此，胃蛋白酶进入小肠后，将失去水解蛋白质的能力。

3. 内因子　内因子（intrinsic factor）也由壁细胞分泌，是一种分子量约为 6 万的糖蛋白。内因子有两个活性部位，其中一个活性部位可与维生素 B_{12} 结合成复合物，保护维生素 B_{12} 不被小肠内水解酶所破坏。当内因子—维生素 B_{12} 复合物到达回肠时，内因子的另外一个活性部位会与回肠黏膜细胞膜上的相应受体结合，促进维生素 B_{12} 在肠内的吸收。若内因子分泌不足，将引起维生素 B_{12} 的吸收障碍，从而影响红细胞的生成，引起恶性贫血（巨幼红细胞性贫血）。各种刺激胃酸分泌的因素，如迷走神经兴奋、促胃液素、组胺等，均刺激内因子分泌，而萎缩性胃炎、盐酸缺乏者则内因子分泌减少。

4. 黏液和碳酸氢盐　胃液中的大量黏液由胃黏膜表面的上皮细胞、泌酸腺的颈黏液细胞、贲门腺和幽门腺共同分泌，主要化学成分为糖蛋白。糖蛋白具有较高的黏滞性，可形成凝胶，分泌后覆盖于胃黏膜表面，形成一层厚约 $500\mu m$ 的凝胶层。这层黏液具有润滑作用，防止食物中

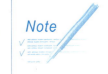

Note

粗糙成分的机械损伤。

　　胃黏膜内的非泌酸细胞还可分泌 HCO_3^-，组织液中少量的 HCO_3^- 也能渗入胃内。胃黏膜表面的黏液可与进入胃内的 HCO_3^- 一起构成"黏液 - 碳酸氢盐屏障"（mucus-bicarbonate barrier），该屏障可有效地保护胃黏膜免受胃内盐酸和胃蛋白酶的损伤（图 4-13）。胃黏液的黏度是水的 30~260 倍，故 H^+ 和 HCO_3^- 等离子在黏液层中的扩散速率明显减慢。当胃腔内的 H^+ 向黏液层深部弥散时，不断地与从黏膜层向胃腔方向扩散的 HCO_3^- 相遇，两者在黏液层内发生中和。因此，在胃黏液层中形成一个 pH 梯度：在黏液层靠近胃腔一侧呈酸性（pH 为 2.0），而靠近胃

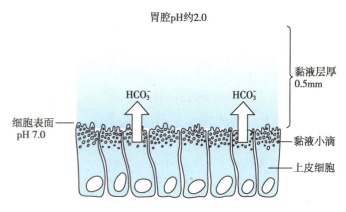

图 4-13　胃黏膜 - 碳酸氢盐屏障模式图

黏膜一侧则呈中性或稍偏碱性（pH 为 7.0 左右）。因此，黏液 - 碳酸氢盐屏障既能有效的阻挡 H^+ 的逆向扩散，保护胃黏膜不被 H^+ 侵袭；又能维持黏膜处的 pH 环境使胃蛋白酶失去水解蛋白质能力，从而保护胃黏膜免受胃蛋白酶的侵蚀。

　　除了黏液 - 碳酸氢盐屏障之外，胃黏膜上皮细胞的顶端膜及相邻细胞之间存在的紧密连接还构成了胃黏膜屏障（gastric mucosal barrier），可以防止胃腔内 H^+ 向黏膜内扩散。另外，胃黏膜还能合成和释放前列腺素 E_2（PGE_2）和前列环素（PGI_2）等生物活性物质，抑制胃酸和胃蛋白酶酶原的分泌，促进黏液和 HCO_3^- 的分泌；还可通过扩张胃黏膜的微血管而增加胃黏膜血流量，有助于维持胃黏膜完整，并促进其修复。

（二）胃和十二指肠黏膜保护作用

　　胃液中的盐酸、胃蛋白酶，随食物进入胃内的伤害性物质（如酒精），反流入胃的胆盐，以及一些药物（如阿司匹林），经常攻击胃黏膜。但在正常情况下，胃黏膜很少发生损伤。主要归功于胃和十二指肠黏膜有一套比较完善的自身防御机制，除黏液 - 碳酸氢盐屏障、胃黏膜屏障外，还有很重要的保护机制——细胞保护作用（cytoprotection）。细胞保护作用的含义是胃和十二指肠黏膜合成和释放某些具有防止或减轻各种有害刺激对细胞损伤和致坏死的物质来保护细胞。研究发现，胃、十二指肠黏膜和肌层中含有高浓度的前列腺素类物质（PGE_2 和 PGI_2）和表皮生长因子（epidermal growth factor，EGF）、生长抑素等。上述物质能抑制胃酸和胃蛋白酶原的分泌，刺激黏液和 HCO_3^- 分泌，改善胃黏膜血液循环，有助于胃黏膜的修复和维持其完整性，促进胃黏膜细胞增殖等，从而有效地抵抗胃酸等损伤因子对消化道黏膜的损伤。还有，某些胃肠激素，如铃蟾素、神经降压素和降钙素基因相关肽等，也对胃黏膜具有明显的保护作用。通常将上述保护作用称为直接保护作用（direct cytoprotection）。胃内食物、胃酸、胃蛋白酶以及倒流的胆汁等，可以经常性刺激胃黏膜持续少量释放前列腺素、生长抑素等保护因子，也能有效地减轻或防止强刺激对胃黏膜损伤，这种现象称为适应性保护作用（adaptive cytoprotection）。

　　大量服用吲哚美辛、阿司匹林等药物或大量饮酒等，不仅抑制黏液及 HCO_3^- 的分泌，破坏黏液 - 碳酸氢盐屏障，还能抑制胃黏膜合成前列腺素，降低细胞保护作用，从而损伤胃黏膜。相反，硫糖铝等药物能与胃黏膜黏蛋白络合，发挥抗酸作用，对胃黏液 - 碳酸氢盐屏障和胃黏膜屏障均有保护和加强作用，因此通常用于消化性溃疡的治疗。

　　现已公认，幽门螺杆菌（Helicobacter pylori，Hp）感染是引起消化性溃疡的主要原因。幽门螺杆菌可以产生大量高活性的尿素酶，将尿素分解成氨和二氧化碳。氨可以中和胃酸，从而有助于 Hp 在高酸环境中生存。高浓度的尿素酶和氨破坏胃黏液 - 碳酸氢盐屏障和胃黏膜屏障，使

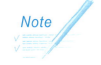

H⁺向黏膜逆向扩散,导致消化性溃疡。

（三）胃液分泌的调节

消化间期(空腹时)胃液分泌量很少。进食可通过神经和体液因素刺激胃液大量分泌,称为消化期胃液分泌。根据消化道感受刺激的部位,消化期胃液分泌人为分头期、胃期和肠期三个期(图 4-14)。事实上,这三个时相几乎是同时开始又相互重叠,均受到神经和体液因素的双重调节。

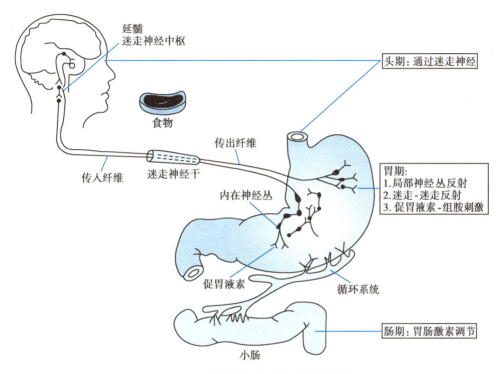

图 4-14　消化期胃液分泌的时相及其调节

1. 头期胃液分泌　头期胃液分泌主要是由头面部的感受器(眼、鼻、耳、口腔、咽、食管等)感受食物刺激,通过神经反射引起的胃液分泌。用假饲(sham feeding)的方法可以证实头期胃液分泌的存在,即事先给狗手术造一个食管瘘和一个胃瘘,当狗进食时,摄取的食物从食管瘘流出体外,并未进入胃内,但此时却有胃液从胃瘘流出。

头期胃液分泌由条件反射和非条件反射所致。条件反射是指食物相关的形象、声音、气味等对视、听、嗅觉器官的刺激而引起的反射,而非条件反射是在咀嚼和吞咽食物时,食物对口腔、咽等处的机械和化学感受器的刺激而引起的反射。两者的传入冲动均传到位于延髓、下丘脑、边缘系统,甚至大脑皮层的反射中枢,传出神经是迷走神经,主要支配胃腺和胃窦部的 G 细胞,引起胃液分泌。支配胃黏膜壁细胞的迷走神经节后纤维释放的递质是 ACh,而支配 G 细胞的迷走神经节后纤维释放的递质是铃蟾肽(蛙皮素),也称铃蟾素(bombesin)或促胃液素释放肽(gastrin-releasing peptide,GRP)。

头期胃液分泌特点:持续时间长达 2~4 小时;分泌量较大,约占整个消化期胃液分泌量的30%;酸度和胃蛋白酶原的含量均很高,消化能力强;分泌量与食欲相关,且易受情绪因素影响。

2. 胃期胃液分泌　胃期胃液分泌是由进入胃内的食糜刺激胃壁上机械和化学感受器引起的胃液分泌。引起胃期胃液分泌的途径包括:①食物扩张胃,刺激胃底和胃体部的感受器,通过迷走 - 迷走神经长反射和壁内神经丛的短反射促进促胃液素释放,间接引起胃液分泌(见本节促胃液素的作用部分);②食物的扩张刺激作用于胃窦部的感受器,通过壁内神经丛反射引起 G 细胞释放促胃液素,间接引起胃液分泌;③食物成分中的蛋白质降解产物等可直接刺激 G 细胞

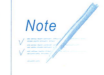

顶端的化学感受器,引起促胃液素释放,间接引起胃液分泌(见图4-14)。蛋白质消化产物苯丙氨酸和色氨酸的作用最强,而糖和脂肪本身并不直接刺激促胃液素分泌。其他化学物质,如咖啡、可口可乐、茶、牛奶、酒精、钙等也引起胃液分泌。

胃期胃液分泌特点:分泌量大,约占整个消化期胃液分泌量的60%;酸度很高,胃蛋白酶原的含量也很高,但较头期少。

3. 肠期胃液分泌　食糜进入小肠后,仍继续刺激胃液分泌。此作用在切断支配胃的神经后仍然存在,故肠期胃液分泌主要是通过体液调节机制实现。当食物进入小肠后,其扩张和化学刺激直接作用于十二指肠和空肠上部黏膜,可引起多种胃肠激素的释放,又可通过血液循环再作用于胃,引起胃液分泌。食糜的刺激下十二指肠黏膜除释放促胃液素外,还能释放一种激素-肠泌酸素(entero-oxyntin),也能刺激胃酸分泌。

肠期胃液分泌特点:分泌量较少,约占整个消化期胃液分泌量的10%;酸度不高,胃蛋白酶原的含量也不高,可能与食物进入小肠后对胃液分泌还存在着抑制作用相关。

(四) 调节胃液分泌的神经和体液因素

1. 促进胃液分泌的主要因素

(1) 乙酰胆碱:乙酰胆碱(acetylcholine,ACh)是由支配胃的迷走神经末梢和部分内在神经丛的胆碱能神经末梢分泌的递质(图4-15)。ACh可直接作用于壁细胞膜上的M受体,引起胃酸分泌,还可刺激胃黏膜的ECL细胞和G细胞,分别释放组胺和促胃液素,从而间接地引起壁细胞分泌胃酸。支配G细胞的迷走神经末梢释放的递质是GRP,与其相应的受体结合释放促胃液素。另外,ACh还可以抑制δ细胞分泌生长抑素(somatostatin),削弱生长抑素对G细胞释放促胃液素的抑制作用,从而加强促胃液素对壁细胞的促进作用。

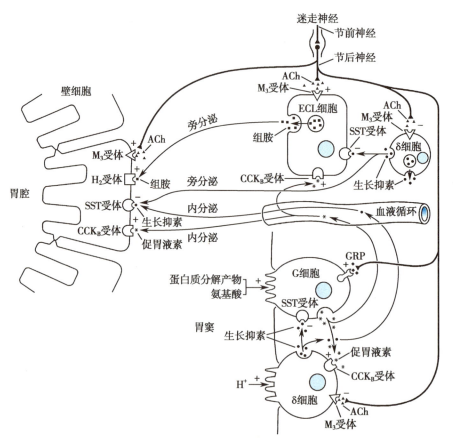

图 4-15　刺激和抑制胃酸分泌的内源性物质相互作用示意图
ACh:乙酰胆碱;GRP:促胃液素释放肽

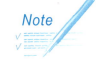

（2）促胃液素：促胃液素（gastrin）是由胃窦、十二指肠和空肠上段黏膜的 G 细胞分泌的一种肽类胃肠激素。迷走神经兴奋时可以释放 GRP 促进 G 细胞分泌促胃液素。促胃液素释放入血后，可强烈的刺激壁细胞分泌胃酸，而这一作用通过 CCK_B 受体 /G 蛋白 /PLC/IP_3/Ca^{2+} 和 DG/PKC 信号途径实现（ACh 对壁细胞的效应相同，但受体不同）（图 4-16）。促胃液素通过相同机制作用于 ECL 细胞分泌组胺，再间接地刺激壁细胞分泌胃酸，这种间接作用比对壁细胞的直接作用更重要。

其他的激素可以影响 G 细胞分泌促胃液素，如生长抑素抑制 G 细胞分泌促胃液素，也抑制促胃液素基因表达；促胰液素、胰高血糖素、抑胃肽和血管活性肠肽抑制 G 细胞分泌促胃液素（图 4-16）。胃酸也可以反馈性地抑制 G 细胞分泌促胃液素。

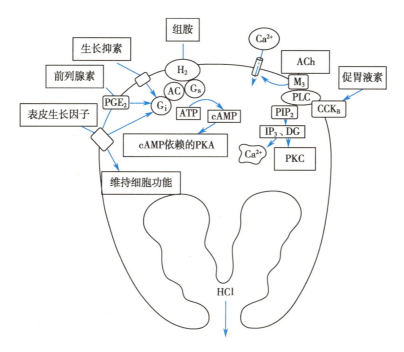

图 4-16　乙酰胆碱、组胺、促胃液素等刺激壁细胞分泌胃酸的细胞机制示意图

（3）组胺：组胺（histamine）由胃泌酸区黏膜中的 ECL 细胞分泌，具有极强的促胃酸分泌的作用。组胺通过旁分泌的形式扩散至近旁的壁细胞，与壁细胞膜上的 H_2 受体结合，刺激胃酸分泌。组胺的作用通过 H_2 受体 /G 蛋白 /AC/PKA 途径，使包括质子泵在内的相关蛋白磷酸化而生效。西咪替丁（cimetidine）及其类似物可阻断组胺与 H_2 受体结合而抑制胃酸分泌，故临床上可用于治疗消化性溃疡。

上述各种促进胃液分泌的因素除可直接刺激壁细胞分泌胃酸之外，它们之间还存在着复杂的联系。ECL 细胞膜上还含有胆碱能受体和促胃液素 / 缩胆囊素（CCK_B）受体，ACh 和促胃液素可通过相应受体刺激 ECL 细胞，使细胞内 Ca^{2+} 浓度增加和激活 PKC 引起组胺分泌，组胺再作用于壁细胞的 H_2 受体从而促进胃酸的分泌。ECL 细胞膜上还有生长抑素受体，生长抑素通过抑制组胺释放，间接抑制胃液分泌（见图 4-14）。

2. 抑制胃液分泌的主要因素　消化期胃液的分泌除受各种促进因素的调节外，还受多种抑制因素的调节，胃液的分泌实际上是两种因素共同作用的结果。抑制胃液分泌的因素主要有食糜中的盐酸、脂肪和高渗溶液。

（1）盐酸：HCl 是泌酸腺的分泌物，当 HCl 分泌过多时，可通过负反馈方式抑制胃酸分泌。当胃窦内 pH 降至 1.2~1.5 时，HCl 可直接抑制 G 细胞释放促胃液素，也可刺激 δ 细胞释放生长抑素，间接抑制促胃液素和胃液的分泌。HCl 随食糜进入十二指肠后，也可以使十二指肠内的酸

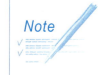

Note

度增加,当 pH<2.5 时,也能抑制胃酸分泌。进入小肠的 HCl 可刺激小肠黏膜中的 S 细胞释放促胰液素,后者可以抑制促胃液素的释放。此外,十二指肠球部在 HCl 的刺激下还能产生一种可抑制胃酸分泌的肽类物质——球抑胃素(bulbogastrone),但其化学结构尚未确定。

(2) 脂肪:脂肪及其分解产物进入小肠后,可明显抑制胃液的分泌。我国生理学家林可胜早在 20 世纪 30 年代就发现,脂肪可刺激小肠黏膜释放一种能够抑制胃液分泌和胃的运动的激素,并命名为肠抑胃素(enterogastrone)。近年来研究表明,肠抑胃素并不是一个单独的激素,而是一类激素,可能包括缩胆囊素、抑胃肽、促胰液素等多种激素。肠抑胃素经血液循环作用于胃,或通过抑制促胃液素对壁细胞的刺激作用,或通过直接、间接地抑制 G 细胞释放促胃液素,而导致胃酸分泌量减少。

(3) 高渗溶液:食糜从胃进入十二指肠后,可形成高渗溶液。高渗溶液可通过两种途径来抑制胃液分泌:①激活小肠内渗透压感受器,引起肠 - 胃反射(entero-gastric reflex)抑制胃液分泌;②刺激小肠黏膜释放多种抑制性胃肠激素而抑制胃液分泌。

3. 影响胃液分泌的其他因素

(1) 生长抑素:生长抑素是由胃肠黏膜内的 δ 细胞分泌的一种 14 肽胃肠激素。生长抑素通过旁分泌形式作用于壁细胞、G 细胞和 ECL 细胞,对胃液分泌和胃运动具较强的抑制作用。生长抑素与生长抑素受体 2(SSTR2),经 Gi 蛋白 /AC 途径抑制细胞内 cAMP 的生成而起作用。直接抑制壁细胞的泌酸功能,抑制胃窦 G 细胞释放促胃液素、抑制 G 细胞促胰液素基因表达和转录,抑制 ECL 细胞释放组胺。

(2) 缩胆囊素:缩胆囊素(cholecystokinin,CCK)是由小肠黏膜 I 细胞分泌的一种胃肠激素。CCK 靶细胞上有两种特异性受体 CCK_A 和 CCK_B,与促胃液素具有相同的亲和力,但 CCK_A 对 CCK 的亲和力高于促胃液素 3 倍。因此,CCK 与促胃液素之间作用时而相同,时而相反,且两者竞争 CCK_B,例如 CCK 可以刺激禁食动物胃酸分泌(基础胃液分泌),又抑制促胃液素诱发的胃酸分泌。在整体,CCK 通过胃黏膜 δ 细胞膜 CCK_A 促使生长抑素分泌,间接抑制胃酸分泌,因此,CCK 的主要表现是抑制胃酸分泌。

(3) 血管活性肠肽:血管活性肠肽(vasoactive intestinal polypeptide,VIP)对胃酸分泌有双重作用,一方面可以直接作用于壁细胞分泌胃酸,另一方面抑制各种刺激胃酸分泌因素引起的胃酸分泌,如食物、组胺和促胃液素等刺激的胃酸分泌。此外,也可以刺激胃黏膜 δ 细胞分泌生长抑素。

(4) 铃蟾素(蛙皮素):铃蟾素(bombesin)也叫促胃液素释放肽,为 NANC 神经末梢分泌的神经递质,能强烈地刺激促胃液素分泌,从而促进壁细胞胃酸分泌。G 细胞膜上存在铃蟾素受体,因此直接作用 G 细胞释放促胃液素。

(5) 抑胃肽:抑胃肽(gastric inhibitory peptide,GIP)由胃黏膜 K 细胞分泌,可抑制组胺和胰岛素性低血糖引发的胃酸分泌,其作用由生长抑素介导。

(6) 表皮生长因子:表皮生长因子(epidermal growth factor,EGF)在胃黏膜受损伤的情况下通过降低壁细胞内 cAMP 浓度抑制胃酸分泌,有利于胃黏膜修复。

(7) 缬酪肽:缬酪肽(valosin)为最新从猪小肠分离出的一种胃肠肽,对基础胃酸分泌有刺激作用,但此作用不依赖促胃液素。

二、胃的运动

胃除具有暂时贮存和消化食物的功能之外,还具有泵的功能,能把胃内容物排入到十二指肠。上述功能通过胃运动的配合下才能完成,而胃的运动主要由胃壁的平滑肌来执行。根据胃壁肌层的结构和功能特点,可将胃划分为头、尾两个区。头区是指胃底和胃体上 1/3,运动较弱,其主要功能是接纳和储存食物;尾区是指胃体的下 2/3 和胃窦,运动较强,其功能是磨碎食物,使之与胃液充分混合,以形成食糜,并将食糜逐步地推进至十二指肠。

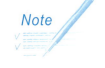

（一）胃的运动形式

1. 紧张性收缩　胃平滑肌经常处于一定程度的微弱而持续的收缩状态,称之为紧张性收缩（tonic contraction）。在空腹时,胃就有一定的紧张性收缩,进餐后略有加强。其生理意义在于:①使胃保持一定的形状和位置;②维持一定的胃内压,有利于胃液渗入食团中,促进化学性消化;③为其他形式运动有效进行的基础;④进食后,头区的紧张性收缩有所加强,可将食物缓慢地推进至胃的尾区。

2. 容受性舒张　在进食过程中,食物刺激口腔、咽、食管等处的感受器,反射性地引起胃底和胃体上部肌肉的舒张,称之为胃的容受性舒张（receptive relaxation）。这一运动形式使胃容量由空腹时的仅约50ml增大至进食后的1.5L,使胃能够容纳、接受吞咽入胃的大量食物,而胃内压却无明显升高,从而防止食糜过早地进入小肠,有助于食物的胃内消化。胃的容受性舒张是通过迷走 - 迷走反射而实现,但其传出神经末梢释放的递质可能是一种肽类物质,如 VIP 或 NO。

3. 蠕动　胃壁内的环行肌和纵行肌相互协调的连续性收缩和舒张运动即形成蠕动（peristalsis）。空腹时,基本见不到胃的蠕动,食物进入胃后约 5 分钟,便可引起蠕动。胃的蠕动起始于胃的中部,逐步地向幽门方向推进,形成蠕动波。人胃的蠕动波频率约为 3 次 / 分,而每个蠕动波传到幽门约需 1 分钟,因此常常是一波未平,一波又起（图 4-17）。

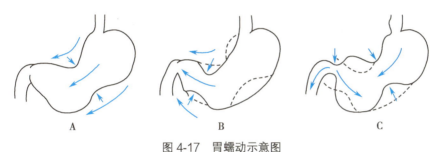

图 4-17　胃蠕动示意图

A. 胃蠕动始于胃的中部,向幽门方向推进;B. 胃蠕动可将食糜推入十二指肠;C. 强有力的蠕动波可将部分食糜反向推回到近侧胃窦或胃体,使食糜在胃内进一步被磨碎

　　蠕动波在传播的过程中逐步加强,速度也明显加快,一直传到幽门,并可将 1~2ml 食糜排入十二指肠。胃蠕动的这种作用被称之为"幽门泵"（pyloric pump）。当胃蠕动的收缩波先胃内容物到达胃窦幽门时,由于胃窦部压力升高,少量食物排入十二指肠的同时部分胃内容物被反向地推回到近侧胃窦和胃体。食糜后退非常有利于块状固体食物的磨碎,也有利于食物和消化液的充分混合。胃蠕动的频率受胃平滑肌慢波的控制。迷走神经兴奋、促胃液素和胃动素可使慢波和动作电位频率增加,从而使胃蠕动频率和强度增加;相反,交感神经兴奋、促胰液素和肠抑胃肽则可抑制胃蠕动。

　　蠕动的生理意义主要在于:①磨碎进入胃内的食团,并使其与胃液充分混合,以形成糊状的食糜;②将食糜少量、多次地推入十二指肠。

（二）胃的排空及其控制

1. 胃排空的过程　食物从胃排入十二指肠的过程称为胃排空（gastric emptying）。通常食物入胃 5 分钟后即有部分食糜开始排空。胃排空的速度与食物的物理性状和化学组成密切相关。液体食物比固体食物排空快;颗粒小的食物比大块的食物排空快;等渗液体比非等渗液体快。食物中三种主要营养物的排空速度依次为:糖类 > 蛋白质 > 脂肪类。混合食物,通常需要 4~6 小时完全排空。

2. 胃排空的控制

（1）胃内促进胃排空的因素:胃和十二指肠之间的压力差,即幽门两侧压力差是胃排空的动力,而胃运动是产生和增高胃内压的原因。胃内容物的体积和某些体液因素等都能加强胃运动,使胃内压增高,促进胃排空。

食物对胃的扩张刺激可通过胃壁内的机械感受器,引起迷走-迷走反射(vago-vagal reflex)和壁内神经丛局部反射,使胃的运动加强,促进胃排空。而食物的化学和扩张刺激还可直接或间接地促进胃窦黏膜中的G细胞释放促胃液素,对胃的运动起中等程度的兴奋作用。

(2)十二指肠内抑制胃排空的因素:食物进入十二指肠后,主要是通过以下两条途径抑制的:①通过胃排空食糜进入十二指肠,其中的酸、脂肪以及高渗透压、机械性扩张可刺激十二指肠壁上的相应感受器,如化学、牵张和渗透压感受器,反射性地抑制胃的运动,使胃排空减慢。此反射称为肠-胃反射(entero-gastric reflex)。肠-胃反射对酸的刺激特别敏感,当十二指肠内pH低到3.5~4.0时,即可引起反射,从而延缓酸性食糜进入十二指肠。②食糜中的酸和脂肪还可刺激小肠黏膜释放促胰液素、缩胆囊素、抑胃肽等胃肠激素,抑制胃的运动,延缓胃排空,故这些激素统称为肠抑胃素。

胃内促进胃排空的因素与十二指肠内抑制胃排空的因素相互消长,两者共同控制胃排空(图4-18)。当食物进入胃后,通过迷走-迷走反射、壁内神经丛局部反射和促胃液素等促进因素,增强胃的运动,使胃内压增高,当胃窦压力大于十二指肠内压时便发生一次胃排空。当食糜进入十二指肠后,通过肠-胃反射和肠抑胃素抑制胃的运动,且随着胃的排空抑制作用逐渐增强,从而使胃的排空变慢。随着进入十二指肠的胃酸被逐渐中和,食糜被逐渐消化吸收,十二指肠内的抑制因素逐渐被消除,胃的运动又逐渐增强,再次发生胃排空。如此反复,直至食糜全部从胃排入十二指肠为止。由此可见,胃的排空是间断进行的,并与十二指肠内消化和吸收速度的相适应。

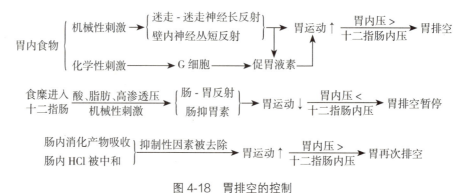

图4-18　胃排空的控制

(三) 消化间期的胃运动

空腹状态下(消化间期),胃会出现一种特殊的运动形式,称为消化间期移行性复合运动(interdigestive migrating motor compex,MMC)。MMC是一种周期性胃运动,其特点是伴有较长静息期的间歇性强力收缩。MMC开始于胃体上1/3,并以一定速度向回肠末端传播。MMC周期为90~120分钟,可分为4个时相(图4-19):①Ⅰ相(静止期),此时只能记录到慢波电位,不出现胃肠收缩,可持续45~60分钟;②Ⅱ相,可出现不规律的锋电位,胃肠开始出现不规则的蠕动,可持续30~45分钟;③Ⅲ相,此时每个慢波电位上均负载成簇的锋电位,胃肠出现有规律的高振幅收缩,可持续5~10分钟;④Ⅳ相,实际上是从Ⅲ相转至下一个周期Ⅰ相之间的短暂过渡期,持续约5分钟。

从功能的角度来看,周期性发生的MMC会引起从胃的近端传播至远端的高振幅蠕动波,结果形成了最大的胃-十二指肠压力梯度,加之幽门的开放以及胃窦与十二指肠的协调等最终使胃内容物毫无阻力的排空进入十二指肠。除此之外,MMC(特别是Ⅲ相的强力收缩)可将胃肠道内遗留下来的食物残渣、脱落的细胞碎片和细菌等清除干净,起着“清道夫”(scavenger)的作用。如果MMC减弱,则可引起功能性消化不良,还可因肠道内细菌过度繁殖而引起疾病。

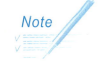

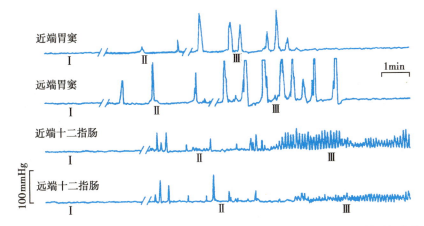

图 4-19　从胃窦和十二指肠记录到的消化期间移行性复合运动（MMC）的时相变化
Ⅰ、Ⅱ、Ⅲ为 MMC 时相，图中未显示Ⅳ相

(四) 呕吐

呕吐（vomiting）是胃及小肠上段内容物从口腔强力驱出的过程。呕吐是在延髓呕吐中枢参与下的一种复杂的反射活动。食物机械扩张、食物的化学成分、颅内压增加、旋转运动以及剧烈疼痛等均可引起呕吐。引起呕吐的各种刺激作用于相应的感受器，其传入冲动由迷走神经和交感神经传入到延髓外侧网状结构的背外侧缘的呕吐中枢，传出冲动则沿迷走神经、交感神经、膈神经和脊神经等到达胃、小肠、膈肌和腹肌等。呕吐时，胃和食管下端舒张，膈肌和腹肌强烈收缩，从而挤压胃内容物通过食管而进入口腔。同时，十二指肠和空肠上端的蠕动增强、加快并可转为痉挛，而此时胃和食管舒张，胃-十二指肠压力梯度倒转，十二指肠内容物进入胃内，因此呕吐物中常混有小肠液和胆汁。

呕吐是一种防御性反射。当机体摄入有害物质时，可通过呕吐将其排出体外。但长期剧烈的呕吐不仅影响进食和正常的消化功能，还会丢失大量的消化液，从而造成机体水、电解质和酸碱平衡紊乱。

第四节　胃、十二指肠常见疾病的病理生理与病理变化

一、胃炎

胃炎（gastritis）是指任何病因引起的胃黏膜炎症，常伴有上皮损伤和细胞再生。胃炎是最常见的消化道疾病之一。按照临床发病的缓急和病程的长短，一般将胃炎分为急性胃炎和慢性胃炎。

(一) 急性胃炎

1. 病因和发病机制

(1) 应激：当休克、严重创伤、大面积烧伤、手术、败血症、强烈精神刺激等应激原存在时，可导致胃黏膜屏障破坏（胃黏膜血管痉挛、胃黏膜缺血、黏液与碳酸氢盐减少、前列腺素水平降低、胃黏膜上皮细胞更新减慢）和胃酸分泌增加，造成大量氢离子反渗及胃黏膜屏障破坏，引起糜烂和出血。

(2) 药物：多见于服用阿司匹林、对乙酰氨基酚（扑热息痛）、吲哚美辛、萘普生、双氯芬酸、布洛芬等非甾体类抗炎药（non-steroidal anti-inflammatory drugs，NSAIDs）。非甾体类抗炎药主要通过抑制炎症诱导的环加氧酶-2（cyclooxygenase-2，COX-2）的活性来减少炎症介质的产生，从而达到抗炎、镇痛的作用。由于 NSAIDs 对 COX-2 的同工酶 COX-1 具有相同的抑制作用，因此可造成 COX-1 下游的前列腺素 E（prostaglandin E，PGE）的合成减少，进而使胃黏膜修复发生障碍。此外，抗肿瘤化疗药物对消化道黏膜具有细胞毒损伤作用，口服铁剂、饮酒等也可造成胃黏膜损

Note

伤和糜烂。

（3）物理因素：胃管置入、剧烈呕吐、内镜下操作、大剂量放射线照射等可造成胃黏膜损伤、糜烂或者溃疡。

（4）十二指肠-胃反流：十二指肠内容物、胆汁、胰酶及肠液反流入胃称为十二指肠-胃反流（duodenogastric reflux，DGR），可见于幽门括约肌功能不全、十二指肠协调运动障碍、胃大部切除术、胆囊切除术或胆肠吻合术后等。反流物中的胆汁酸、胰液、溶血卵磷脂对胃黏膜具有损伤作用，可引起糜烂和出血。

（5）胃黏膜血液循环障碍：见于门静脉高压致胃底静脉曲张、胃动脉治疗性栓塞、全身性疾病（如系统性血管炎）伴胃黏膜血管炎，可造成胃黏膜缺血性损伤、糜烂与出血。

2. 病理类型　临床上常见急性胃炎有以下4种：

（1）急性刺激性胃炎：急性刺激性胃炎（acute irritated gastritis）又称单纯性胃炎，多因暴饮暴食，食用过热或刺激性食品以及烈性酒所致。内镜可见黏膜充血水肿，有时可见胃黏膜糜烂。胃黏膜糜烂是指胃黏膜表面上皮坏死脱落，导致黏膜表面缺损，但这种缺损在黏膜肌层以上，因此与胃溃疡不同。常伴有胃黏膜分泌亢进，故也有急性卡他性胃炎之称。

（2）急性出血性胃炎：急性出血性胃炎（acute hemorrhagic gastritis）多由服药不当或过度酗酒所致，创伤及手术等引起的应激反应也可诱发。病变可见胃黏膜出血和轻度坏死（糜烂）。临床最常见。

（3）急性腐蚀性胃炎：急性腐蚀性胃炎（acute corrosive gastritis）多由吞服腐蚀性化学剂引起。胃黏膜坏死、溶解，病变多较严重。可累及深层组织甚至穿孔。

（4）急性感染性胃炎：急性感染性胃炎（acute infective gastritis）较少见，可由金黄色葡萄球菌、链球菌或大肠埃希菌等化脓菌经血道（败血症或脓毒血症）或胃外伤直接感染所致，可引起急性蜂窝织炎性胃炎（acute phlegmonous gastritis）。

3. 临床诊疗及预防　多数病人症状轻微（上腹部不适或隐痛）或无症状。临床最常见的急性出血性胃炎（急性糜烂性出血性胃炎）病人多以突然发生的呕血和（或）黑便等上消化道出血症状就诊。近期服用NSAIDs史、严重疾病状态或大量饮酒者，如发生呕血和（或）黑便，应考虑急性出血性胃炎（急性糜烂出血性胃炎），确诊有赖于急诊内镜检查，内镜可见弥漫分布的多发性糜烂、出血灶和表浅溃疡为特征的急性胃黏膜病损，一般应激所致的胃黏膜病损以胃体、胃底为主，而NSAIDs或酒精所致胃黏膜病损以胃窦为主。强调内镜宜在出血发生后24~48小时内进行，因胃黏膜修复较快，病变可在短期内消失，延迟内镜检查可能无法确定出血原因。

对急性出血性胃炎（急性糜烂性出血性胃炎）应针对原发病和病因采取防治措施。去除病因，积极治疗原发病和创伤，纠正病理生理紊乱。常用 H_2 受体拮抗剂（histamine 2-receptor antagonists，H_2RA）或质子泵抑制剂（proton pump inhibitors，PPI）及胃黏膜保护剂促进胃黏膜修复和止血。

（二）慢性胃炎

慢性胃炎（chronic gastritis）是胃黏膜的慢性非特异性炎症，发病率高。

1. 病因和发病机制

（1）幽门螺杆菌感染：正常情况下，胃壁完善的自我保护机制（胃酸、蛋白酶的分泌功能，上皮前、上皮细胞、上皮后屏障功能）能抵御经口入胃的各种微生物的侵袭。*Hp* 是目前已知唯一能够突破胃黏膜屏障的病原微生物。*Hp* 可依靠其螺旋形菌体结构和鞭毛穿过胃黏液层，定植于黏液层与上皮细胞表面，但较少侵入胃腺和固有层，使其既逃避胃酸的杀菌作用，又免除机体免疫机制的清除作用。现在认为，*Hp* 导致胃黏膜损伤的机制有：①产生尿素酶分解尿素，形成的氨既有利于 *Hp* 生存，又对上皮细胞产生毒性作用；②产生毒素〔如空泡毒素（vacuolating cytotoxin A，VacA）、细胞毒素相关蛋白（cytotoxin-associated protein A，CagA）〕对胃上皮细胞起损害作用；③促进上皮细胞和炎症细胞产生各种细胞因子与炎症介质；④ *Hp* 的 Lewis X、Lewis Y 抗原可引发自身免疫反应。

（2）胃黏膜损伤因素：长期摄入粗糙、过烫、刺激性食物，饮烈性酒、浓茶、浓咖啡，服用非甾体类抗炎药（NSAIDs）、氯化钾、碘、铁剂等药物，均可引起胃黏膜屏障损伤。慢性右心衰竭、肝硬化门静脉高压症引起的胃黏膜淤血、缺氧，尿毒症时血尿素氮增高，上腹部放射治疗均可引起胃黏膜屏障功能降低和修复功能异常，使胃黏膜易于损伤。

（3）十二指肠 - 胃反流：胃肠动力异常、消化吸收不良或慢性炎症可造成十二指肠内容物反流入胃，进而导致胃黏膜的慢性损伤和炎症。

（4）自身免疫损伤：胃体壁细胞分泌一种糖蛋白称为内因子，食物中的维生素 B_{12} 必须和内因子结合后才能被末端回肠所吸收。当机体因自身免疫性疾病致使循环中出现壁细胞和内因子的自身抗体时，可导致壁细胞损伤、胃体腺萎缩和胃酸分泌减少，抗内因子抗体使肠道维生素 B_{12} 吸收不良，因而出现以巨幼细胞贫血为特点的恶性贫血。

（5）年龄因素：随着年龄的增长胃黏膜发生退行性改变，可出现胃黏膜小血管扭曲、小动脉壁玻璃样变和管腔狭窄，上述变化可造成胃黏膜缺血、分泌功能和屏障功能降低，甚而出现肠化和萎缩性改变。

（6）胃黏膜营养缺乏：长期摄食单一、缺少营养、消化吸收不良可影响胃黏膜的再生与修复功能，造成炎症的慢性迁延、上皮增生异常及胃腺萎缩。

2. 分类 临床上多采用悉尼分类。根据病变发生的部位、引起的原因和形态学特征，将慢性胃炎分为自身免疫性胃炎（A 型胃炎）、*Hp* 感染性胃炎（B 型胃炎）和化学损伤性胃炎（C 型胃炎）。

（1）A 型胃炎：占慢性胃炎的 10% 左右，常继发于自身免疫性疾病。胃液和血清中抗内因子抗体阳性，抗壁细胞抗体阳性。胃酸分泌明显降低，维生素 B_{12} 吸收障碍。血清促胃液素水平增高。A 型胃炎主要累及胃体，常伴恶性贫血。绝大多数 A 型胃炎的胃窦黏膜有神经内分泌细胞的增生。如慢性萎缩性胃炎病变仅限于胃体时可诊断为 A 型胃炎。

（2）B 型胃炎：为 *Hp* 感染引起。该型胃炎可分为两型：一型是以胃窦为主的胃窦炎，此型产酸增加，因此十二指肠溃疡的发生率增加；另一种是全胃炎，伴胃酸分泌减低，胃癌的危险性增加。这种差异的机制不清。IL-1β 是胃酸分泌的强烈抑制剂。*Hp* 感染后 IL-1β 产生高的病人倾向于形成全胃炎，其余则以胃窦炎为主。病理形态学上，上皮内中性粒细胞和上皮下浆细胞浸润是 *Hp* 感染性胃炎的特征。

（3）C 型胃炎：胃炎系由化学损伤引起的胃炎，也称为反应性胃炎和化学性胃病。主要见于各种原因引起的胆汁反流和服用 NSAIDs。局部的辐射损伤和胃黏膜灌流区动脉插管化疗引起的损伤等也归入此类。化学损伤性胃炎其病变可见各种慢性胃炎的改变，但一般炎症细胞浸润程度较轻。

3. 病理变化

（1）慢性浅表性胃炎：慢性浅表性胃炎（chronic superficial gastritis）又称慢性单纯性胃炎，是胃黏膜活检中最常见的病变之一，我国内镜检出率高达 20%~40%，以胃窦部最常见。内镜或大体所见：病变呈局灶性或弥漫状，病变部位胃黏膜充血、水肿，可见点状出血和糜烂，表面可有灰黄或灰白色黏液性渗出物覆盖（图 4-20）。光镜下，病变以黏膜浅层炎症细胞浸润及固有腺体保持完整为特点。浸润的炎症

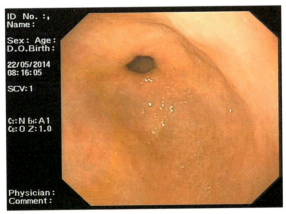

图 4-20 胃窦部浅表性胃炎

细胞主要为淋巴细胞和浆细胞,根据炎症细胞的浸润深度可分为三级。轻度者仅累及黏膜浅1/3层,中度者为1/3~2/3,重度者则超过2/3。

　　(2)慢性萎缩性胃炎:慢性萎缩性胃炎(chronic atrophic gastritis)多由慢性浅表性胃炎迁延发展而来,也主要累及胃窦部。内镜或大体可见:胃黏膜变薄,皱襞平坦或消失,黏膜光滑,可见颗粒或结节样表现,黏膜下血管清晰可见;黏膜的颜色由正常的橘红色变为灰白或者灰黄色;可伴渗出和糜烂(图4-21)。光镜下可见:①病变区胃黏膜固有腺体萎缩、稀疏,壁细胞和主细胞减少或消失,并伴囊性扩张。根据腺体萎缩程度可将慢性萎缩性胃炎分为轻、中、重三级。1/3腺体萎缩为轻度,超过2/3腺体萎缩为重度,介于二者之间则为中度。②黏膜全层内均有淋巴细胞、浆细胞浸润,并常伴淋巴滤泡形成。③腺上皮化生。以肠上皮化生(intestinal metaplasia)为常见。肠上皮化生是指病变区胃黏膜上皮被肠型腺上皮取代的现象,出现分泌酸性黏液的杯状细胞、有刷状缘的吸收细胞及帕内特(Paneth)细胞(图4-22)。在肠上皮化生中,可出现细胞异型性增生。肠上皮化生可分为完全性化生和不完全性化生两种。完全性化生与小肠上皮相似,含杯状细胞、吸收细胞和帕内特细胞,又称为Ⅰ型化生或者小肠型化

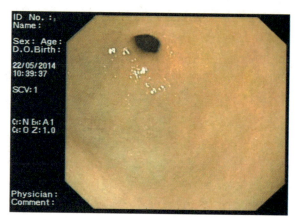

图4-21　慢性萎缩性胃炎

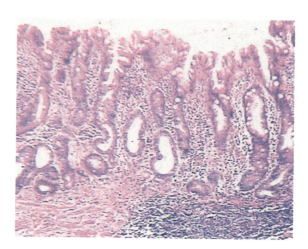

图4-22　慢性萎缩性胃炎(光镜)

生。吸收细胞管腔面的刷状缘呈糖原染色(periodic acid-Schiff stain,PAS)阳性,杯状细胞分泌唾液酸黏液呈奥辛蓝染色阳性。不完全性化生又称Ⅱ型化生,可进一步分为胃型化生(Ⅱa型)和结肠型化生(Ⅱb型)。Ⅱa型化生的上皮类似胃隐窝上皮细胞,分泌中性黏液(PAS阳性),杯状细胞分泌唾液酸黏液(奥辛蓝染色阳性);Ⅱb型化生的上皮与结肠上皮相似,分泌硫酸黏液(高铁二胺染色阳性)。目前多数研究者发现Ⅱb型化生与肠型胃癌的发生关系密切。假幽门腺化生与肠上皮化生伴随出现。假幽门腺化生,系由胃体部或胃底部的腺体壁细胞和主细胞消失,并被类似幽门腺的黏液分泌细胞取代所致。

　　(3)特殊类型胃炎:相对比较少见,主要有以下几种类型:

　　1)肥厚性胃炎:肥厚性胃炎(hypertrophic gastritis)病变常发生在胃底及胃体部。内镜或大体所见:黏膜层明显增厚,黏膜皱襞肥大,加深变宽似脑回。组织学上可以分为三种不同的亚型:①Menetrier病:多见于中年男性,系由转化生长因子α(TGFα)过量分泌引起的黏膜黏液细胞过度增生而腺体萎缩所致。因大量黏液分泌而致蛋白丢失,可以引起低白蛋白血症,胃腺体萎缩可致低酸或无胃酸。②肥厚性高分泌性胃病(hypertrophic hypersecretory gastropathy):以主细胞和壁细胞增生为特征。此类病人可因大量胃酸分泌而继发溃疡形成。③继发于促胃液素大量分泌的胃腺体增生(gastric gland hyperplasia secondary to excessive gastrin secretion):见于促胃液素瘤,即Zollinger-Ellison综合征。镜下,腺体肥大增生,腺管延长,有时增生的腺体可穿过黏膜

肌层。黏膜表面黏液分泌细胞数量增多,分泌增多。黏膜固有层炎症细胞浸润不显著。

2）淋巴细胞性胃炎:以胃黏膜表层上皮和小凹上皮内大量成熟的 T 细胞浸润为特征。

3）嗜酸细胞性胃炎:以胃窦部全层大量嗜酸性粒细胞浸润为特征,可能与过敏相关,固醇类激素治疗有效。

4）肉芽肿性胃炎:以胃黏膜内上皮样肉芽肿形成为特征,多见于克罗恩病、结节病、结核或组织胞浆菌感染、全身性血管炎或胃黏膜异物等。

5）疣状胃炎:疣状胃炎(gastritis verrucosa)多见于胃窦部,以黏膜表面出现许多痘疹样突起为特征,中央多发性糜烂、凹陷(图 4-23)。镜下可见病灶中心凹陷部胃黏膜上皮变性坏死并脱落,伴有急性炎性渗出覆盖。

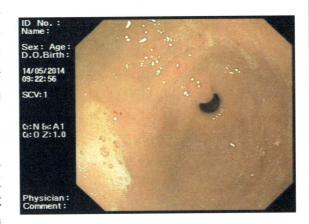

图 4-23 疣状胃炎

4. 临床诊疗及预后 大多数慢性胃炎病人无明显症状。可表现为中上腹不适、饱胀、钝痛、烧灼痛等,也可有食欲不振、反酸、嗳气、恶心等消化不良症状。体征多不明显,有时上腹轻压痛。恶性贫血者常伴全身乏力、或出现明显的厌食、体重减轻、贫血,而消化道症状一般较少。

内镜结合活组织病理学检查是诊断慢性炎症最可靠的方法。临床症状和慢性胃炎组织学之间无明显联系。病因诊断除通过了解病史外,可进行 Hp 检测、血清抗壁细胞抗体、内因子抗体及血清促胃液素、维生素 B_{12} 水平测定,有助于诊断自身免疫性胃炎。

大多数成年人胃黏膜可见非活动性、轻度慢性浅表性胃炎,为生理性黏膜免疫反应,无需药物治疗。如慢性胃炎累及黏膜全层或呈活动性,出现癌前状态(肠上皮化生、假幽门腺化生、萎缩及不典型增生)可予短期或长期间歇治疗。治疗的目的是缓解症状和改善胃黏膜炎症反应,治疗应遵循病因治疗、个体化治疗原则。

Hp 相关胃炎伴有胃黏膜萎缩、糜烂或消化不良症状者,推荐根除 Hp 治疗,根除 Hp 治疗可使胃黏膜的组织病理学得到改善,对预防消化性溃疡及胃癌意义重大。对以胃黏膜糜烂、反酸和上腹痛等症状为主者,可适当选用 PPI 或 H_2RA。对消化不良症状者可选用促胃肠动力药(莫沙必利、盐酸伊托必利等)和消化酶制剂改善症状。可选用胃黏膜保护剂增强胃黏膜屏障,减轻黏膜损害。有明显心理精神因素的病人可选用抗抑郁、焦虑药物辅助治疗。另外,病人应注意饮食多样性,不吃霉变食物,少吃熏制、腌制、富含硝酸盐和亚硝酸盐食物,避免粗糙、浓烈、辛辣食品及长期大量饮酒,戒烟,保持良好心态和充足睡眠。

慢性非萎缩性胃炎病人病情稳定,预后良好;慢性萎缩性胃炎常合并肠化生,少数出现上皮内瘤变,少数病例经长期演变可发展为胃癌。因此,慢性萎缩性胃炎尤其是伴有中重度化生或上皮内瘤变者,需定期内镜和病理组织学随访。

二、胃癌

胃癌(carcinoma of stomach)是原发于胃黏膜上皮细胞的最常见的恶性肿瘤。胃癌发病率具有明显地区差异,总体来说北方高于南方,农村高于城市。胃癌好发于胃窦部小弯侧(58%)、贲门(20%)及胃体部(15%)。好发年龄 55~70 岁,男性多于女性。

(一)病因和发病机制

胃癌的发生是一个多因素、多步骤、多阶段的发展过程,病因尚未明确,通常经历慢性浅表性胃炎→萎缩性胃炎→肠上皮化生→异型增生→胃癌这样一个缓慢过程。

1. 地域环境和饮食因素　胃癌发病呈较明显的地域性差别,日本发病率最高,美国则很低,生活在美国的第一、第二代日本移民胃癌发病率逐渐下降,第三代移民基本与当地美国居民相当。我国西北与东部沿海地区胃癌发病率明显高于南方地区。胃癌发病的地域性差别可能与地区的水质、土壤、微量元素(如镍、硒和钴的含量)相关。

食物因素(如亚硝胺类化合物含量较高的腌熏食品,高盐、低营养结构饮食)、饮食习惯(过烫、干硬、粗糙食物及进食速度过快等)、生活习惯(烟酒嗜好)与胃癌发生相关。

2. 感染因素　胃癌发病与 *Hp* 感染有共同的流行病学特点,我国胃癌高发区人群 *Hp* 感染率显著高于胃癌低发区,*Hp* 阳性者胃癌发生的危险性为阴性者的 3~6 倍。*Hp* 感染引发胃癌的机制主要包括:细菌产氨中和胃酸,细菌促使硝酸盐转化为亚硝酸盐及亚硝胺,释放 VacA、CagA 毒性产物,引起免疫反应和慢性炎症。1994 年,WHO 将 *Hp* 感染定为人类胃癌的 I 类致癌原。此外,EB 病毒等其他感染因素也与胃癌发生相关。

3. 遗传因素　胃癌发病有明显的家族聚集性,家族史阳性者发病率高于人群 2~3 倍,其中浸润型胃癌的家族发病倾向更高。胃癌的发生涉及多基因、多步骤的变化过程,包括癌基因激活(K-*ras*、c-*met*、*EGFR* 等)、抑癌基因失活(*p53*、*RB*、*APC* 等)、凋亡相关基因及转移相关基因的改变等。

(二) 组织发生

胃癌是由胃黏膜上皮和腺上皮发生的恶性肿瘤。早期微小胃癌形态学观察推测,胃癌主要起源于胃腺颈部和胃小凹底部的组织干细胞。此处腺上皮的再生修复特别活跃,可向胃上皮及肠上皮分化,癌变常由此部位开始。Lauren 等根据胃癌组织发生不同将其分为肠型胃癌和胃型胃癌两种。肠型胃癌发生于肠上皮化生,学者们观察到大肠上皮化生到肠型胃癌过渡的现象,大肠型化生在胃癌癌旁黏膜上皮的检出率常高达 88.2%,并可见肠化生病变向胃癌移行。胃型胃癌则发生于非肠上皮化生。

(三) 病理变化

依据癌组织侵犯的深度及层次,分为早期胃癌与中晚期胃癌。

1. 早期胃癌　无论范围大小以及是否出现周围淋巴结转移,癌组织仅限于黏膜层或黏膜下层者均称为早期胃癌。局限于黏膜固有层者称为黏膜内癌,浸润至黏膜下层者称黏膜下癌。早期胃癌术后 5 年生存率大于 90%。早期胃癌中,直径小于 0.5cm 者称为微小癌,直径 0.6~1.0cm 者称小胃癌。微小癌和小胃癌术后 5 年生存率为 100%。内镜检查时在癌变处钳取活组织病理检查确诊为癌,但手术切除标本经节段性连续切片均未发现癌,称为一点癌。

早期胃癌大体分为以下三种类型:

(1) 隆起型:肿瘤从黏膜面明显隆起或呈息肉状,高出黏膜,相当于黏膜厚度 2 倍以上。

(2) 表浅型:肿瘤呈扁平状,稍隆起于黏膜表面,局部黏膜变化轻微。

(3) 凹陷型:病变有明显凹陷或溃疡,但限于黏膜下层,系溃疡周边黏膜的早期癌,此型最多见。

光镜下,早期胃癌以高分化管状腺癌多见,其次为乳头状腺癌及印戒细胞癌,最少见者为未分化癌。

2. 中晚期胃癌(进展期胃癌)　指癌组织浸润超过黏膜下层或浸润胃壁全层的胃癌。癌组织侵袭越深,预后越差,肉眼形态可分以下三型(图 4-24):

(1) 息肉型或蕈伞型:又称结节蕈伞型,癌组织向黏膜表面生长,呈息肉状或蕈状,突入胃腔内。

(2) 溃疡型:癌组织坏死脱落形成溃疡,溃疡一般较大,边界不清,多呈皿状;也可隆起如火山口状,边缘清楚,底部凹凸不平(表 4-1)。

Note

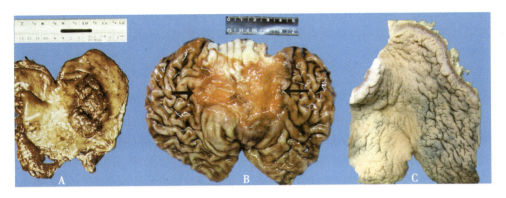

图 4-24　进展期胃癌大体类型
A.结节蕈伞型；B.胃贲门癌溃疡型；C.革囊胃

表 4-1　良、恶性溃疡的大体形态鉴别

	良性溃疡（胃溃疡）	恶性溃疡（溃疡型胃癌）
外形	圆形或椭圆形	不整形，皿状或火山口状
大小	溃疡直径一般 <2cm	溃疡直径常 >2cm
深度	较深	较浅
边缘	整齐，不隆起	不整齐，隆起
底部	较平坦	凹凸不平，有坏死，出血明显
周围黏膜	黏膜皱襞向溃疡集中	黏膜皱襞中断，呈结节状肥厚

　　（3）浸润型：癌组织向胃壁内局限性或弥漫性浸润，与周围正常组织分界不清楚。其表面胃黏膜皱襞大部消失，有时可见浅表溃疡。如为弥漫性浸润，可导致胃壁普遍增厚，变硬，胃腔变小，状如皮革，称为"革囊胃"。

　　当癌细胞形成大量黏液时，癌组织肉眼呈半透明的胶冻状，故称之胶样癌。其肉眼形态可表现为上述三型中的任何一种。

　　光镜下主要为腺癌，可分为乳头状腺癌、管状腺癌（图 4-25）、黏液腺癌、印戒细胞癌和未分化癌等。少数病例也可为腺棘皮癌或鳞状细胞癌，此种类型常见于贲门部的胃癌。需要指出的是，在同一胃癌标本中，往往有两种以上的组织类型同时存在。

（四）扩散途径

　　1. 直接蔓延　癌组织向胃壁各层浸润，当穿透浆膜后，癌组织可不断向周围组织和邻近器官广泛蔓延生长，例如向肝脏、大网膜等部位浸润蔓延。

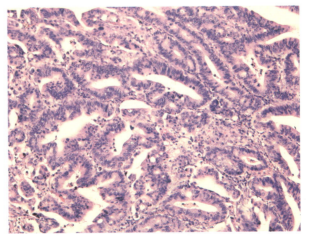

图 4-25　管状腺癌

　　2. 淋巴道转移　为其主要转移途径，首先转移到局部淋巴结，最常见者为幽门下胃小弯的局部淋巴结，进一步转移至腹主动脉旁淋巴结、肝门或肠系膜根部淋巴结。晚期可经胸导管转移至左锁骨上淋巴结（Virchow 信号结）。少数病例呈"跳跃式"淋巴结转移。

　　3. 血道转移　多发生于胃癌的晚期，常经门静脉转移至肝，也可转移到肺、脑、骨等器官。

Note

4. 种植性转移 胃癌特别是胃黏液细胞癌浸润至胃浆膜表面时可脱落至腹腔,种植于腹腔及盆腔器官的浆膜上。常在双侧卵巢形成转移性黏液癌,称 Krukenberg 瘤。该瘤也可经淋巴道和血道转移而致。

(五)临床诊疗及预后

早期胃癌多无明显症状,仅有消化不良等非特异性症状。进展期胃癌多表现为上腹痛、早饱、纳差、乏力、厌食及体重下降。晚期胃癌转移时可表现出特殊症状,如咽下困难(累及食管)、恶心呕吐(幽门梗阻)、消化道出血(溃疡型胃癌)、黄疸、腹水及右上腹疼痛(肝转移)、咳嗽、呃逆及呼吸困难(肺或胸膜转移)、背部放射性疼痛(累及胰腺)。胃癌常见并发症有出血、幽门或贲门梗阻、穿孔等。

内镜结合黏膜活检是诊断胃癌的首选方法,内镜可直接观察病灶形态、大小及位置,同时取活组织行病理检查及幽门螺杆菌检测。X 线钡餐早期病变可见较小龛影或充盈缺损,中晚期病变可见较大龛影或充盈缺损,黏膜皱襞破坏、消失或中断,胃黏膜僵直,蠕动消失。超声内镜、腹部 B 超、CT、PET 等均可协助诊断。慢性萎缩性胃炎伴肠化或异性增生者,胃溃疡正规治疗 2 个月无效者,胃切除术后 10 年以上者,短期体重明显下降、厌食乏力等胃癌高危者应行内镜检查,防止漏诊。早期胃癌症状不典型应与胃炎、胃溃疡、功能性消化不良等相鉴别。内镜下发现不明新生物应与胃息肉、胃平滑肌瘤、胃淋巴瘤、胃肠道间质瘤及异物肉芽肿相鉴别。鉴别诊断主要依靠内镜、X 线钡餐及活组织病理检查。

根据病变分期、病程及个体差异,胃癌可选择不同的治疗方法,如手术治疗、内镜下治疗、化学治疗、免疫治疗及综合治疗等。手术治疗是根除胃癌的有效手段。手术原则是切除包括癌灶在内的部分或全部胃壁,按分期清除胃周围的淋巴结,重建消化道。常见手术方式有胃空肠 Billroth Ⅰ式吻合、Billroth Ⅱ式吻合及胃空肠 Roux-en-Y 吻合。

胃癌预后与诊断分期密切相关。早期胃癌术后 5 年生存率可达 90%~95%,侵及肌层术后 5 年生存率 50%~60%,出现蔓延或远处转移术后 5 年生存率 <20%。我国胃癌早期诊断率低,提高早期诊断率是改善预后的关键。

三、消化性溃疡病

消化性溃疡病(peptic ulcer disease)是指胃肠道黏膜被自身消化所形成的溃疡。病变可发生于食管、胃、十二指肠、残胃吻合口等部位,胃及十二指肠球部溃疡最为常见。本病多呈慢性反复发作,十二指肠溃疡较胃溃疡多见,两者比率约为 3:1,胃和十二指肠并存的复合性溃疡约占 5%。十二指肠溃疡多发于青中年,胃溃疡多发于中老年。男性发病率高于女性,但有报道称男女比率缩小,原因可能是女性吸烟人数增加,但在亚洲十二指肠球部溃疡仍以男性为主。

(一)病因和发病机制

消化性溃疡的发病机制是胃酸、胃蛋白酶侵袭作用与黏膜的保护作用之间失平衡。常见病因包括胃酸分泌异常、幽门螺杆菌(*Hp*)的感染、药物因素、胃排空障碍,遗传因素和精神因素等也与消化性溃疡的发生相关。

1. *Hp* 感染 *Hp* 是消化性溃疡的主要致病因素。十二指肠溃疡(duodenal ulcers,DU)病人 *Hp* 的感染率高达 90%,胃溃疡(gastric ulcer,GU)病人高达 80%;控制 *Hp* 感染能够促进溃疡愈合、预防复发及减少并发症。*Hp* 的致病机制详见"慢性胃炎"和"胃癌"章节所述。

2. 药物 长期服用 NSAIDs、糖皮质激素、化疗药物、氯吡格雷、西罗莫司等药物可造成胃肠黏膜损伤和消化性溃疡的发生。其中 NSAIDs 是引发消化性溃疡最常用的药物,而且在消化道出血中起重要作用,致病机制详见"急性胃炎"章节所述。

3. 胃排空障碍 胃排空延缓致胃内食糜滞留可持续刺激胃窦 G 细胞分泌促胃液素,继而造成胃酸增多及胃黏膜损伤;十二指肠 - 胃反流可由反流物导致胃黏膜损伤。

4. 其他因素 紧张、焦虑、抑郁等精神因素可影响胃十二指肠分泌、运动和黏膜血流的调

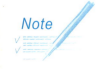

节;长期吸烟可能促进壁细胞增生,增加胃酸分泌,抑制黏膜内前列腺素(PGE)的合成;进食无规律、辛辣饮食、过量饮用咖啡等亦可直接破坏黏膜屏障。部分消化性溃疡病病人有家族聚集倾向,提示可能存在遗传易感性。

(二)病理变化

胃溃疡病变与十二指肠溃疡病变大致相同,故一并叙述。

大体病理改变:胃溃疡多发生于胃小弯侧,愈近幽门愈多见,尤多见于胃窦部。溃疡常为单个,呈圆形或椭圆形,直径多在2cm以内。溃疡边缘整齐,状如刀切,底部平坦、洁净,通常穿越黏膜下层,深达肌层甚至浆膜层。由于胃的蠕动,一般溃疡的贲门侧较深,幽门侧较浅。溃疡周围的胃黏膜皱襞因受溃疡底瘢痕组织的牵拉而呈放射状(图4-26)。十二指肠溃疡多发于球部的前壁或后壁,一般较小,直径常在1cm以内,溃疡较浅且易愈合。

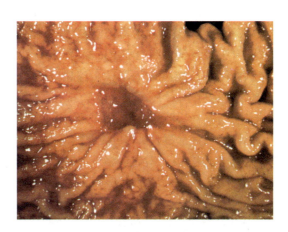

图4-26　胃溃疡大体病理改变

光镜下,溃疡底部由内向外分四层:①渗出层。最上层由少量炎性渗出物(白细胞、纤维素等)覆盖。②坏死层。由坏死细胞,组织碎片和纤维蛋白样物质构成的凝固性坏死。③肉芽组织层。④瘢痕层。由肉芽组织移行为陈旧性瘢痕组织(图4-27)。瘢痕底部小动脉因炎症刺激常有增殖性动脉内膜炎,使小动脉管壁增厚,管腔狭窄或血栓形成,因而可造成局部血供不足,妨碍组织再生使溃疡不易愈合,同时可防止溃疡血管破裂、出血。溃疡底部的神经节细胞及神经纤维常发生变性和断裂及小球状增生,是导致疼痛的病理基础。溃疡壁处黏膜肌层与肌层常形成粘连、融合。

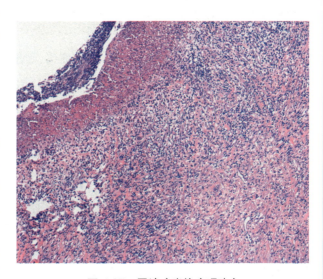

图4-27　胃溃疡光镜病理改变

溃疡深达肌层,由内而外分4层:①炎性渗出物(白细胞、纤维素等);②坏死组织;③较新鲜的肉芽组织;④肉芽组织移行为陈旧瘢痕组织

(三)结局及并发症

1. 愈合　愈合(healing)指渗出物及坏死组织逐渐被吸收、排出,已被破坏的肌层不能再生,由肉芽组织增生形成瘢痕组织充填修复。同时周围黏膜上皮再生覆盖溃疡面而愈合。

2. 出血　出血(hemorrhage)为最常见的并发症,发生率约10%~35%。因溃疡底部毛细血管破裂,溃疡面有少量出血。此时病人大便潜血试验常阳性。若溃疡底部大血管破裂,病人出现呕血及柏油样大便,严重时出现出血性休克。

3. 穿孔　穿孔(perforation)的发生率约为5%。十二指肠溃疡因肠壁较薄更易发生穿孔。穿孔后由于胃肠内容物漏入腹腔而引起腹膜炎。

4. 幽门狭窄　幽门狭窄(pyloric stenosis)的发生率约为2%~3%。经久的溃疡易形成大量瘢痕,因瘢痕收缩可引起幽门狭窄。

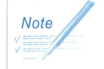

5. 癌变   癌变(malignant transformation)约占胃溃疡的1%,十二指肠溃疡几乎不发生癌变,癌变来自溃疡边缘的黏膜上皮或腺体,不断受到破坏及反复再生。在此过程中,在某种致癌因素作用下发生癌变。

(四) 临床诊疗与预后

上腹痛是消化性溃疡的主要症状,可呈钝痛、灼痛、胀痛、饥饿样疼痛,典型的消化性溃疡有以下临床特点:慢性过程;周期性发作,发作与自行缓解相交替;发作常具季节性,多在秋冬或冬春之交发病,情绪不良或过劳可诱发;发作时上腹痛呈节律性,腹痛与进餐先后的关系被认为是鉴别胃与十二指肠溃疡病的临床依据,胃溃疡多发生于餐后,十二指肠则多为空腹疼痛。近年来,由于抑酸药、抗酸药的应用,无上述典型疼痛的病例增加,仅表现为腹胀、烧心、反酸等消化道症状。溃疡发作时可有剑突下疼痛、局限性压痛或无明显阳性体征。

内镜检查是确诊消化性溃疡首选检查方法。内镜下消化性溃疡多呈圆形或卵圆形,也有呈线形,边缘光整,底部覆以灰白色或灰黄色渗出物,周围黏膜常有充血、水肿,可见皱襞向溃疡集中。内镜检查过程中,需对胃溃疡行常规活组织检查。X线钡餐检查适用于不愿意接受内镜检查或有禁忌者。溃疡的X线征象有直接和间接两种:龛影是直接征象,对溃疡有确诊价值;局部压痛、十二指肠球部激惹和球部畸形、胃大弯侧痉挛性切迹均为间接征象,仅提示可能有溃疡。诊断为消化性溃疡的病人,应常规行 Hp 检测。总之,慢性病程、周期性发作、节律性上腹疼痛,且疼痛可为抗酸或抑酸药所缓解是诊断消化性溃疡的重要临床依据,内镜可以确诊,不能接受内镜检查者,X线钡餐发现龛影亦有确诊价值。消化性溃疡应与其他引起慢性上腹疼痛的疾病、胃癌、Zollinger-Ellison 综合征等相鉴别。

消化性溃疡治疗目的是消除病因、缓解症状、愈合溃疡、防止复发和并发症。

H_2 受体拮抗剂(法莫替丁、雷尼替丁等)是治疗消化性溃疡的主要药物之一,疗效好,价格相对便宜,长期使用不良反应少。PPI(奥美拉唑、雷贝拉唑、埃索美拉唑等)作用于 H^+,K^+-ATP 酶使其失去活性,抑酸作用强,多在2~3天内控制症状,溃疡愈合率高于 H_2 受体拮抗剂,一些难治性溃疡可优先选用 PPI 类药物治疗。消化性溃疡不论活动与否,都是根除 Hp 的主要指征之一,对出现并发症和反复复发的消化性溃疡者,应追踪抗 Hp 的疗效,一般应在停药后至少4周复检 Hp,根除 Hp 可显著降低溃疡的复发率。胃黏膜保护剂包括胶体铋剂及弱碱性抗酸剂。大多数消化性溃疡不需要外科手术治疗,但在下列情况时,可考虑手术治疗:①大量出血经过药物和内镜治疗无效时;②急性穿孔、慢性穿透性溃疡;③瘢痕性幽门梗阻;④疑有胃溃疡癌变。胃大部切除术和迷走神经切断术是治疗消化性溃疡最常用的手术方式。胃大部切除后消化道重建主要有 Billroth Ⅰ式吻合、Billroth Ⅱ式吻合及胃空肠 Roux-en-Y 吻合三种术式。术后并发症可有:术后胃出血、术后梗阻、吻合口溃疡、缺铁性贫血以及营养不良等。

消化性溃疡经正规药物治疗后愈合率可达95%,青壮年病人消化性溃疡死亡率接近零,老年病人主要死于严重并发症(大出血和急性穿孔),病死率小于1%。

(郭晓霞　戴冀斌　许文燮　刘玮　李晓波　董卫国　朱俊勇)

本章小结

胃上连食管下续十二指肠可分为贲门部、胃底、胃体和幽门部。十二指肠由前肠尾段与中肠头段共同分化形成,介于胃和空肠之间,可分为上部、降部、水平部和升部。

胃原基是前肠尾段形成的梭形膨大。后胃背侧缘生长较快,形成胃大弯和胃底。腹侧缘生长较慢,形成胃小弯。随着网膜囊的形成,肝的增大,以及胃的尾端相对固定,使胃由原来的垂直方位变成由左上至右下的斜行方位。

　　胃壁从内向外依次为黏膜、黏膜下层、肌层和外膜,其中黏膜层的结构和功能最为重要。黏膜由上皮、固有层和黏膜肌层组成。上皮为单层柱状的表面黏液细胞。固有层内有大量的胃腺:胃底腺、贲门腺和幽门腺。胃底腺由主细胞、壁细胞、颈黏液细胞、干细胞和内分泌细胞组成。主细胞呈柱状,电镜下,具有典型的蛋白质分泌细胞的超微结构特点。壁细胞较大,电镜下,胞质中有细胞内分泌小管,小管周围有微管泡。十二指肠由前肠尾段与中肠头段共同分化形成。后因十二指肠背系膜消失,使其大部被固定于腹后壁。十二指肠黏膜表面有许多叶片状肠绒毛。绒毛根部上皮向固有层内陷形成小肠腺。黏膜下层结缔组织内有十二指肠腺。

　　胃是消化道内最膨大的部分,主要功能是暂时储存食物,初步消化食物中的蛋白质。食团进入胃后,经过胃壁肌肉运动的机械性消化和胃液的化学性消化,形成食糜。胃平滑肌的主要运动形式有蠕动、紧张性收缩和容受性舒张,其中容受性舒张是胃固有的运动形式。胃液分泌和胃运动均受神经体液因素的调控。胰管与胆总管均开口于十二指肠后壁。因此,十二指肠既接受胃液,又接受胰液和胆汁的注入,所以十二指肠在消化和吸收方面处于十分重要地位。

　　胃炎、消化性溃疡和胃癌是发生于胃的常见病。胃炎可分为急性和慢性两种,以慢性多见。慢性浅表性胃炎和慢性萎缩性胃炎的好发部位不同,但是二者最重要的病理区别为是否有腺体萎缩。消化性溃疡直径多小于2cm,边缘整齐,底部平坦,可造成出血、穿孔、幽门狭窄等并发症,胃溃疡还可发生癌变。早期胃癌仅限于黏膜层或黏膜下层,大体分为隆起型、表浅型和凹陷型三型,进展期胃癌大体分为息肉型或蕈伞型、溃疡型和浸润型。胃癌的癌组织向胃壁内弥漫性浸润,可形成"革囊胃",种植性转移至双侧卵巢形成的转移性黏液癌称 Krukenberg 瘤。

思考题

1. 试述原始消化管演化形成胃和十二指肠的过程。
2. 试比较胃和十二指肠的组织结构。
3. 胃位于何处?如何描述胃的形态?
4. 十二指肠分几部?胆总管开口于哪个部分?
5. 试述胃液的成分、性质和生理功能。
6. 试述胃液分泌的调节机制以及影响胃液分泌的因素。
7. 试述胃平滑肌运动形式及其生理意义。
8. 试述胃排空及其调控。
9. 慢性浅表性胃炎和慢性萎缩性胃炎的病理区别是什么?
10. 什么是早期胃癌,其大体病理分型是什么?
11. 良恶性溃疡的大体区别是什么?

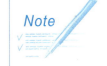

第五章　小肠的结构功能与病理

第一节　小肠的发生

一、小肠的发生

中肠最初为一条直管,借背系膜连于腹后壁。由于中肠的生长速度较快,致使十二指肠以下的一段中肠向腹侧弯曲,形成"U"形的中肠袢(midgut loop),其顶端与卵黄蒂相连并以此为界分为头支和尾支。尾支近卵黄蒂处有一突起,称盲肠突(caecal bud),为小肠和大肠的分界,是盲肠和阑尾的原基。肠系膜上动脉行于中肠袢背系膜的中轴部位,此时中肠袢的腹系膜已消失。

第6周,中肠袢生长迅速,同时由于肝和肾的发育,腹腔容积相对较小,迫使中肠袢突入脐带中的胚外体腔,即脐腔(umbilical coelom),形成生理性脐疝。中肠袢在脐腔内生长的同时,以肠系膜上动脉为轴逆时针方向旋转90°(从胚胎腹面观),致使中肠袢由矢状位转为水平位,即头支由上方转至右侧,尾支由下方转至左侧。第10周,由于腹腔容积增大,中肠袢开始从脐腔退回腹腔,脐腔随之闭锁。中肠袢退回腹腔及旋转过程至第11周完成。在中肠袢退回腹腔的过程中,头支在前,尾支在后,并继续逆时针旋转180°,使头支转至左侧,演化形成空肠和回肠的大部分,位居腹腔中部;尾支转至右侧,盲肠突以前的部分形成回肠尾段(图5-1)。

第6周后,卵黄蒂退化闭锁,最终消失。

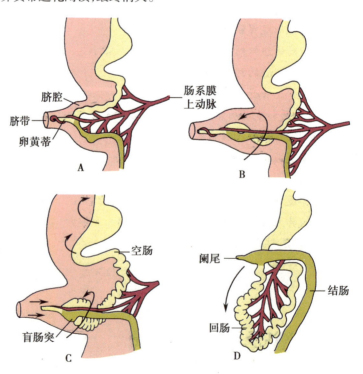

图5-1　中肠袢的旋转示意图
A、B、C. 左侧观;D. 正面观

二、主要畸形

1. **先天性脐疝** 由于肠祥未从脐腔退回腹腔或脐腔未闭锁,胎儿出生时,肠管从脐部膨出,称为先天性脐疝(congenital umbilical hernia)。

2. **脐粪瘘** 脐粪瘘(umbilical fistula)是由于卵黄蒂未退化,在脐和回肠之间残留一瘘管所致。腹内压增高时,肠内容物可通过瘘管从脐部溢出。

3. **Meckel 憩室** Meckel 憩室(Meckel diverticulum)又称回肠憩室,是由于卵黄蒂近端未退化所致。表现为在距回盲部 40~50cm 处一盲囊连于回肠,顶端可有纤维索与脐相连。

第二节 系膜小肠的形态结构

系膜小肠(small intestine)是指有系膜固定于腹后壁的小肠,成人长约 6m,为消化管中最长的一段。系膜小肠起于十二指肠空肠曲,末端接续于盲肠,全长分为空肠和回肠两部分。系膜小肠是消化管道中食物消化和吸收的主要场所,十二指肠对胃消化过的食糜作进一步的消化,空肠则主要吸收消化分解后的食物分子,并将其送入血流和淋巴流中。

空肠(jejunum)和回肠(ileum)盘曲迂回的肠管被肠系膜完全包裹悬系固定于腹后壁,故又称为系膜小肠,此结构保证该段肠管有较大的活动度。由于肠系膜的附着,因此可以分出系膜缘和游离缘,前者是肠系膜附着的边缘,后者则是系膜缘对侧游离的边缘,故又称对系膜缘。

空肠和回肠无明显界限,一般将系膜小肠的近侧段 2/5 部分称为空肠,远侧段 3/5 部分称为回肠。空肠多位于左腰区和脐区,回肠则常位于脐区、右腹股沟区和盆腔内。空肠和回肠在形态结构上有区别,但是变化是逐渐发生的。一般说来,空肠管径较粗,管壁较厚,血管分布丰富,颜色较红,而回肠的管径较细,管壁较薄,血管分布较少,颜色较浅淡。另外,肠系膜的厚度从空肠向回肠也是逐渐增厚,系膜内的脂肪含量逐渐增加。空肠和回肠系膜内的血管分布也有差别,空肠系膜内动脉弓的级数较少,一般 1~2 级,从末级弓上发出的直动脉较长;回肠系膜内动脉弓的级数较多,可达 4~5 级,从末级弓上发出的直动脉较短(图 5-2)。

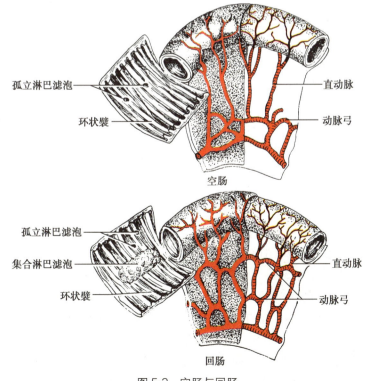

图 5-2 空肠与回肠

　　距离回盲瓣 0.3~1m 范围内的回肠对系膜缘上,约 2% 出现 2~5cm 长的囊袋状的 Meckel 憩室,其管径小于回肠。Meckel 憩室易发生炎性反应,有时合并溃疡穿孔。因其位置与阑尾靠近,故症状与阑尾炎相似。

　　空肠和回肠的管壁结构基本相似,均由黏膜、黏膜下层、肌层和外膜组成。

一、黏膜

　　空肠和回肠腔面由黏膜和黏膜下层共同向管腔面突起,形成环形、半环形或螺旋状走行的皱襞,空肠头段最发达,向下逐渐减少、变矮,至回肠中段以下基本消失。空肠黏膜表面有发达的肠绒毛,呈长指状(图 5-3),回肠则为短锥状。皱襞和肠绒毛使小肠内表面积扩大约 30 倍。

　　1. 上皮　为单层柱状,绒毛部上皮由吸收细胞、杯状细胞和少量内分泌细胞组成。小肠腺除上述细胞外,还有帕内特细胞和干细胞(图 5-4)。

　　(1) 吸收细胞:吸收细胞(absorptive cell)最多,呈高柱状,核椭圆形,位于基部。胞质中含丰富的高尔基复合体和滑面内质网,可将细胞吸收的脂类物质结合形成乳糜微粒,然后从细胞侧面释出。细胞游离面在光镜下可见纹状缘(striated border),电镜下为密集的微绒毛。每个吸收细胞约有 2000 根微绒毛,使细胞游离面面积扩大约 20 倍。微绒毛质膜外覆有一层较厚的细胞衣,主要由细胞膜内镶嵌蛋白的胞外部分构成,其中有双糖酶和多肽酶,还有吸附的胰淀粉酶和胰蛋白酶等,故微绒毛和细胞衣既是消化的关键场所,又是物质吸收的门户。相邻细胞侧面的紧密连接具有重要的屏障作用,可阻止肠腔内物质由细胞间隙进入组织,保证选择性吸收的进行。小肠的吸收细胞可将摄入的营养物质几乎全部吸收。此外,吸收细胞也参与分泌性免疫球蛋白 A 的释放过程,空肠上段的吸收细胞还向肠腔分泌肠激酶。

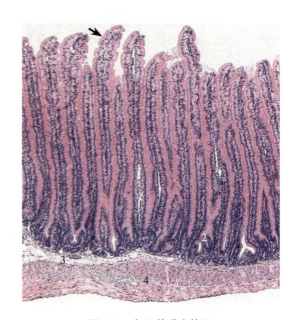

图 5-3　空肠黏膜光镜图
1. 中央乳糜管;2. 小肠腺;3. 黏膜下层;4. 肌层;↘肠绒毛(首都医科大学供图)

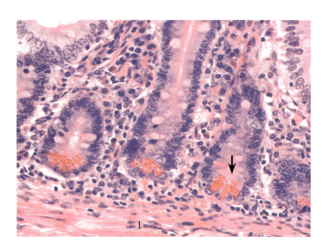

图 5-4　小肠腺光镜图
1. 黏膜肌;↓帕内特细胞(董为人供图)

　　(2) 杯状细胞:杯状细胞(goblet cell)散在于吸收细胞之间,形似高脚酒杯,底部狭窄,含深染的核,顶部充满黏原颗粒(含黏蛋白的颗粒,PAS 反应阳性)。杯状细胞分泌黏液,具有润滑和保护作用。从小肠近端至回肠末端,杯状细胞逐渐增多。

　　(3) 帕内特细胞:帕内特细胞(Paneth cell)是小肠腺的特征性细胞,以回肠为多,常三五成群位于腺底部。细胞呈锥体形,核卵圆,位于基部,顶部胞质含粗大的嗜酸性颗粒,基部胞质嗜碱性。具有蛋白质分泌细胞的超微结构特点。帕内特细胞分泌溶菌酶和防御素,对肠道微生物有杀灭作用。

（4）内分泌细胞:种类很多,如 I、K、M、S 和 N 细胞等,分泌多种胃肠激素,调节消化腺的分泌和消化运动。

（5）干细胞:位于小肠腺下半部,光镜下不易与吸收细胞区别。细胞不断增殖分化为吸收细胞和其他小肠腺细胞。人小肠上皮细胞每 3~5 日更新一次。

2. **固有层** 在疏松结缔组织中除有大量的小肠腺外,还有丰富的淋巴细胞、浆细胞、巨噬细胞和嗜酸性粒细胞等。绒毛中轴的结缔组织内有 1~2 条纵行的毛细淋巴管,称中央乳糜管(central lacteal),其起始端为盲端,向下穿过黏膜肌层进入黏膜下层形成淋巴管丛。中央乳糜管管腔较大,管壁由薄层内皮细胞围成,无基膜,内皮细胞间隙宽,乳糜微粒等易进入管腔内。中央乳糜管周围有丰富的有孔毛细血管,肠上皮吸收的氨基酸、单糖等水溶性物质主要经此入血。绒毛内还有少量纵行的平滑肌细胞,其收缩利于淋巴和血液运行。固有层中除有大量散在的淋巴细胞外,还可见淋巴小结。在空肠多为孤立淋巴小结,在回肠多个淋巴小结聚集形成集合淋巴小结,可穿过黏膜肌层抵达黏膜下层(图 5-5)。集合淋巴小结又称为 Peyer 斑,呈长椭圆形,其长轴往往与肠管的长轴一致,常分布于回肠对系膜缘的肠壁内(图 5-5)。肠伤寒的病理组织学变化发生于集合淋巴小结,可在此处引发肠出血或肠穿孔。

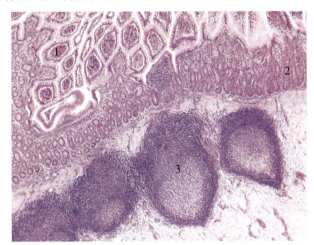

图 5-5   回肠(横切面)光镜图
1.肠绒毛(横切面);2.小肠腺;3.淋巴小结(路欣供图)

3. **黏膜肌层**   由内环行和外纵行两薄层平滑肌组成。肌纤维收缩可促进固有层内的小肠腺分泌物排出和血液运行,利于物质吸收和转运。

二、黏膜下层

为较致密的结缔组织,含有较多的血管和淋巴管,并有黏膜下神经丛分布,在回肠部可见集合淋巴小结穿过黏膜肌层伸抵此层。

三、肌层和外膜

肌层由内环行和外纵行两层平滑肌组成。小肠的环形肌较厚,纵行肌较薄,两层平滑肌之间有肌间神经丛和 ICC。外膜均为浆膜,与小肠系膜相连续。

第三节   小肠的功能

经胃初步消化的食糜进入十二指肠后,开始了小肠内的消化。小肠内的消化包括小肠平滑肌运动所致的机械消化和小肠液、胰液及胆汁中丰富的消化酶所致的化学消化。在多种消化力强的消化酶作用下,三大营养物质在小肠内变成可吸收的小分子物质,如葡萄糖、脂肪酸和氨基酸等。另外,食物在小肠内停留的时间较长,随食物的性质而不同,一般为 3~8 小时,有利于充分的消化和吸收。因此,食物通过小肠后,消化过程基本完成,未被消化的食物残渣进入大肠。

Note

一、小肠液的分泌

小肠液主要由小肠内两种腺体分泌,即十二指肠腺和小肠腺。十二指肠腺也称勃氏腺(Brunner gland),分布于十二指肠黏膜下层中,分泌碱性液体。小肠腺也称李氏腺(Lieberkühn gland),分布于全部小肠的黏膜层内,主要分泌小肠液。此外,十二指肠接受胰液和胆汁,参与小肠内的化学性消化(见胰腺和肝胆相关章节)。

(一) 小肠液的成分和作用

小肠液是一种弱碱性液体,pH 为 7.6,渗透压接近于血浆。成人每日分泌量为 1.5~3.0L,除水分外还含有无机盐、黏蛋白和肠致活酶等。小肠液中还常混有脱落的肠上皮细胞、白细胞,以及由肠上皮细胞分泌的免疫球蛋白等。小肠液中通常检测到由脱落肠上皮细胞释放的多种消化酶,如肽酶(寡肽酶、二肽酶、三肽酶等)、麦芽糖酶和蔗糖酶等,但现在认为,上述酶对小肠内消化并不起作用。

小肠液的主要生理作用有:保护十二指肠黏膜免受胃酸侵蚀并在黏膜表面形成一道抵抗机械损伤的屏障;肠致活酶可激活胰蛋白酶原,从而有利于蛋白质的消化;小肠液可以稀释消化产物,降低渗透压,有利于吸收。

(二) 小肠液分泌调节

小肠液受神经体液因素的调节,外来神经的作用不是很明显,但肠神经的局部反射起非常重要的作用。食糜对小肠黏膜的机械或化学刺激均可引起小肠液的分泌。尤其是小肠黏膜对扩张刺激最为敏感,小肠内食糜量越多,分泌也越多,上述刺激主要是通过肠壁内神经丛的局部反射引起。在胃肠激素中,促胃液素、促胰液素、缩胆囊素和血管活性肠肽均有刺激小肠液分泌的作用。

二、小肠的运动

小肠是整个消化道最重要的消化和吸收的场所,小肠的运动不仅提供机械动力也对化学消化起协同作用。小肠平滑肌层由纵行和环行两层肌肉组成,内层为环行肌,外层为纵行肌。小肠运动就是这两层肌肉的协调收缩。

(一) 小肠的运动形式

1. 紧张性收缩　紧张性收缩(tonic contraction)是小肠各种形式运动的基础,能使小肠保持一定的形状和位置,维持肠腔内一定的压力,当小肠紧张性升高时,食糜在肠腔内混合推进加速;而紧张性降低时,推进则减慢。

2. 分节运动　分节运动(segmentation contraction)是以小肠壁环行肌的收缩和舒张为主的节律性运动。空腹时,分节运动几乎不存在,食糜进入小肠后逐步加强。在食糜所在的肠管,环行肌隔一定间距多点同时收缩,将食糜分割成许多节段;数秒后,原收缩处舒张,原舒张处收缩,使食糜原来的节段分成两半,邻近的两半合在一起,形成新的节段,如此反复进行,使食糜不断分节并不断形成新的节段(图 5-6)。由上至下,小肠的分节运动存在着频率梯度,即小肠上部较快,如在十二指肠约 11 次 / 分,向小肠远端频率逐渐减慢,在回肠末端仅 6~8 次 / 分。

分节运动的生理意义是:①使食糜与消

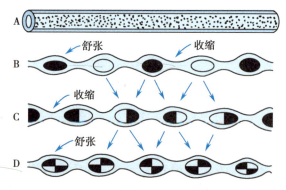

图 5-6　小肠分节运动示意图

A. 肠管表面观;B、C、D. 肠管纵切面观,表示不同节段的食糜节段分割与合拢的情况

Note

化液充分混合,增加消化酶与食糜的接触面积和机会,有利于化学性消化;②增加小肠黏膜与食糜的接触,并不断挤压肠壁以促进血液与淋巴液的回流,从而有助于吸收;③由于分节运动存在由上至下的活动梯度,因此对食糜有较弱的推进作用。

3. 蠕动　蠕动(peristalsis)是一种纵行肌和环行肌共同参与的节律性运动。小肠从近端向远端传播的环状收缩波,可起始于小肠的任何部位,推进速度为 0.5~2cm/min,行约 3~5cm 后自行消失。蠕动的意义在于使经过分节运动作用的食糜向前推进,到达一个新肠段,再开始分节运动。此外,小肠还有一种进行速度很快、传播较远的蠕动(2~25cm/s),称为蠕动冲(peristaltic rush),可将食糜从小肠的始端一直推送至回肠末端及结肠。蠕动冲可能是一种由吞咽动作或食糜对十二指肠的刺激引起的反射活动。回肠末端可出现与正常蠕动波方向相反的蠕动运动,称为逆蠕动(anastalsis)。逆蠕动防止小肠内食糜过早地进入结肠,保证食糜在小肠内充分消化和吸收。小肠蠕动推送肠内容物(包括水和气体)时产生的声音称肠鸣音(bowel sound),肠蠕动增强时,肠鸣音亢进;肠麻痹时,肠鸣音减弱或消失。

4. 移行性复合运动　小肠在消化间期发生电活动和收缩活动呈现周期性变化,这种运动形式称为移行性复合收缩(migrating motor complex,MMC)(见图 4-19)。MMC 起源于胃或小肠上段,并沿着肠管向远端移行,其时程约为 90~120 分钟。

MMC 的生理意义是:①防止消化间期结肠内细菌逆行迁入回肠,例如,当 MMC 减弱时,常伴有小肠内细菌过度繁殖;②通过 MMC 将小肠内残留物包括食物残渣、脱落的小肠上皮细胞碎片等清除到结肠内;③消化间期保持小肠平滑肌良好的功能状态。MMC 产生与胃动素(motilin)关系密切,例如禁食动物注射胃动素可以诱发 MMC。

(二)回盲括约肌的功能

在回肠末端与盲肠交界处的环行肌明显加厚,长度约 4cm,具有括约肌的作用,称为回盲括约肌(ileocecal sphincter)。在静息状态保持轻度收缩状态,使回肠末端压力高出结肠 15~20mmHg。食物进入胃后,可通过胃 - 回肠反射(gastro-ilium reflex)引起回肠蠕动,当蠕动波传播到近回盲括约肌时,括约肌舒张,随着蠕动波进一步向括约肌传播,约 4ml 食糜被推入结肠。食糜可通过壁内神经丛的局部反射对盲肠的产生机械扩张刺激,使回盲括约肌收缩并减弱回肠运动,延缓回肠内容物通过速度。因此,回盲括约肌一方面防止了小肠内容物过快地排入结肠,延长了食糜停留的时间,有利于小肠内容物的完全消化和吸收,另一方面也阻止了结肠内的食物残渣倒流。

(三)小肠运动的调节

小肠运动受神经包括外来神经、肠神经以及体液因素等的调控(图 5-7)。

1. 肠神经系统的调节作用　小肠内食糜的机械扩张或消化产物的化学刺激均可通过壁内神经丛的兴奋性和抑制性运动神经元调控。小肠肌间神经丛的运动神经元可分为两类:①兴奋性运动神经元末梢释放乙酰胆碱等兴奋性递质;②抑制性运动神经元末梢释放 NO、VIP 等抑制性神经递质。

2. 外来神经的调节作用　迷走神经和交感神经是调节小肠运动的主要外来神经。一般来说,交感神经兴奋抑制小肠运动,副交感神经兴奋增强小肠运动。但上述效果与组织所处的状态相关。

3. 体液因素的调节作用　肠壁内的神经丛和平滑肌对化学物质具有较高和广泛的敏感性。多种体液因素可直接或间接对小肠运动起调节作用,其中胃肠激素在调节小肠运动中意义重大。例如促胃液素、5-HT、CCK、脑啡肽和胃动素能促进小肠收缩,相反,胰泌素、胰高血糖素、血管活性肠肽和抑胃肽等则抑制小肠运动。

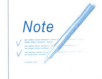

Note

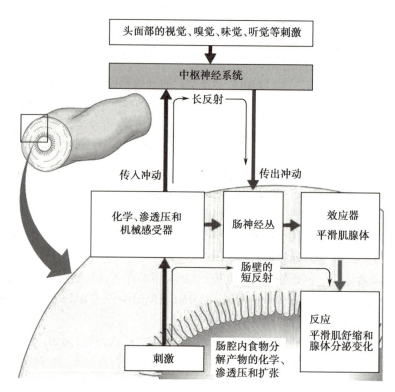

图 5-7　消化道神经调节示意图

第四节　小肠常见疾病的病理生理与病理变化

一、肠梗阻

肠梗阻(intestinal obstruction, ileus)是由于肠内外各种原因引起的小肠肠道机械性堵塞性疾病,是常见的外科急腹症之一。发生肠梗阻时,不仅肠管形态和功能上会发生相应病理变化,还可导致一系列全身性病理改变。有时急性肠梗阻病情进展迅速,常致病人死亡。目前死亡率一般为 5%~10%,绞窄性肠梗阻者可达 10%~20%。肠梗阻可导致的水、电解质与酸碱平衡失调等全身性病理改变,病人年龄大合并心肺功能不全等为常见的死亡原因。

(一) 病因和发病机制

1. 机械性因素　常见原因包括:①肠外因素:如粘连及束带压迫、肿瘤压迫、疝嵌顿等;②肠壁因素:如肠壁肿瘤、肠套叠、肠扭转、先天畸形等;③肠腔内因素:如粪块、蛔虫、异物、胆石堵塞等。以上机械性因素均可引起肠腔狭窄、堵塞而导致肠内容物无法顺利通过,称为机械性肠梗阻,为临床上最常见的类型。

2. 动力性因素　因肠动力异常而导致肠内容物无法顺利通过肠腔,称为动力性肠梗阻。①麻痹性肠梗阻:较常见,多发生于腹腔手术后、弥漫性腹膜炎、腹部创伤等,由于腹腔炎症、腹膜刺激导致严重的神经、体液及代谢紊乱,继而造成肠蠕动减弱或消失;②痉挛性肠梗阻:较少见,发生于肠道功能紊乱、急性肠炎或慢性铅中毒病人。

3. 血运性因素　因肠系膜血管栓塞或血栓形成,肠管血液循环障碍,导致肠失去蠕动能力,肠腔虽通畅但肠内容物无法顺利通过肠腔,称为血运性肠梗阻。血运性肠梗阻因肠管缺血可迅速发生坏死,需要紧急处理。

(二) 病理生理改变

1. 局部变化

(1) 早期变化:机械性肠梗阻时,梗阻部位以上肠管蠕动增强、肠管因气体和液体等积聚而膨胀明显,梗阻部位以下肠管瘪陷。扩张肠管和塌陷肠管交界处即为发生梗阻的位置。梗阻部位越低,肠管膨胀和腹胀越明显,由于肠腔内积聚大量液体,病人可发生水、电解质和酸碱平衡紊乱。麻痹性肠梗阻主要表现为肠管内积气、积液,肠管蠕动消失,明显腹胀。

(2) 晚期变化:由于肠管内大量积气、积液,腔内压显著升高,肠管过度扩张,肠壁出现不同程度的血运障碍和缺氧。首先肠壁静脉和淋巴液回流障碍,出现肠壁淤血、水肿,肠液分泌增加,液体外渗;同时由于肠壁细胞缺血、缺氧,肠壁、毛细血管和淋巴管通透性增加,肠壁出现出血点和大量渗液。随后,肠壁动脉血运受阻,肠壁发生缺血坏死,失去动力,颜色变黑,发展为绞窄性肠梗阻。此时肠壁变薄,通透性增加,肠腔内大量细菌和毒素易位并吸收,进入腹腔后导致腹膜炎。最终肠管坏死造成破溃穿孔,引起弥漫性腹膜炎。

2. 全身变化

(1) 水、电解质和酸碱平衡紊乱:肠梗阻时,消化液积存于肠腔而无法吸收回全身血液循环,同时肠壁持续向肠腔内渗出液体,导致体液丢失于第三间隙,可出现低钾、低钠、低氯等电解质紊乱。高位肠梗阻病人因呕吐而丢失大量胃液,故易发生脱水和代谢性碱中毒。低位肠梗阻病人可丢失大量碱性消化液,且因组织灌注不良而使酸性代谢产物蓄积,故易发生代谢性酸中毒。

(2) 血容量降低:主要由于肠腔内大量积液、肠壁液体外渗以及呕吐直接导致消化液丢失,造成体液总量减少和血容量降低。此外,肠梗阻时体内蛋白质分解增加而合成不足,导致血浆蛋白减少、血浆胶体渗透压下降,血容量降低。

(3) 休克:肠梗阻时,由于体液的大量丢失,可引起低血容量性休克;由于细菌易位感染、大量毒素吸收则可引起感染性休克。当肠管坏死、穿孔,发生严重腹膜炎时,低血容量性休克和感染性休克可并存。

(4) 其他器官功能障碍:肠梗阻时,腹痛、腹胀可使病人腹式呼吸减弱,严重腹胀、腹内压升高、横膈上抬可造成肺通气障碍。腹内压增高和血容量不足可导致下腔静脉回流减少,心排出量降低。毒素大量吸收和全身循环障碍可引起肝、肾功能障碍。

(三) 病理变化

急性肠梗阻时在梗阻处上端小肠开始有一过性蠕动增强,其后则肠管麻痹、扩张,肠壁变薄,肠腔内含大量粪液,适于细菌繁殖。梗阻如位于小肠上段,常引起剧烈呕吐,导致严重水及电解质丢失。由于肠内容物停滞及细菌感染,肠黏膜发生炎症反应,偶亦见溃疡形成甚至发生肠穿孔。如梗阻时间较长,血运障碍,可导致肠出血和坏死,形成弥漫性腹膜炎。

(四) 临床诊疗及预后

肠梗阻的临床表现可总结为痛、吐、胀、闭。①腹痛:机械性肠梗阻引起的腹痛为阵发性剧痛,麻痹性肠梗阻则多为持续性胀痛,如若腹痛的间歇期不断缩短,或呈持续性剧痛,应警惕绞窄性肠梗阻的可能。②呕吐:高位梗阻呕吐频繁且出现较早,呕吐物多为胃及十二指肠内容物;低位梗阻呕吐并不频繁且出现较晚,初为胃内容物,后期为粪便样肠内容物;溢出性呕吐多见于麻痹性肠梗阻。③腹胀:一般以低位肠梗阻多见,麻痹性肠梗阻尤为明显,遍及全腹,可见梗阻以上肠管膨胀,出现肠型,高位梗阻腹胀表现并不明显,有时可见胃型。④排气、排便停止:完全性肠梗阻多见,但需注意,高位梗阻早期,其下积存的气体和粪便仍可以排出,需防止漏诊。除以上特征性症状外,肠梗阻晚期还可见唇干舌燥、皮肤弹性减退、眼窝凹陷、脉细速等休克症状,多由呕吐、脱水及全身电解质紊乱引起。视诊可见胃肠型和蠕动波,触诊可扪及有压痛的包块,

Note

当渗出明显时叩诊可有移动性浊音阳性,听诊可闻及肠鸣音亢进,有气过水声或金属音,麻痹性肠梗阻时,肠鸣音减弱或消失。

肠梗阻发生4~6小时后,腹部立位平片即可显示出肠腔内积气积液影,侧位平片可见胀气肠袢和液平。根据肠梗阻部位不同,X线表现也各异,可大致判断梗阻部位:空肠梗阻可见鱼骨刺征;回肠梗阻可见阶梯状液平;结肠梗阻可见结肠袋形。实验室检查早期变化不明显,随着病情进展,可出现全身酸碱平衡失调、电解质紊乱及肾功能异常。

首先应依据其典型的临床表现及特点来确定是否为肠梗阻,然后明确梗阻性质和类型,最后确定梗阻部位及原因。肠梗阻具有"痛、吐、胀、闭"等典型的临床表现,不难与其他疾病相鉴别,但肠梗阻初期,症状并不明显,多表现为非特异性胃肠道反应,易与其他胃肠道疾病如阑尾炎、急性出血性肠炎、食物中毒等相混淆,延误治疗,使病情恶化。因此,对以恶心、呕吐及腹痛为主要症状的病人,首先应完善病史和腹部体格检查,同时根据有无急腹症,选择X线或B超检查,便可早期排除其他疾病的干扰。

肠梗阻的治疗以外科手术解除梗阻为主,但无论手术亦或非手术治疗的病人均需进行基础治疗,后续治疗的方案根据梗阻部位、类型、性质、全身状况及病情严重程度而定。基础治疗包括:禁食、补液、胃肠减压、纠正水、电解质及酸碱平衡紊乱;营养支持;抗感染;吸氧、止痛及生长抑素等支持治疗。手术治疗常用术式:胃肠减压术、粘连松解术、肠短路吻合术、腹腔引流及肠造口术等。

肠梗阻的预后因梗阻类型、病人一般情况以及疾病严重程度而异,肠扭转如未能得到及时、妥善的处理,死亡率高达10%~33%;肠套叠以小儿多见,只要通过及时的手术治疗,一般预后好;肠系膜血管缺血引起肠梗阻以老年人居多,基础情况较差,且临床认识不足易误诊,一旦发生广泛肠缺血坏死,预后凶险,死亡率高。

二、肠结核

肠结核是由结核分枝杆菌引起的慢性特异性肠道感染,好发于回盲部。约90%为人型结核分枝杆菌感染。全人口感染率为44.5%,0~14岁儿童结核感染率为0.9%。

(一)病因和发病机制

肠结核多数继发于肺结核。偶尔因饮用未经消毒的带菌牛奶或乳制品而发生牛型结核分枝杆菌肠结核。当入侵病菌数量较多、毒力较强,并存在机体免疫功能异常、肠道功能紊乱、局部防御功能降低时,即可能发生本病。结核分枝杆菌侵犯肠道的主要途径如下:

1. 消化道播散　消化道是肠结核的主要感染途径,多因开放性肺结核或喉结核而吞下含菌痰液,或经常与肺结核病人共同进餐忽视隔离或餐具消毒等继发肠结核。

结核分枝杆菌食入后,因其含脂外膜而不易被胃酸杀灭。病菌进入肠道后大多在回盲部引起病变,因回盲部富含淋巴组织及存在生理性潴留、逆蠕动,病菌在此停留时间长,结核菌易感性强。

2. 血行播散　肠结核也可经血行播散途径感染,常见于粟粒性肺结核。

3. 邻近播散　肠结核还可由腹腔、盆腔等邻近结核病灶直接蔓延而引起,如结核性腹膜炎、肠系膜淋巴结结核、输卵管结核和肾结核等。

(二)肠结核病的病理学改变

肠结核好发于回盲部(即回盲瓣及其相邻的回肠和结肠),其他肠段少见,依次为升结肠、空肠、横结肠、降结肠、阑尾、十二指肠、乙状结肠和直肠。根据病变特点将肠结核分为以下三种类型:

1. 溃疡型　此型多见。结核杆菌入侵的肠壁淋巴组织表现为充血、水肿及炎症渗出性病变,形成结核结节,进一步发展,结节逐渐融合并发生干酪样坏死,破溃后形成溃疡。因肠壁淋巴管

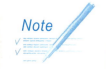
Note

环肠管分布,典型的肠结核溃疡多成环形,其长轴与肠腔长轴垂直(图5-8)。溃疡边缘不齐,一般较浅,底部有干酪样坏死物,其下为结核性肉芽组织。溃疡愈合后因瘢痕形成和纤维收缩而致肠腔狭窄。肠浆膜面可见纤维素渗出,在慢性发展过程中,病变肠段常与周围组织紧密粘连。

2. **增生型** 此型较少见,以肠壁大量结核性肉芽组织形成和纤维组织增生为病变特征。病变多局限于回盲部,肠壁高度肥厚、肠腔狭窄。黏膜面可见瘤样肿块突入肠腔,导致慢性不完全低位肠梗阻。

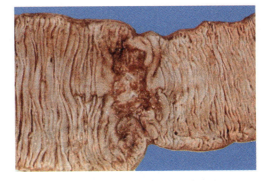

图5-8 溃疡型肠结核
溃疡呈带状(半环形),其长径与肠的长轴垂直

3. **混合型** 兼有上述两种病变。

(三) 临床诊疗及预后

肠结核的临床表现主要有:①腹痛:多位于右下腹或脐周,并伴有压痛。间歇性发作,餐后加重,并伴肠鸣音亢进,排便或排气后缓解。②腹泻与便秘:溃疡性肠结核临床表现常以腹泻为主,每日排便次数与病变严重程度及病变范围相关,一般为2~4次/日,严重时可达到10余次/日。粪便多呈糊样,无脓血,无里急后重。病人有时会出现腹泻与便秘交替。增生型肠结核以便秘为主。③腹部肿块:增生型肠结核腹部肿块多位于右下腹,中等质地、较固定、伴轻至中度压痛。而溃疡型肠结核病人腹部肿块既可见于右下腹,也可因病变肠段和周围肠段、肠系膜淋巴结粘连形成腹块。④全身症状和肠外结核表现:结核毒血症状多见于溃疡型肠结核,为长期不规则低热、盗汗、消瘦、贫血和乏力,并随着病程进展可出现维生素缺乏等营养不良表现。同时,活动性肠外结核也可有弛张热或稽留热及其他肠外结核症状。增生型者病程长,全身情况一般较好,无明显结核毒血症状。晚期病人多出现并发症,其中肠梗阻及合并结核性腹膜炎多见,肠出血、瘘管、腹腔脓肿、肠穿孔等症状少见。

溃疡型肠结核血常规显示轻到中度贫血,血沉明显增快可作为估计结核病活动程度的指标之一。粪便隐血试验阳性,可见少量脓细胞与红细胞。结核菌素试验呈强阳性或结核感染T细胞斑点试验(T-SPOT)阳性均有助于本病的诊断。X线检查,溃疡型肠结核钡剂于病变肠段呈激惹征象,排空快,充盈不佳,且病变的上、下肠段钡剂充盈良好,称为X线钡剂激惹征。增生型者肠黏膜呈结节状改变,肠腔变窄、肠壁边缘不规则、肠段缩短变形、回肠和盲肠的正常角度消失。内镜是诊断肠结核最有效的检查手段,镜下见回盲部等处黏膜充血、水肿、溃疡形成(呈鼠咬状),大小及形态各异的炎症息肉,肠腔变窄等。病灶处活检时确诊以发现肉芽肿,干酪坏死或抗酸菌为依据。小肠镜和胶囊内镜检查可排除肠道其他病变可能。

临床上肠结核需要与克罗恩病、右侧结肠癌、阿米巴病或血吸虫病性肉芽肿、肠恶性淋巴瘤、肠伤寒、肠放线菌病等疾病相鉴别,相应感染史、X线、胶囊内镜、内镜及活检有助于鉴别诊断。

肠结核的治疗目的是消除症状,改善全身情况、促使病灶愈合及防治并发症。强调早期抗结核化学药物治疗是治疗的关键。各型肠梗阻内科治疗无效病人,急性肠穿孔、慢性肠穿孔瘘管形成内科治疗无效病人,肠道大量出血内科止血效果差者和诊断困难需开腹探查病人可手术治疗。

本病预后的决定因素在于是否能够早期诊断和及时治疗。病变处于渗出阶段时预后较好。合理选择抗结核药物,保证充分剂量和足够疗程对于本病的预后起到决定性作用。

三、克罗恩病

克罗恩病(Crohn disease,CD)又称局限性肠炎(regional enteritis),是一种病因未明的主要侵犯消化道的慢性炎性肉芽肿性疾病。病变主要累及回肠末端,其次为结肠、回肠近端和空肠等

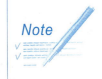
Note

处,呈节段性或跳跃式分布。本病以腹痛、腹泻、腹块和肠梗阻为临床特点,可伴有关节、皮肤、口腔黏膜、眼等肠外表现及发热、营养障碍等全身表现。CD 多在 15~30 岁年龄段发病,男女患病率相似,欧美国家患病率较高,我国少见,但近年呈逐渐增长的趋势。

(一)病因和发病机制

病因不明,目前认为可能与遗传、免疫、感染等多种因素相关。

1. 遗传因素　大量研究显示,CD 与遗传因素相关。单卵双生子共患 CD 的一致性比率明显高于异卵双生子。CD 病人的亲属患病的危险性高于普通人群的 30 余倍。最早发现与 CD 相关的突变基因为 NOD2 基因(也称 CARD15 基因)。NOD2 的正常表达与机体天然免疫防御功能密切相关,其突变可造成天然免疫反应失调、NF-κB 活化、细胞因子生成增加,进而导致组织细胞损伤和 CD 的发生。NOD2 突变多见于 CD 末端回肠受累者,易发生纤维化与狭窄,但仅不足 30% 的 CD 存在此基因突变,而我国、日本及韩国研究尚未发现此基因突变,反映了遗传异质性和东西方人种的差异。目前发现至少有 30 多个基因与 CD 相关,例如参与内质网未折叠蛋白反应途径的 XBP1 基因等。

2. 免疫因素　肠黏膜上皮既是肠道的天然屏障,也参与黏膜的免疫反应,其传递抗原刺激信息、释放各种细胞因子与化学介质,促进局部白细胞的聚集、活化和吞噬,从而启动宿主的免疫反应。当机体免疫功能失调,造成肠道局部炎症反应加强,则可能导致 CD 的发生。

曾有观点认为 CD 是一种原发性 T 细胞自身免疫疾病。现在最新的学说则认为,CD 源于天然免疫的缺陷,表现为体内巨噬细胞分泌各种细胞因子障碍,造成天然免疫受损,因而引发结肠内各种微生物引起的持续炎症反应。另有学说认为,CD 主要因 Th1 或 Th17 细胞激活并释放分泌白细胞介素 2(interleukin-2,IL-2)、γ 干扰素(interferon-γ,IFN-γ)、肿瘤坏死因子(tumor necrosis factor,TNF)或者 IL-17、IL-22 等细胞因子所致。此外,证据表明,ATG16L1 基因变异引起的细胞自噬功能缺陷亦与 CD 的发病相关。

3. 感染因素　大量研究推测副结核分枝杆菌、麻疹病毒、流感病毒等与 CD 发病相关,但目前尚未找到确切的直接证据。

4. 其他　动物蛋白摄入过多、饮食中 Omega-6 与 Omega-3 比例失衡、口服某些激素类避孕药、早期断奶、儿童期肠道感染和吸烟等在 CD 中的作用均有报道。精神因素、活性氧(reactive oxygen species,ROS)、NSAIDs 等也可能通过多个环节参与 CD 的发生。

(二)病理变化

大体病理改变:病变呈阶段性,由正常黏膜分隔。病变处肠壁变厚、变硬,肠黏膜高度水肿。皱襞呈块状增厚,黏膜面有纵行溃疡并进而发展为裂隙,重者可引起肠穿孔及瘘管形成。病变肠管常因纤维化而狭窄并易与邻近肠管或肠壁粘连。肠壁可粘合成团,与回盲部增殖型结核相似。

光镜下,病变复杂多样,包括:①裂隙状溃疡。溃疡深而狭窄,呈裂隙状,溃疡表面被覆坏死组织;②肠壁各层可见大量淋巴细胞、巨噬细胞与浆细胞浸润,可见淋巴组织增生并有淋巴滤泡形成;③肉芽肿形成。约半数以上病例出现由上皮样细胞和多核巨细胞构成的非干酪样坏死肉芽肿(图5-9);④肠黏

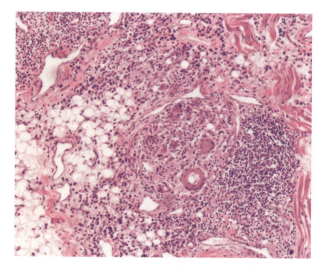

图 5-9　Crohn 病

小肠壁(浆膜)内非干酪样坏死性肉芽肿,由上皮样细胞、多核巨细胞及增生的纤维母细胞组成,周围有淋巴细胞、浆细胞浸润,肉芽肿中心无干酪样坏死

Note

膜下层增厚、高度水肿，并见多数扩张的淋巴管。

（三）临床诊疗与预后

CD 临床症状以腹痛最常见，多为右下腹或脐周痉挛性疼痛，间断发作，多于餐后加重，排便排气后缓解。其次是腹泻，早期可呈间歇性发作，后期为持续性糊状便，一般无脓血或黏液。部分病人可出现腹部包块，以右下腹与脐周多见。CD 特征性临床表现为瘘管形成，可作为与溃疡性结肠炎鉴别的依据。少数病人有肛门周围瘘管、脓肿形成及肛裂等肛门周围病变。CD 全身表现以发热最常见，常为间歇性低热或中度发热，多由肠道炎症活动或继发感染引起。因食欲减退、慢性腹泻及慢性消耗等可致消瘦、贫血、低蛋白血症、维生素缺乏等。部分病人伴有口腔黏膜溃疡、皮肤结节性红斑、关节炎、葡萄膜炎等肠外表现。并发症以肠梗阻、腹腔内脓肿常见，偶可并发急性肠穿孔及消化道出血，直肠或结肠黏膜受累者可发生癌变。

实验室检查常有贫血，活动期可见白细胞计数增高，C- 反应蛋白增高，血沉加快。粪便隐血试验常呈阳性。酿酒酵母抗体（anti-*Saccharomyces cerevisiae* antibody，ASCA）及外周血中性粒细胞胞质抗体（perinuclear anti-neutrophil cytoplasmic antibodies，p-ANCA）可能分别为 CD 和 UC 的相对特异性抗体，有助于诊断及鉴别诊断。胃肠钡餐可见黏膜皱襞粗乱、纵行性溃疡或裂沟、鹅卵石征、瘘管形成、假息肉、多发性狭窄或肠壁僵硬等 X 线征象，病变呈节段性分布。内镜直视下可观察病变呈节段性、非对称性分布的纵行溃疡、鹅卵石样改变、肠腔狭窄或肠壁僵硬、炎性息肉等，病变之间黏膜外观正常，活检发现典型的非干酪性肉芽肿有助于 CD 的诊断。

中青年病人有慢性反复发作右下腹或脐周疼痛、腹泻、腹块及发热等表现，内镜和 X 线发现回肠末端与邻近结肠的节段性肠道炎性改变，可作出临床诊断（如活检于黏膜固有层见非干酪坏死性肉芽肿更支持诊断）。对初诊不典型病人，应通过随访观察以明确诊断。CD 应与各种肠道感染性或非感染性炎症疾病及肠道肿瘤相鉴别，主要依靠 X 线、内镜及病理活检。

CD 治疗目标是控制病情活动，促进黏膜愈合，减少手术，提高生活质量。首先必须戒烟，加强营养，重症者可辅以肠内或肠外营养。活动期主要控制炎症反应，根据病情轻重及病变部位选用氨基水杨酸制剂［柳氮磺胺吡啶（sulfasalazine，SASP）］、糖皮质激素、免疫抑制剂（硫唑嘌呤）或生物制剂（英夫利昔单抗，IFX）等。缓解期用药一般根据诱导缓解期而定，但激素不作为维持缓解用药，一般可逐渐改用氨基水杨酸制剂或硫唑嘌呤及 IFX 诱导并维持缓解。出现完全性机械性肠梗阻、瘘管与腹腔脓肿、急性穿孔或不能控制的大量出血等并发症，应考虑外科手术。手术方式主要是切除病变肠段，但术后复发率高，可达 50% 以上。CD 可经治疗好转或自行缓解，但多数病人易反复发作，迁延不愈，预后不良。

（郭晓霞 戴冀斌 许文燮 富冀枫 李晓波 刘玮 董卫国 朱俊勇）

本章小结

空肠和回肠借系膜固定于腹后壁，故又称为系膜小肠，上接十二指肠，下续盲肠。

空肠和回肠是由中肠演化形成。中肠首先形成"U"形的中肠袢，并以卵黄蒂为界分为头支和尾支。头支演化形成空肠和回肠的大部分，尾支盲肠突以前的部分形成回肠尾段。

空肠和回肠的管壁均由黏膜、黏膜下层、肌层和外膜组成。空肠黏膜表面有发达的长指状肠绒毛，在回肠则为短锥状。绒毛部上皮由吸收细胞、杯状细胞和少量内分泌细胞组成。吸收细胞游离面在光镜下可见纹状缘，电镜下为密集的微绒毛，微绒毛质膜外覆有细胞衣。绒毛中轴固有层结缔组织内有中央乳糜管、有孔毛细血管、少量纵行的平滑肌细胞。绒毛根部上皮向固有层内陷形成小肠腺。

Note

　　小肠内的消化包括小肠平滑肌运动所致的机械消化和小肠液、胰液和胆汁中丰富的消化酶所致的化学消化。小肠的运动形式有分节运动、紧张性收缩和蠕动运动,其中分节运动是小肠固有的运动形式。在小肠中,三大营养物质在消化酶的作用下变成葡萄糖、脂肪酸和氨基酸等小分子物质并被吸收。小肠黏膜的分泌活动和平滑肌运动受神经、体液因素的调控。

　　克罗恩病和肠结核是发生在小肠的常见病。克罗恩病多发生于回肠末端,其特征性病理特点为病变呈节段性及肉芽肿形成。肠结核主要发生于回盲部,包括溃疡型和增生型两种,其中溃疡型的溃疡长轴与肠腔长轴垂直,边缘不齐,底部有干酪样坏死物,其下为结核性肉芽组织;增生型以肠壁大量结核性肉芽组织形成和纤维组织增生为特征。

思考题

1. 中肠发育为消化管的哪几段?在发育过程中中肠袢经历了怎样的变化?
2. 与小肠吸收功能相适应的结构有哪些?简述其组织结构。
3. 试述小肠液的成分、性质和生理功能。
4. 试述小肠平滑肌运动形式及其生理意义。
5. 克罗恩病的特征性病理变化是什么?
6. 溃疡型肠结核的溃疡病变特点是什么?

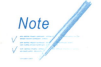

第六章 结肠、直肠和肛管的结构功能与病理

第一节 结肠、直肠和肛管的发生

一、结肠的发生

第 10 周,中肠袢开始从脐腔退回腹腔,脐腔随之闭锁(见第五章第一节)。中肠袢尾支盲肠突以前的部分形成回肠尾段,盲肠突以后的部分形成横结肠的右 2/3。盲肠突的近段发育为盲肠,远段发育为阑尾。盲肠突最初位于肝右叶下方,后降至右髂窝,升结肠随之形成。当中肠袢退回到腹腔时,后肠的大部被推向左侧,形成横结肠的左 1/3 和降结肠,降结肠尾段移向中线,形成乙状结肠(见图 5-1)。

二、直肠和肛管的发生

后肠末段的膨大部分为泄殖腔(cloaca),其腹侧与尿囊相连,末端以泄殖腔膜(cloacal membrane)封闭。人胚第 6~7 周,尿囊与后肠之间的间充质增生,形成一突入泄殖腔的镰状隔膜,称尿直肠隔(urorectal septum)。当尿直肠隔与泄殖腔膜融合时,泄殖腔被分隔为腹侧的尿生殖窦(urogenital sinus)和背侧的原始直肠。尿生殖窦参与泌尿生殖管道的形成。原始直肠分化为直肠和肛管上段。泄殖腔膜也被分为腹侧的尿生殖膜(urogenital membrane)和背侧的肛膜(anal membrane)。肛膜的外方为外胚层凹陷形成的肛凹(anal pit)。第 8 周末,肛膜破裂,肛凹加深并演变为肛管下段。肛管上段的上皮来自内胚层,下段上皮来自外胚层,二者之间以齿状线为界(图 6-1)。

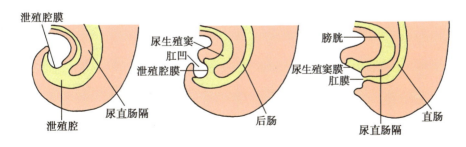

图 6-1 泄殖腔的分隔

三、主要畸形

1. **先天性巨结肠** 先天性巨结肠(congenital megacolon)又称 Hirschsprung disease,多见于乙状结肠。由于神经嵴细胞未迁移至结肠壁内,使肠壁内副交感神经节细胞缺如,导致该段肠管处于不能蠕动的麻痹状态,粪便淤积,久之肠管极度扩张成为巨结肠。

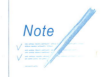

2. **不通肛**　不通肛（imperforate anus）又称肛门闭锁，是由于肛膜未破或肛凹未能与直肠末端相通所致，并常因尿直肠隔发育不全而伴有直肠尿道瘘。

3. **肠袢转位异常**　是由于肠袢在发育过程中反向转位所致，可表现为左位阑尾和肝、右位胃和乙状结肠等，并可影响胸腔器官，形成右位心，又称内脏反位。

第二节　结肠、直肠和肛管的形态结构

结肠、直肠和肛管是大肠的主要组成部分。大肠（large intestine）起自盲肠，止于肛门，全长1.5m，为下段消化管。大肠自近侧端向远侧端可分为盲肠、阑尾、结肠、直肠和肛管五个部分。这五部分中最长的是结肠，升结肠、横结肠、降结肠和乙状结肠形成一个近似四边形的框架，将空肠和回肠围于其中。盲肠和结肠的表面具有三大结构特点，即结肠带、结肠袋和肠脂垂。结肠带（colic band）有三条，由肠壁的纵行平滑肌增厚形成，循肠管的纵轴走行，三条结肠带在阑尾根部相汇，因此临床手术中，结肠带也是指示阑尾位置的结构标志。结肠袋（haustra of colon）是结肠表面连续不断的囊袋状膨起，其形成原因是因为结肠带比肠管的长度短，牵拉固定肠管使其皱褶缩短以适应结肠带的长度所致。肠脂垂（epiploic appendices）是分布在结肠带两侧的许多含脂肪的小突起状结构，由浆膜和其包裹的脂肪组织构成（图6-2）。

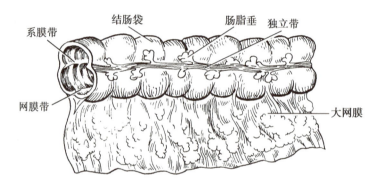

图6-2　结肠的特征性结构

一、盲肠

盲肠（cecum）为大肠的起始部，内侧有回盲口与回肠相通，长约6cm。盲肠下端为盲端，上方接续于升结肠，主要位于右髂窝内，其体表投影为腹股沟韧带外侧半的上方。盲肠可出现位置变异，可在髂嵴以上，也可低至骨盆腔内，更有甚者出现在腹腔左侧，均由于胚胎发育过程中，肠管异常旋转。

回肠末端通向盲肠的开口称回盲口（ileocecal orifice），此处有回盲瓣（ileocecal valve），为回肠末端突入盲肠腔内所形成的上、下两片半月形的黏膜皱襞。回盲瓣的作用是防止小肠内容物过快地流入大肠，以便食物在小肠内充分消化，并可阻止盲肠内容物逆流进入回肠。由于回肠和盲肠以"端侧"形式相连接，两者连接处形成的夹角几乎成直角，且盲肠管径明显大于回肠，故易形成肠套叠，尤以小儿多见。回盲口下方约2cm处有阑尾的开口（图6-3）。盲肠属于腹膜内位器官，但是没有系膜或仅有很短的系膜，故其位置相对较固定。但是少数人的升结肠系膜较长，使升结肠和盲肠具有较大活动度，形成所谓移动性盲肠，极易导致肠扭转和肠梗阻。盲肠的组织学结构与结肠基本相同（详见下文）。

二、阑尾

阑尾（vermiform appendix）是一条细长的蚓状器官，其根部连于盲肠的后内侧壁，借一开口

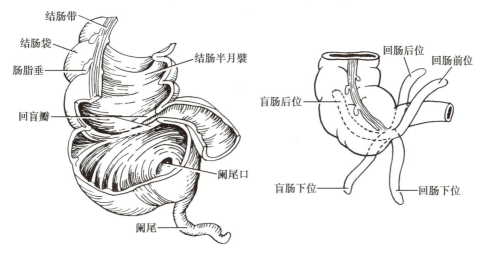

图6-3　盲肠和阑尾

与盲肠腔相通,其远端游离,平均长约6~8cm。阑尾的外径约0.5~1cm,管腔较狭小,排空能力较差。儿童的阑尾一般较成人相对长一些,中年以后逐渐萎缩变短。

　　阑尾的位置变化较大,比较多见的位置在回肠末端的前面或后面,盲肠的后方或下方,较少见的位置是降入骨盆上缘进入盆腔内。据国人体质调查资料显示,阑尾以回肠后位和盲肠后位为多见,盆位较少,盲肠下位和回肠前位最少。非常罕见的阑尾位置为肝下位和左腹下位。三条结肠带均在阑尾根部会聚,故当手术中寻找阑尾非常困难时,可依循结肠带向下追踪,此为比较可靠的方法。由于阑尾的位置有变化,不同位置阑尾毗邻的器官结构也不尽相同,因此阑尾发生炎症时,其临床症状和体征也存在一定的差别(图6-3)。

　　阑尾根部的体表投影通常以脐与右侧髂前上棘连线的中、外1/3交界处作为标志点,此点又称为McBurney点。临床有时也以左、右髂前上棘连线的右、中1/3交界处作为阑尾体表的标志点,该点称为Lanz点。

　　阑尾管壁结构类似结肠,无环形皱襞和绒毛。大肠腺短而少。固有层内有极丰富的淋巴组织,大量淋巴小结及弥散淋巴组织连续成层,并多深入黏膜下层,致使黏膜肌层不完整。肌层很薄,外覆浆膜(图6-4)。

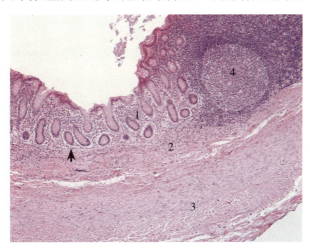

图6-4　阑尾(横切面)模式图
1.黏膜;2.黏膜下层;3.肌层;4.淋巴小结;↑黏膜肌层(首都医科大学供图)

三、结肠

　　结肠(colon)在右侧髂窝内续于盲肠,在第3骶椎平面移行为直肠,全长分为升结肠、横结肠、降结肠和乙状结肠4段。升结肠和降结肠被腹膜包被固定于腹后壁,横结肠和乙状结肠由较长的系膜固定于腹后壁,活动度较大。结肠的直径随肠管向远侧端的走行逐渐变小,由起始端的6cm逐渐递减为乙状结肠末端的2.5cm,此为结肠肠管最狭细的部位(图6-5)。

(一)升结肠

　　升结肠(ascending colon)位于右侧髂窝内,下方与盲肠相接,沿腰方肌和右肾前面上升至肝右叶下方,然后转折向左前下方移行为横结肠。转折处形成的弯曲称结肠右曲(right colic

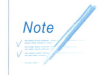

flexure),亦称肝曲。升结肠平均长度约15cm,但是其长度与盲肠位置的高低相关,因此存在明显的个体差异,或长或短。该段肠管属于腹膜间位器官,无系膜,后壁借结缔组织固定于腹后壁,故活动度很小。

(二)横结肠

横结肠(transverse colon)长约50cm,起自结肠右曲,先向左前下方走行,过中线后转向左后上方走行,至脾脏内侧面下方转折形成结肠左曲(left colic flexure),亦称脾曲,自此向下续于降结肠。横结肠整个全长呈一向前下悬垂的弓形弯曲,其最低点可达脐平面甚至低于脐平面。该段肠管属于腹膜内位器官,有较长的横结肠系膜将其固定于腹后壁,活动度较大。

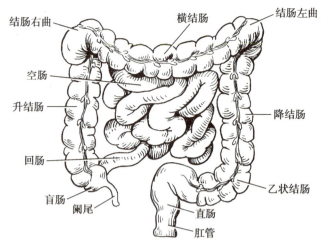

图6-5　小肠和大肠

(三)降结肠

降结肠(descending colon)起自结肠左曲,在左肾外侧缘和腰方肌前面下行,至左侧髂嵴移行为乙状结肠,全长约25cm。降结肠属腹膜间位器官,借结缔组织贴附于腹后壁,活动度较小。

(四)乙状结肠

乙状结肠(sigmoid colon)自左侧髂嵴处起于降结肠,经左侧髂窝向内侧转入盆腔内,在第3骶椎平面续于直肠,全长呈"乙"字形弯曲,长约40cm。乙状结肠为腹膜内位器官,由较长的乙状结肠系膜连于盆腔左后壁,活动度较大。

(五)结肠壁的结构

结肠壁由黏膜、黏膜下层、肌层和外膜组成(图6-6)。

1. **黏膜** 表面光滑,无绒毛。上皮为单层柱状,由吸收细胞和大量杯状细胞组成。固有层内含大量直管状大肠腺,由吸收细胞、杯状细胞、少量干细胞和内分泌细胞组成,无帕内特细胞。固有层内可见孤立淋巴小结。黏膜肌层同小肠。

2. **黏膜下层** 为疏松结缔组织,含有血管、淋巴管、神经纤维和黏膜下神经丛,以及成群的脂肪细胞。

3. **肌层** 由内环行和外纵行两层平滑肌组成。内环行肌节段性局部增厚,形成结肠袋;外纵行肌局部增厚形成三条结肠带,带间的纵行肌很薄,甚至缺如。

4. **外膜** 在盲肠、横结肠和乙状结肠为浆膜;在升结肠和降结肠的前壁为浆膜,后壁为纤维膜;外膜结缔组织

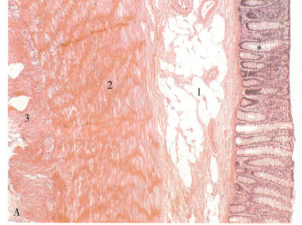

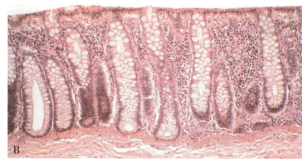

图6-6　结肠(横切面)光镜图
A.低倍;B.高倍。*大肠腺;1.黏膜下层(含脂肪组织);2.内环行肌;3.外纵行肌(邹仲之供图)

Note

中常有脂肪细胞聚集而成的肠脂垂。

四、直肠

直肠(rectum)位于盆腔内,在第 3 骶椎平面起于乙状结肠,循骶、尾骨前面下行,穿过盆膈后在会阴区移行为肛管,全长 10~14cm。直肠在矢状面上有两个弯曲,上面的弯曲为直肠骶曲(sacral flexure of rectum),是直肠上段循骶尾骨的盆面下降时形成的一个凸向后方的弓形弯曲,实际上是骶尾骨盆面的曲面决定的,距肛门 7~9cm;下面的弯曲为直肠会阴曲(perineal flexure of rectum)是直肠绕过尾骨尖时形成的凸向后的弯曲,距肛门 3~5cm(图 6-7)。直肠在冠状面上有 3 个不太明显的凸向侧方的弯曲,一般中间的一个较大,凸向左侧,上、下两个弯曲凸向右侧。

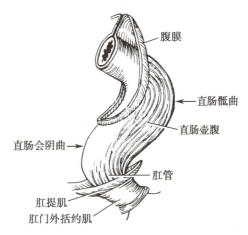

图 6-7　直肠与肛管

直肠与乙状结肠交界处的管径较细,肠腔向下迅速扩大形成直肠壶腹(ampulla of rectum)。直肠腔面有三条横行的黏膜皱襞,称为直肠横襞,又叫 Houston 瓣,是肠腔面黏膜包绕增厚的环形平滑肌形成的结构,具有拦阻排泄物,协助肛门括约肌活动的作用。最上方的横襞位于直肠与乙状结肠交界处,在肠腔左侧壁上,距肛门约 11cm。中间的横襞最大,位置恒定,通常在直肠壶腹稍上方,位于肠腔的右前壁上,距肛门约 7cm,恰在直肠前壁的腹膜移行至前方盆腔脏器的返折水平面。中直肠横襞是临床乙状结肠镜检时确定肠腔位置的结构标志。下方的直肠横襞位置不恒定,多位于肠腔左侧壁上,距肛门约 5cm(图 6-7、图 6-8)。

直肠上段的黏膜结构与结肠相似。大肠腺几乎全由杯状细胞组成。外纵行平滑肌薄而连续,不形成结肠带。在直肠上 1/3 段的大部和中 1/3 段的前壁为浆膜,余为纤维膜。

五、肛管

肛管(anal canal)为直肠穿过盆膈后下行至肛门的一段肠管,为消化管道的最后一段。肛管位于会阴的肛区内,长约 4cm,周边被肛门外括约肌包绕,平时处于收缩状态,具有控制排便的作用。

肛管腔内面有 6~10 条纵行黏膜皱襞称肛柱(anal columns),由黏膜包裹深面的血管和纵行平滑肌形成。各肛柱下端彼此间有半月形黏膜皱襞相连,这些皱襞称为肛瓣(anal valves)。一片肛瓣与两个相邻肛柱

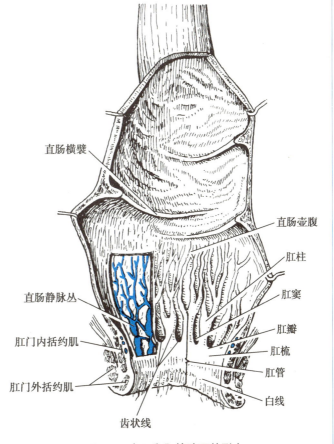

图 6-8　直肠和肛管腔面的形态

Note

下端共同围成的小隐窝为肛窦(anal sinuses),其开口向上,深约3~5cm,底部有肛腺的开口。肛窦内易于积存粪屑,感染后易致肛窦炎。各肛柱上端的连线称为肛直肠线(anorectal line),为直肠与肛管的分界线。各肛柱的下端与肛瓣边缘可连成一锯齿状环线称为齿状线(dentate line),或称肛皮线(anocutaneous line)。在齿状线处,黏膜上皮由单层柱状骤变为轻度角化的复层扁平上皮,大肠腺及黏膜肌层消失。齿状线是直肠腔内面组织结构的一条重要分界线。齿状线上、下的组织结构分别来自胚胎时期的内胚层和外胚层,由此造成了齿状线上、下方组织结构的差异:齿状线上方的上皮为单层柱状上皮,下方的上皮为复层扁平上皮;上方的组织有内脏神经分布,下方的组织有躯体神经分布;上方的部分由直肠上、下动脉供血,下方的部分由肛动脉供血;上方部分的静脉血分别回流到直肠上静脉和直肠下静脉,下方部分的静脉血回流至肛静脉;下方部分的淋巴引流至肠系膜下淋巴结和髂内淋巴结,上方部分的淋巴液引流至腹股沟浅淋巴结。

在齿状线下方,有一宽约1cm略显凸隆的环形带,称肛梳(anal pecten),这是由于肛门内括约肌收缩形成的。肛梳表面光滑,外观呈浅蓝色,因其深面含有静脉丛所致。肛梳部的皮下组织和肛柱部的黏膜下层内含有丰富的静脉丛,无静脉瓣,静脉丛可因多种病理原因发生静脉曲张,形成向肠腔内的黏膜突起,即痔。一般将发生在齿状线以上的痔称为内痔,齿状线以下的为外痔。跨齿状线上、下的为混合痔。

肛梳下缘有一不太明显的环形线,称白线(white line)或Hilton线,其位置相当于肛门内括约肌和外括约肌之间。肛门指诊时可在此处触及一环形浅沟,即括约肌间沟(见图6-8)。肛门(anus)为肛管的下口,是一个略呈前后纵行的开口,前后径约2~3cm。肛门周围皮肤呈暗褐色,因其含有较丰富的色素,此外,肛周皮肤亦含有汗腺和皮脂腺,男性还生有体毛。

环绕肛管周围的括约肌有肛门内括约肌和肛门外括约肌两大类。肛门内括约肌(sphincter ani internus)属于平滑肌,为肠壁环形平滑肌增厚形成的肌性管样结构,环绕肛管上3/4段,其下界恰为白线。肛门内括约肌有协助排便的作用,但不具有括约肛门的功能。

肛门外括约肌(sphincter ani externus)属于骨骼肌,围绕在肛管肛门内括约肌的外面。肛门外括约肌依其纤维所在的位置可以分为皮下部、浅部和深部三部分。皮下部(subcutaneous part)位于肛门周围皮下,环绕肛管下端的环形肌束,肌束较稀疏。此部纤维被切断不会引起大便失禁。浅部(superficial part)位于皮下部的深面,是一圈环绕肛门内括约肌下部的椭圆形肌束,前端附着于会阴中心腱和尾骨尖。深部(deep part)在浅部的深面,恰位于其上方,为环绕内括约肌上部的较厚环形肌束。肛门外括约肌皮下部在肛门括约中作用较弱,但是浅部和深部是肛门括约中的主要肌束,其损伤会导致大便失禁(见图6-7、图6-8)。

环绕肛管周围,实际上存在一个强大的肌性结构,包括肛门外括约肌的浅部和深部、肛门内括约肌、直肠下份的纵行肌和肛提肌的耻骨直肠肌,这些肌性结构统称肛门直肠环,对肛管都有括约作用,若手术中损伤将导致大便失禁。

第三节　结肠、直肠和肛管的功能

大肠内无重要的消化活动,其主要功能是:吸收水和电解质,参与机体对水、电解质平衡的调节;吸收由结肠内微生物产生的维生素B和维生素K等;完成对食物残渣的加工,形成和暂时贮存粪便,并控制定期排便。

一、大肠液的分泌

由大肠黏膜的柱状上皮细胞和杯状细胞分泌的大肠液,富含黏液和碳酸氢盐,其pH为8.3~8.4。大肠液几乎不含消化酶,基本无消化功能。大肠液中的黏液蛋白可以润滑粪便使其易于下行,保护大肠黏膜免受机械损伤和细菌侵蚀。

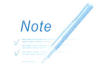

大肠内食物残渣对肠壁的机械性刺激是引起大肠液分泌的主要自然刺激。神经系统参与大肠液分泌调节,如刺激副交感神经可使大肠液分泌增加,而刺激交感神经则可使分泌减少。

二、大肠内细菌的活动及其意义

大肠内有许多细菌约占粪便固体重量的20%~30%,它们主要来自食物和空气,由口腔入胃,最后到达大肠。大肠内的 pH 和温度对一般细菌的繁殖极为适宜,细菌便在此大量繁殖。细菌分解食物残渣中的糖和脂肪,其产物有乳酸、醋酸、二氧化碳、沼气、脂肪酸、甘油、胆碱等,这一过程称为发酵(fermentation)。细菌也分解蛋白质,称为腐败(putrefaction),其产物有陈、氨基酸、硫化氢、氨、组胺、吲哚等,其中有些成分被肠壁吸收经门静脉到肝脏解毒。

大肠内的细菌还利用较为简单的物质合成维生素 B 复合物和维生素 K,被大肠吸收,并为人体所利用。

三、大肠的运动和排便

大肠的运动较小肠少、弱而慢,对刺激的反应也较迟缓,其特点与大肠作为粪便的暂时贮存所相适应。

(一)大肠的运动形式

1. 袋状往返运动　袋状往返运动(haustration movement)是由环行肌无规律地收缩所引起的,也是空腹时最多见的运动形式。袋状往返运动使结肠袋中的内容物向两个方向作短距离的位移,但并不向前推进。

2. 分节或多袋推进运动　一个结肠袋或一段结肠收缩,将内容物推进到下一段的运动。进食后副交感神经兴奋时,此运动加强。

3. 蠕动　大肠的蠕动运动是由一些稳定向前的收缩和舒张波所组成。收缩波前方的肌肉舒张,往往充有气体;收缩波的后面则保持收缩状态,使这段肠管闭合并排空。

大肠还有一种进行很快,且前进很远的蠕动,称为集团蠕动(mass peristalsis)。集团蠕动开始于横结肠,可将一部分大肠内容物推送至降结肠或乙状结肠,3~4 次 / 日。集团蠕动常见于进食后,可能是胃内食物进入十二指肠,由十二指肠 - 结肠反射所引起。

(二)排便反射

排入大肠的肠内容物可在大肠内停留 10 小时以上,在此期间食物残渣中的一部分水和无机盐等被大肠黏膜吸收,同时食物残渣和部分未被吸收的营养物质经过大肠内细菌的发酵和腐败作用,形成了粪便(feces)。粪便中除食物残渣外,还包括脱落的肠上皮细胞和大量的细菌。此外,机体代谢废物,包括由肝排出的胆色素衍生物,以及由血液通过肠壁排至肠腔中的某些重金属,如钙、镁、汞等的盐类。

正常人的直肠中平时无粪便,当结肠蠕动将粪便推入直肠时,就会引起排便反射(defecation reflex)。排便反射是低级和高级中枢协调的复杂反射,当直肠壁内的感受器受到粪便刺激时,冲动沿盆神经和腹下神经传入脊髓腰骶段,兴奋初级排便中枢,同时上传到大脑皮层引起便意。初级排便中枢的兴奋,一方面使盆神经的传出冲动增加,引起降结肠、乙状结肠和直肠收缩,肛门内括约肌舒张;另一方面使阴部神经传出冲动减少,引起肛门外括约肌舒张,使粪便排出体外(图 6-9)。此外,由于支配腹肌和膈肌的神经兴奋,腹肌和膈肌也发生收缩,腹内压增加,促进粪便的排出。

正常人的直肠对粪便压力刺激具有一定的阈值,当达到阈值时即可产生便意,大脑皮层可以加强或抑制排便。如果便意经常被抑制,会使直肠逐渐地对粪便压力刺激的敏感性降低,导致粪便在大肠内停留过久,水分吸收过多而变得干硬,引起排便困难,此为产生便秘最常见的原因之一。当结肠运动以及结肠的黏膜吸收和分泌功能异常时,会影响排便功能导致便秘或腹泻等。

Note

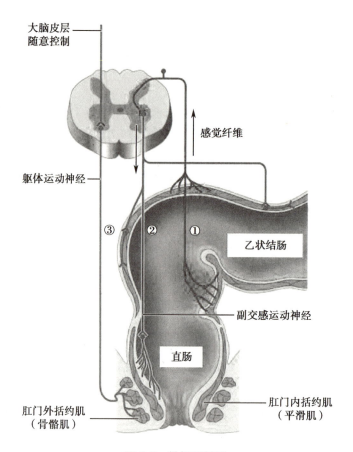

图 6-9　排便反射弧

第四节　结肠、直肠和肛管常见疾病的病理生理与病理变化

一、阑尾炎

阑尾炎（appendicitis）是由多种因素引起的阑尾炎性改变,青年多见,20~30 岁发病率最高,约占40%,男性多于女性,比例约为 3∶2。根据病程常分为急性和慢性两种。临床上急性阑尾炎较为常见,各年龄段及妊娠期妇女均可发病。慢性阑尾炎较为少见。

（一）病因和发病机制

阑尾为细长盲管,管腔狭小而富含微生物,肠壁有丰富的淋巴组织,其解剖特点决定了阑尾易发生感染和炎症。阑尾炎的发生与以下因素相关:

1. **阑尾管腔阻塞**　阑尾管腔阻塞是阑尾炎最常见的病因,也是阑尾炎的始发因素。近60%的阑尾管腔阻塞是由淋巴滤泡增生(如受凉之后)所致,年轻人多见;肠石阻塞约占35%;此外,食物残渣、异物、蛔虫、肿瘤等也可造成管腔阻塞。由于阑尾管腔及开口狭小且系膜短,易形成弧形卷曲,从而导致管腔阻塞,阻塞后阑尾黏膜仍持续分泌黏液,引起腔内压力升高,血液循环受阻,导致阑尾炎症加剧。

2. **感染**　主要为阑尾腔内细菌所致的直接感染,致病细菌约60% 为厌氧菌,革兰阴性杆菌也较多见。阑尾管腔阻塞继发炎症后,黏膜完整性受损,细菌过度繁殖、侵入管壁并沿黏膜下层扩散,可造成不同程度的感染。

3. **其他**　阑尾先天畸形,如过长、扭曲、管腔细小等易造成阑尾炎症。急性肠炎、炎症性肠病、血吸虫病等可直接蔓延至阑尾。腹泻、便秘等胃肠道功能障碍引起内脏神经反射,导致阑尾肌肉和血管痉挛,一旦超过正常强度,可造成阑尾管腔狭窄、血运障碍、黏膜受损,细菌入侵而致

Note

炎症发生。此外,阑尾炎发病与饮食习惯、便秘和遗传等因素相关。

(二) 病理变化

1. 急性阑尾炎　有 3 种主要类型:

(1) 急性单纯性阑尾炎:急性单纯性阑尾炎(acute simple appendicitis)多为阑尾炎的早期病变,阑尾轻度肿胀、浆膜面充血、失去正常光泽。镜下见病变累及黏膜或黏膜下层,表现为黏膜上皮脱落,并有中性粒细胞浸润及纤维素渗出。

(2) 急性蜂窝织炎性阑尾炎:急性蜂窝织炎性阑尾炎(acute phlegmonous appendicitis)也称急性化脓性阑尾炎,常由单纯性阑尾炎发展而来。阑尾高度肿胀、增粗,浆膜明显充血,并有淡黄色脓苔附着。组织学上,病变已深达肌层和浆膜层。阑尾壁各层皆有大量中性粒细胞弥漫浸润,伴淤血、水肿及纤维素渗出,有时可见微脓肿形成(图 6-10)。阑尾浆膜面受累,伴大量的纤维素和中性粒细胞渗出,形成阑尾周围炎(局限性腹膜炎)。

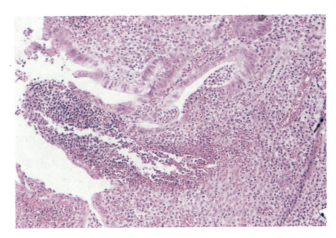

图 6-10　急性蜂窝织性阑尾炎

(3) 急性坏疽性阑尾炎:急性坏疽性阑尾炎(acute gangrenous appendicitis)是一种重型的阑尾炎。阑尾因内腔阻塞、积脓、腔内压力增高及阑尾系膜静脉受炎症波及而发生血栓性静脉炎等,均可引起阑尾壁血液循环障碍,以致阑尾发生出血性坏死。阑尾呈暗红色或黑色,常因穿孔而引起弥漫性腹膜炎或阑尾周围脓肿。

2. 慢性阑尾炎　多由急性阑尾炎转变而来,也可开始即呈慢性经过。主要病变为阑尾壁不同程度纤维增生及淋巴细胞、浆细胞等慢性炎症细胞浸润。当纤维组织增生导致阑尾管腔完全闭塞称为闭塞性阑尾炎。慢性阑尾炎有时也可急性发作。

(三) 临床诊疗及预后

急性阑尾炎初期典型的症状为转移性腹痛,初为中上腹或脐周疼痛,6~8 小时后腹痛转移并固定于右下腹,麦氏点固定性压痛及反跳痛是最常见和最重要的体征。不同类型的阑尾炎,腹痛的剧烈程度也有所差异:单纯性阑尾炎常呈阵发性或持续性隐痛,化脓性阑尾炎常呈阵发性胀痛和剧痛,持续性剧痛往往提示坏疽性阑尾炎。持续剧痛波及中下腹或两侧下腹,常为阑尾坏疽穿孔并发腹膜炎的征象。发病早期还可见乏力、恶心、呕吐等症状,但程度均较轻。炎症加重时还可出现中毒症状,心率加快,体温升高,但一般不超过 38℃,无寒战,化脓性阑尾炎一般亦不超过 38℃。高热多见于阑尾坏疽、穿孔或已并发腹膜炎者。如若伴有寒战和黄疸,则提示可能并发化脓性门静脉炎。

慢性阑尾炎常表现为右下腹疼痛,呈间断性隐痛或胀痛,时重时轻,部位比较固定。多数病人在饱餐、运动、劳累、受凉和长期站立后,诱发腹痛。病程中可伴有急性阑尾炎的发作。右下腹部压痛是唯一的体征,一般范围较小,位置恒定,如麦氏点、Lanz 点或 Morris 点的局限性深压痛,重压时才能出现且经常存在。无肌紧张和反跳痛,一般无腹部包块,但有时可触及胀气的盲肠。

实验室检查大多数病人 WBC 可升至$(10\sim20)\times10^9$/L,多发生核左移,中性粒细胞比例常超过 80%~90%。立位腹部平片可辅助诊断,阑尾炎病人常可见盲肠及回肠末端扩张,出现液平或积气,若发生穿孔,可见少量腹腔游离气体。B 超可发现肿大的阑尾或脓肿,在鉴别诊断中起重要作用。腹腔镜或后穹隆镜可确诊阑尾炎,同时也可行阑尾切除术。

Note

临床上急性阑尾炎应与胃、十二指肠溃疡穿孔、宫外孕、卵巢囊肿蒂扭转、黄体囊肿破裂、急性盆腔炎、急性输卵管炎或右侧输尿管结石等疾病相鉴别,儿童急性阑尾炎还应与急性肠系膜淋巴结炎相鉴别,病史、体格检查及 X 线、B 超可帮助鉴别诊断。

急性阑尾炎的治疗包括非手术治疗和手术治疗。早期阑尾炎手术安全、简单、并发症少,因此原则上一旦确诊应及早行手术切除。但因病人全身情况或客观条件不允许时,也可先采取非手术治疗,延缓手术。若急性阑尾炎已合并局限性腹膜炎,形成炎性肿块,也应采用非手术治疗,促进炎性肿块吸收,再考虑择期手术。非手术治疗主要为抗生素及营养支持治疗。手术治疗是慢性阑尾炎唯一有效的方法,但在决定行阑尾切除术时应特别慎重。慢性阑尾炎确诊后,原则上应手术治疗,特别是有急性发作史的病人,术后需行病理检查以确诊。

急性阑尾炎经外科治疗,预后良好。仅少数病人因治疗不及时或机体抵抗力过低,出现并发症或转变为慢性阑尾炎。并发症主要有阑尾穿孔引起的急性弥漫性腹膜炎和阑尾周围脓肿。如果并发阑尾系膜静脉的血栓性静脉炎,细菌或脱落的含菌血栓可循门静脉血流入肝而形成肝脓肿。如阑尾根部阻塞,黏膜上皮分泌的黏液可使阑尾末端高度膨胀,形成阑尾黏液囊肿,若同时伴化脓称为阑尾积脓。黏液囊肿破裂,黏液进入腹腔,可种植在腹膜表面形成腹腔假黏液瘤(pseudomyxoma)。粘连性肠梗阻是阑尾切除术后最常见的远期并发症,通过术后康复锻炼可降低其发生率。

二、结、直肠息肉

从肠腔黏膜面向肠腔内突出的隆起性病变称为息肉(polyp)。结、直肠息肉是常见的一类良性肿物,好发于乙状结肠以及直肠。结、直肠息肉的发病率与年龄呈正相关,以 60~80 岁的人群发病率最高,男性略高于女性。

(一)病因和发病机制

1. 饮食因素   高脂、高蛋白、低纤维性饮食者结、直肠息肉的发生率明显增高;相反,多食新鲜水果、蔬菜以及维生素 C 者结、直肠息肉的发生率降低。

2. 胆汁代谢紊乱   胃空肠吻合和胆囊切除病人,胆汁的代谢和排出发生改变,大肠内胆汁酸的含量增加,胆汁酸及其代谢产物脱氧胆酸和石胆酸均具有诱发结、直肠黏膜产生腺瘤性息肉或癌变的作用。

3. 遗传因素   腺瘤性息肉病病人的家族成员发生结直肠息肉的可能性明显升高,尤其是家族性肠息肉病具有明显的家族遗传性,如家族性腺瘤性息肉病与 5 号染色体长臂上的抑癌基因 *APC* 突变和失活相关。此外,消化道肿瘤、乳腺癌、子宫癌以及膀胱癌病人结直肠息肉的发生率也明显升高。

4. 慢性炎症因素   结肠黏膜的慢性炎症病变是导致炎症性息肉发生的主要原因,多见于溃疡性结肠炎、克罗恩病、阿米巴痢疾、肠道血吸虫和肠结核等,也见于结肠手术后吻合口部位。

(二)病理变化

本病以腺瘤性息肉为多见,其次是增生性息肉和炎性息肉。

1. 非瘤性息肉   主要包括以下 2 种:

(1)增生性息肉:增生性息肉(hyperplastic polyp)较为常见,体积较小,属黏膜增生性改变。增生的腺体规整,黏液分泌旺盛但无瘤样改变,可自行消失。

(2)炎性息肉:炎性息肉(inflammatory polyp)较为少见,一般常可以自行消失,不发生癌变。属于此类者如幼年性息肉(juvenile polyp),多见于儿童。息肉为单发性平滑圆形结节,组织学结构为肠黏膜上皮增生,伴丰富的血管纤维间质及炎性细胞浸润。此类息肉也常见于血吸虫病病人。

2. 腺瘤性息肉   包括散发性腺瘤息肉和家族性腺瘤息肉病。

(1)散发性腺瘤性息肉:散发性腺瘤性息肉(adenomatous polyp)实系腺瘤,腺上皮细胞明显

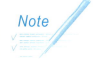
Note

增生。多为单个,少为多发。上皮细胞一般分化良好,偶见异型细胞。但增生的腺上皮细胞并不侵入黏膜肌层。包括:

1)管状腺瘤:腺管状腺瘤(tubular adenoma)较多见。腺上皮细胞增多,核细长,如笔杆状,可呈假复层,排列呈大小不一的腺管状结构,呈不同程度的上皮内瘤变(图 6-11)。管状腺瘤中可有绒毛状结构,但只要不超过 1/4 仍诊断为管状腺瘤。

2)绒毛状腺瘤:绒毛状腺瘤(villous adenoma)少见。增生的上皮向黏膜突起,形成乳头状或绒毛状,乳头中央可见由纤维组织及血管构成的中心索。基底部宽,无蒂或有极短的蒂。乳头状或绒毛状突起的表面由一层或多层柱状上皮被覆,上皮有不同程度的上皮内瘤变(图 6-12)。组织学上至少 50% 的成分是绒毛状结构才可诊断。绒毛状腺瘤易恶变。

3)管状绒毛状腺瘤:管状绒毛状腺瘤(tubulovillous adenoma)中,绒毛成分占 25%~50%,其余为腺管状结构。此型的生物学行为与乳头状腺瘤相似。

4)锯齿状腺瘤:锯齿状腺瘤(serrated adenoma)是以腺腔锯齿状为特征的上皮内瘤变(图 6-13),也可以有管状腺瘤和绒毛状腺瘤的成分。

5)广基锯齿状腺瘤:广基锯齿状腺瘤(sessile serrated adenoma)是一种形态学不同于传统锯齿状腺瘤又不同于增生性息肉的一类病变。息肉大,锯齿结构更明显,但无上皮内瘤变。其组织学特征是腺窝扩张,有的腺窝底部向两侧扩张类似烧瓶,称水平腺窝。多见于近结肠,易恶变。

(2)遗传性家族性息肉病:由基因突变引起,是常染色体显性遗传病。腺瘤为多发,可达成百上千,严重者甚至布满整个结肠和直肠。

1)家族性腺瘤性息肉病:家族性腺瘤性息肉病(familial adenomatous polyposis,FAP)肉眼可见大肠黏膜上有

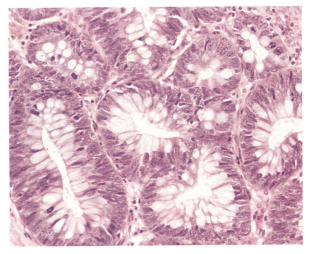

图 6-11　管状腺瘤
腺体排列紧密,细胞核增大、深染,核分裂可见

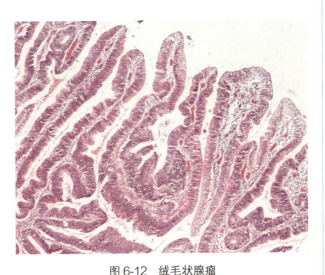

图 6-12　绒毛状腺瘤
增生上皮呈指状突起,中心索由纤维组织和血管构成。表面腺上皮高级别上皮内瘤变

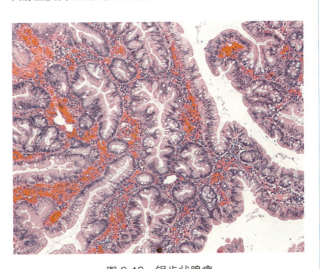

图 6-13　锯齿状腺瘤
腺体排列紧密,腺腔不规则,锯齿状。腺上皮低级别上皮内瘤变

许多散在的约黄豆粒大的群生小息肉，息肉一般无蒂(图6-14)。镜下结构与腺瘤样息肉相同，多数为管状腺瘤。家族性息肉病是由 APC 基因突变引起，易癌变，据报道常在出现息肉症状大约15年后发生大肠癌。

2) Peutz-Jeghers(P-J)综合征：病人多有口唇黏膜和手指、足趾皮肤黑色素沉着，同时在胃肠道出现多发性错构瘤性息肉。典型的息肉较大，有蒂。以树枝状增生的平滑肌束作为支架(相当于肠壁的黏膜肌层)，该支架外被覆黏膜(图6-15)。腺上皮由吸收细胞、杯状细胞、帕内特细胞和嗜银细胞等组成。息肉上皮由于 LKB1/STK-11 基因突变易恶变成癌。

(三) 临床诊疗及预后

约有半数的结、直肠息肉病人临床表现并不明显，通常在出现并发症时才被发现。具体表现为：①便血，若息肉发生在高位可表现为大便中混有血，若息肉发生于直肠、乙状结肠，通常为鲜红色血便，与大便常不混淆；②肠道刺激症状，通常表现为排便次数增加，若合并感染，可以出现黏液脓血便；③若息肉较大且发生于盲肠，可以出现肠套叠或肠梗阻。

结、肠息肉的诊断主要依赖于直肠指诊、内镜检查以及 X 线钡剂灌肠。直肠指诊可触及直肠中下段的息肉；对于

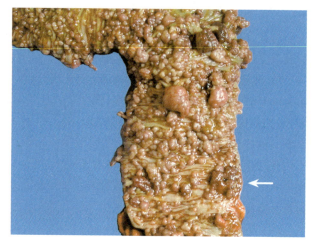

图 6-14　家族性腺瘤性息肉病
结肠布满大小不等的腺瘤性息肉，偶有正常黏膜间隔。箭头所示的腺瘤光镜观察证实局部有癌变和浸润

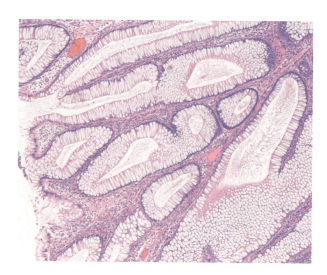

图 6-15　P-J 息肉
息肉由分化较好的腺上皮构成大小不等的腺体和树枝状增生的平滑肌

内镜能到达的范围内者可行息肉摘除或咬取组织做病理学检查以确定病变的性质、类型以及有无癌变等；X 线钡剂灌肠适用于发生在乙状结肠以上的息肉，通常表现为单个或多个类圆形的充盈缺损。

结、直肠息肉应与便血性疾病相鉴别：如溃疡性结肠炎、血管瘤、缺血性结肠炎、幼年型息肉、家族性息肉病、痔、大肠恶性肿瘤等，可行内镜检查及病理组织学检查相鉴别。

结、直肠息肉的治疗：对于有蒂的结直肠息肉可在内镜下摘除或圈套蒂切除。对于直径大于 2cm、完整摘除有困难的广蒂息肉，可先行咬取活检，排除癌变后经手术完整摘除。如病检结果示癌变，则可以采用腹腔镜或开腹进行局部肠壁或肠切除手术。家族性腺瘤性息肉病的治疗原则是切除所有可能发生病变的大肠黏膜，应尽可能在青春期内确诊并进行根治性手术。对于 Peutz-Jeghers 综合征的病人，若无症状可作随访观察，若有症状则可以进行息肉切除，如出现肠套叠或肠道大出血时，可行部分肠段切除。结、直肠息肉有癌变和复发可能，若早期诊断和及时治疗，一般预后尚可，但对于遗传性家族性息肉病的病人，应积极采取措施预防癌变。

Note

三、结直肠癌

结直肠癌(carcinoma of large intestine)是一种常见的消化道恶性肿瘤。流行病学研究显示结直肠癌的分布具有显著的地域差异,澳大利亚、新西兰、欧洲和南美等发达国家和地区是传统的结直肠癌高发地区,但近年来由于筛查的推广和早期诊疗技术的提高,其发病率和死亡率均呈下降趋势。而原本属于结直肠癌低发地区的非洲以及亚洲近年来发病率明显升高,趋向成为高发地区。

以往我国结肠癌的发病率明显低于直肠癌,但近年来结肠癌的发病率升高,而直肠癌发病率稳定甚至有下降趋势,结直肠癌发生率之间的差异逐渐缩小,甚至有结肠癌多于直肠癌的趋势。本病男女差异不大,发病年龄多在 40~60 岁。

(一)病因和发病机制

结直肠癌的病因尚未明确,但对其相关高危因素的认识较深入。

1. 环境因素　过多的动物脂肪及动物蛋白饮食,缺乏新鲜蔬菜及纤维素食品,缺乏体力活动是结直肠癌的易患因素。肠道菌群紊乱也参与结直肠癌的发生。

2. 遗传因素　结直肠癌可分为遗传性(家族性)和非遗传性(散发性)两种类型。前者主要包括家族性腺瘤性息肉病(familial adenomatous polyposis,FAP)和遗传性非息肉病性结直肠癌(hereditary nonpolyposis colorectal cancer,HNPCC),后者主要与各种因素引起的基因突变有关。多数结直肠癌的发生经历腺瘤 - 癌的发展过程(图 6-16),由正常上皮细胞转化至腺瘤和癌的过程中涉及一系列的遗传突变,包括癌基因(*K-ras*、*c-myc*、*EGFR*、*COX-2*、*CD44* 等)的激活或过表达、抑癌基因(*APC*、*DCC*、*p53*、*ING1*)的失活、错配修复基因(*HMSH1*、*HLH1*、*PMS1*、*PMS2*、*GTBP* 等)突变等。

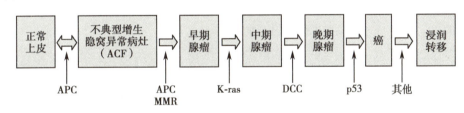

图 6-16　结肠癌发病机制示意图

3. 其他因素　结肠腺瘤、炎症性肠病(尤其是溃疡性结肠炎)易恶变为结直肠癌。长期吸烟、肥胖、慢性腹泻、慢性便秘、长期精神压抑、有盆腔放疗史者也易患结直肠癌。

(二)组织发生

结直肠癌是大肠黏膜上皮和腺体发生的恶性肿瘤。发生部位以直肠最多见(50%),其次为乙状结肠、盲肠和升结肠、横结肠和降结肠,约 1% 呈多中心发生,常由多发性息肉癌变所致。根据 WHO 对结直肠癌的定义,结直肠肿瘤组织只有穿透黏膜肌层到达黏膜下层才称为癌。无论形态如何,如不超过黏膜肌层都不转移。原来的上皮重度异型性增生和原位癌都归入高级别上皮内瘤变(high grade intraepithelial neoplasia),而黏膜内癌则称为黏膜内瘤变(intramucosal neoplasia)。

(三)病理变化

1. 大体病理变化　根据大体形态分为以下 4 型:

(1) 隆起型:肿瘤呈息肉状或盘状向肠腔突出,有蒂或广基,多见于右半结肠,多为分化较高的腺癌。

(2) 溃疡型:肿瘤表面形成较深溃疡或呈火山口状,多见于直肠和乙状结肠,本型较多见。

(3) 浸润型:癌组织向肠壁深层弥漫浸润,常伴有肿瘤间质结缔组织明显增生,常累及肠管全周，导致局部肠壁增厚，变硬，局部肠管周径明显缩小，形成环状狭窄，也多见于直肠和乙状结肠。

（4）胶样型：肿瘤表面及切面均呈半透明、胶冻状。此型肿瘤预后较差，多见于右侧结肠和直肠。

2. 组织学分型　光镜下，结直肠癌可分为：①乳头状腺癌：细乳头状，乳头内间质很少；②管状腺癌；③黏液腺癌或印戒细胞癌：以形成大片黏液糊为特点；④未分化癌；⑤腺鳞癌；⑥鳞状细胞癌。大肠癌主要以高分化管状腺癌及乳头状腺癌多见（图6-17）。少数为未分化癌或鳞状细胞癌，后者常发生于直肠肛门附近。

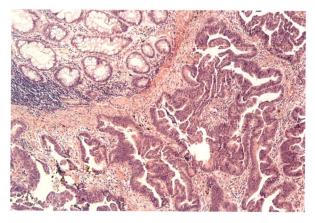

图6-17　结肠高分化腺癌

左上角可见正常黏膜，腺癌组织在黏膜下浸润性生长，癌细胞形成不规则的腺样结构

（四）分期

目前广泛应用的分期是由 Astler-Coller 于1954年提出，几经修改而成。其分期是依据结直肠癌癌变扩散范围以及有无局部淋巴结与远隔脏器转移而定，详见表6-1。

表6-1　大肠癌 Dukes 分期与预后

分期	肿瘤生长范围	5年存活率（%）
A	肿瘤局限于黏膜层（重度上皮内瘤变）	100
B1	肿瘤侵及肌层，但未穿透，无淋巴结转移	67
B2	肿瘤穿透肌层，但无淋巴结转移	54
C1	肿瘤未穿透肌层，但有淋巴结转移	43
C2	肿瘤穿透肠壁，并有淋巴结转移	22
D	有远隔脏器转移	极低

大肠癌的分期对预后判断有一定意义。对于大肠而言，肿瘤细胞未突破黏膜肌层5年存活率高达100%，然而肿瘤细胞一旦浸润到黏膜下层，5年生存率明显下降。

（五）扩散途径

1. 直接蔓延　当癌组织浸润肌层达浆膜层后，可直接蔓延至邻近器官，如前列腺、膀胱、输尿管、子宫及腹膜等处。

2. 淋巴道转移　癌组织未穿透肠壁肌层时，较少发生淋巴道转移。一旦穿透肌层，则转移率明显增加，一般先转移至肠系膜淋巴结，再沿淋巴引流方向到达肠系膜周围及系膜根部淋巴结，晚期可转移至腹股沟、直肠前凹和锁骨上淋巴结。

3. 血道转移　晚期癌细胞可沿门静脉转移至肝，也可通过体循环转移至肺、脑、骨骼等。

4. 种植性转移　癌组织穿破肠壁浆膜后，癌细胞脱落，播散到腹腔内形成种植性转移，常见部位为膀胱直肠凹和子宫直肠凹。

（六）临床诊疗及预后

结直肠癌的常见症状主要包括排便习惯及大便性状改变，腹部不适、腹痛，可触及肿块，严重者可出现肠梗阻。病人还可能出现贫血及消瘦、乏力等全身症状。但在结直肠癌发病初期，病人的症状、体征常常并不明显。右半结肠癌病人多数会出现腹部肿块、腹痛，疼痛多不剧烈，常常伴不同程度贫血；左半结肠癌病人最常见的症状为便血和腹痛，多为隐痛，部分病人可在左侧腹部触及肿块。直肠癌病人大多出现排便习惯的改变，伴排便不尽、里急后重和肛门下坠感；部分病人还会出现血便、脓血便、骶尾部持续剧烈疼痛或者尿频、尿痛、血尿等临床表现。

内镜是诊断早期结直肠癌最有效、最重要的方法，能直接观察肠壁、肠腔的变化情况，确定癌肿的部位、大小和浸润范围，经活检可确诊。X 线钡剂灌肠检查是诊断结直肠癌的重要手段，可见充盈缺损、肠腔狭窄以及皱襞破坏等征象。直肠指检是诊断直肠癌的重要方法，低位直肠癌能在指诊时触及肿块。肿瘤标志物如癌胚抗原（CEA）、糖链抗原（CA125）等可用以监测复发和判断预后。

临床上结直肠癌的确诊有赖于内镜和黏膜活检。对于出现排便习惯和粪便形状改变、腹痛、贫血等症状的高危病人，应尽早行内镜检查。右侧结直肠癌应注意与肠结核、肠阿米巴病、血吸虫、克罗恩病、阑尾病变等相鉴别。左侧结直肠癌则需要注意与功能型便秘、痔、溃疡性结肠炎、慢性细菌性痢疾、克罗恩病、肠息肉等疾病相鉴别。

早期发现、早期诊断是结直肠癌的治疗关键。癌肿的早期切除是结直肠癌唯一的根治方法。对于已经出现广泛转移的病人可行改道、造瘘等姑息手术治疗。对于结直肠腺瘤癌变和局限于黏膜内的早期癌病人，可行内镜下高频电凝切除、黏膜剥离、黏膜切除术彻底切除癌组织，同时将切除的病变组织进行病检。化疗作为一种辅助疗法通常用于手术后，氟尿嘧啶是治疗结直肠癌的首选药物，对于不能一次性切除癌肿的病人，可行术前化疗以降低肿瘤分期。对于直肠癌病人，术前放疗可以提高直肠癌病人的手术切除率、降低术后复发率；而术后放疗通常只适用于手术未能根治、术后局部复发的病人。

本病预后的决定因素在于是否早期诊断与手术能否根治。

四、溃疡性结肠炎

溃疡性结肠炎（ulcerative colitis，UC）是一种原因不明的慢性非特异性结肠炎症。可累及结肠各段，以直肠多见，偶尔见于回肠。病变主要限于黏膜及黏膜下层。UC 是北美和欧洲的常见病，近 30 年来日本发病率呈逐步增高趋势，我国虽无普通人群的流行病学资料，但近十多年来本病就诊人数明显呈逐步增高趋势。溃疡性结肠炎多见于 20~40 岁，成年人多发，亦可见于儿童或老年。发病率无明显性别差异。本病也常伴肠外免疫性疾病，如游走性多关节炎、前葡萄膜炎、原发性硬化性胆管炎等。

（一）病因和发病机制

UC 与 CD 同属于 IBD，UC 的病因和发病机制在很多方面与 CD 相似，但亦尚未明确。

1. 环境因素　UC 在发达国家和地区的发病率较高；在我国，随着经济发展和生活水平的提高，UC 也呈逐年上升趋势，提示环境因素在 UC 发病中起重要作用，包括饮食、营养不良（如维生素 D 缺乏）、不良生活方式（吸烟）或暴露于一些不明因素等。另一种解释为：生活环境与条件的改善，使机体接触各种致病原的机会减少，致使婴幼儿期肠道未受到足够的致病原刺激，因此成年后针对各种致病原产生有效免疫应答的能力降低。

2. 遗传因素　UC 发病也呈明显的种族差异和家族聚集性。白种人发病率高，黑人、拉美人及亚洲人发病率相对较低，而犹太人发生 UC 的危险性最高。UC 病人一级亲属发病率显著高于普通人群，单卵双生子共患 UC 的一致性较高也支持遗传因素的发病作用。

3. 感染因素　实验动物在肠道无菌的条件下很少发生结肠炎，临床使用抗生素治疗 UC 有一定疗效，提示细菌感染可能是 UC 的病因之一，但至今亦未发现与 UC 发病直接相关的病原微生物。

4. 免疫因素　天然免疫反应、获得性免疫反应、各种细胞因子及炎症介质参与免疫损伤及 UC 发病的重要性越来越被认识，并逐步得到证实。近年来采用抗 TNF-α 单克隆抗体英利昔单抗（infliximab）治疗炎症性肠病亦取得良好疗效。参与 UC 发病的炎症介质（如前列腺素、一氧

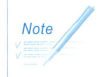
Note

化氮、组胺等)与细胞因子相互影响形成复杂的网络,导致 UC 肠黏膜发生多种病理改变。UC 是一种自身免疫性疾病,病变结肠壁可见大量浸润的 T 细胞,研究显示 Th2 免疫反应异常与 UC 的发生密切相关。目前对 UC 发病机制的认识概括如图 6-18。

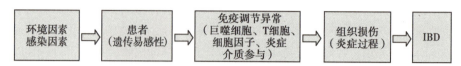

| 环境因素
感染因素 | ⇒ | 患者
(遗传易感性) | ⇒ | 免疫调节异常
(巨噬细胞、T细胞、
细胞因子、炎症
介质参与) | ⇒ | 组织损伤
(炎症过程) | ⇒ | IBD |

图 6-18　溃疡性结肠炎发病机制示意图

(二)病理变化

大体病理改变:病变呈均匀和连续分布,初期结肠黏膜充血并出现点状出血,黏膜隐窝有小脓肿形成。脓肿逐渐扩大,局部肠黏膜表层坏死脱落,形成表浅小溃疡并可累及黏膜下层(图6-19)。溃疡可融合扩大或相互穿通形成窦道。病变进一步发展,肠黏膜可出现大片坏死并形成大的溃疡。残存的肠黏膜充血、水肿并增生形成息肉样外观,称假息肉。假息肉细长,蒂与体无明显区别。

光镜下,主要累及黏膜层。早期隐窝上皮变性、坏死,中性粒细胞侵及腺腔内形成隐窝脓肿,固有层内可见中性粒细胞、淋巴细胞、浆细胞及嗜酸性粒细胞浸润,继而有广泛溃疡形成(图6-20)。溃疡底部有时可见急性血管炎,血管壁呈纤维素样坏死。溃疡边缘假息肉形成处的肠黏膜上皮可见异型增生,提示有癌变的可能。晚期病变区肠壁有大量纤维组织增生。

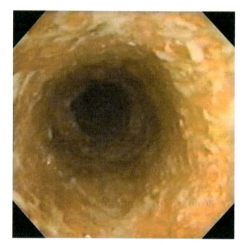

图 6-19　溃疡性结肠炎

(三)并发症

本病除可引起结肠周围脓肿、肠瘘、腹膜炎外,尚可合并肠癌,且一般为多发性肠癌。癌变率决定于病程长短及病变范围。一般病程越长者,癌变危险性越大。有报道,发病 10 年后,病程每增加 10 年,癌变率也升高 10%。此外,在暴发型病例,结肠可因中毒丧失蠕动功能而发生麻痹性扩张,故称为急性中毒性巨结肠。

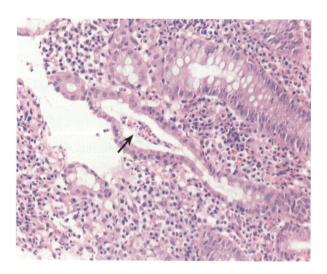

图 6-20　溃疡性结肠炎

结肠黏膜弥漫性炎症细胞浸润,可见隐窝脓肿形成(箭头),并有黏膜表浅糜烂

(四)临床诊疗及预后

UC 的消化系统表现主要为腹泻、黏液脓血便及腹痛,偶有腹胀,轻、中型病人仅有左下腹轻压痛,有时可触及痉挛的乙状结肠或降结肠。重型和暴发型病人常有明显压痛和腹胀。全身表现一般出现在中、重型病人,活动期常有低度至中度发热,高热多提示出现并发症或见于急性暴

发型。重症或病情持续活动可出现衰弱、贫血、低蛋白血症、水与电解质平衡紊乱等表现。UC肠外表现包括皮肤黏膜表现(如口腔溃疡、结节性红斑和坏疽性脓皮病等)、关节损害(如骶髂关节炎、强直性脊柱炎等)、眼部病变(如虹膜炎、巩膜炎、前葡萄膜炎等)、肝胆疾病(如脂肪肝、原发性硬化性胆管炎、胆石症等)、血栓栓塞性疾病等。

UC实验室检查可见白细胞增高、血沉加快和C-反应蛋白增高等活动期的表现,重症病人血清白蛋白下降。粪便常规检查肉眼观常有黏液脓血,显微镜检可见红细胞和脓细胞,急性发作期可见巨噬细胞。外周血抗中性粒细胞胞质抗体和抗酿酒酵母抗体分别为UC和CD的相对特异性抗体,同时检测这两种抗体有助于鉴别诊断。粪便病原学检查目的是排除感染性结肠炎,需反复多次进行。内镜及活检是诊断UC的主要依据。内镜下UC病变多从直肠开始,呈连续性、弥漫性分布,表现为:①黏膜血管纹理模糊、紊乱或消失,黏膜充血、水肿、质脆、自发或接触出血和脓性分泌物附着,亦常见黏膜粗糙、呈细颗粒状;②病变明显处可见弥漫性、多发性糜烂或溃疡;③可见结肠袋变浅、变钝或消失以及假息肉、桥黏膜等。X线钡剂灌肠检查的主要改变为:①黏膜粗乱和(或)颗粒样改变;②肠管边缘呈锯齿状或毛刺样,肠壁有多发性小充盈缺损;③肠管短缩,结肠袋消失呈铅管样。内镜检查优于X线钡剂灌肠检查,有条件宜作内镜检查,检查困难时,如遇到肠腔狭窄,镜端无法通过时,可辅以钡剂灌肠检查、CT或MRI结肠显像以显示结肠镜检查未及部位。

本病在排他的基础上诊断,应与急性细菌性结肠炎、阿米巴肠炎、结肠癌、肠易激综合征等相鉴别。鉴别诊断主要依靠内镜及详细病史采集。

UC治疗目标主要是诱导并维持临床缓解及黏膜愈合,减少复发,防治并发症,改善生活质量。目前治疗方法主要有氨基水杨酸制剂、糖皮质激素、免疫抑制剂及单抗类制剂等。UC合并大出血、穿孔、癌变及高度疑为癌变应立即手术治疗,而积极内科治疗无效的重度UC患者、合并中毒性巨结肠内科治疗无效者更宜及早行外科干预。

本病一般呈慢性病程,反复发作,轻型病人预后较好,急性暴发型、出现并发症或者年龄大于60岁者预后不良。慢性持续活动或反复发作频繁者,预后较差,病程漫长者癌变危险性增加,应注意定期随访。

(郭晓霞　戴冀斌　许文燮　富冀枫　李晓波　刘玮　董卫国　魏云巍)

本章小结

大肠是消化管的下段,包括盲肠、阑尾、结肠、直肠和肛管。胚胎期的盲肠突是盲肠和阑尾的原基,其近段发育为盲肠,远段发育为阑尾。盲肠突以后的部分形成升结肠、横结肠的右2/3。后肠形成横结肠的左1/3和降结肠,降结肠尾段移向中线,形成乙状结肠。原始直肠分化为直肠和肛管上段。肛膜外方的外胚层凹陷形成肛凹。肛凹演变为肛管下段。肛管上段的上皮来自内胚层,下段上皮来自外胚层,二者之间以齿状线为界。

结肠和盲肠壁由黏膜、黏膜下层、肌层和外膜组成。直肠上段的黏膜结构与结肠相似。在齿状线处,黏膜上皮由单层柱状骤变为轻度角化的复层扁平上皮。痔环以下为角化的复层扁平上皮。黏膜下层结缔组织中富含静脉丛,无静脉瓣。

大肠内无重要的消化活动,其主要功能是吸收水和电解质,参与机体对水、电解质平衡的调节,此外,吸收结肠内微生物产生的维生素B和维生素K等。结肠的主要运动形式有袋状往返运动、分节或多袋推进运动和蠕动,其中前两种是结肠固有的运动形式。食物残渣在结肠内形成粪便并定期排便。结肠液的分泌和运动均受神经体液因素的调控。

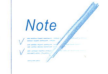

　　发生在大肠的常见病变包括阑尾炎、息肉、结直肠癌以及溃疡性结肠炎等。急性阑尾炎可分为急性单纯性阑尾炎、急性化脓性阑尾炎和急性坏疽性阑尾炎三种类型，可引起急性弥漫性腹膜炎和阑尾周围脓肿、肝脓肿、阑尾积脓以及腹腔假黏液瘤等并发症。腺瘤息肉的主要病理变化为腺上皮细胞明显增生但分化良好，而且增生的腺上皮细胞并不侵入黏膜肌层。结直肠肿瘤组织只有穿透黏膜肌层到达黏膜下层才称为结直肠癌，结直肠癌大体分为隆起型、溃疡型、浸润型和胶样型四种类型。大肠癌分期是依据大肠癌癌变扩散范围以及有无局部淋巴结与远隔脏器转移而定，对预后判断有一定意义。溃疡性结肠炎以直肠最多见，病变呈均匀和连续分布，主要累及黏膜层。

思考题

1. 结肠各段是如何演化形成的？结肠与小肠的组织结构比较有何异同？
2. 大肠分为几个部分？各部分有何形态特点？
3. 试述结肠的运动形式及其生理学意义。
4. 急性阑尾炎的病理分型及各型的病理特点是什么？
5. 溃疡性结肠炎和溃疡型肠结核的大体形态特点有什么区别？

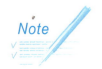

第七章　肝胆的结构功能与病理

第一节　肝胆的发生

胚胎发育第 4 周初,前肠末端腹侧壁内胚层上皮增生,形成一囊状突起,称肝憩室(hepatic diverticulum),是肝和胆的原基。肝憩室生长迅速并伸至原始横膈内。肝憩室末端膨大,分为头、尾两支。头支为肝的原基,其上皮细胞增殖迅速,形成许多分支并相互吻合成肝细胞索,即肝索。肝索上下叠加形成肝板和界板。原始横膈内的卵黄静脉和脐静脉也反复分支并互相吻合,在肝板间形成毛细血管网,即肝血窦。肝憩室头支近端分化为肝管和小叶间胆管。第 6 周时,肝细胞之间形成胆小管。第 9~10 周,肝板和肝血窦围绕中央静脉,共同形成肝小叶。第 12 周,肝细胞开始分泌胆汁。胚胎肝的功能十分活跃,第 6 周时,造血干细胞从卵黄囊壁迁入肝,在肝血窦内外形成大量造血组织并开始造血。肝以产生红细胞为主,也产生少量粒细胞和巨核细胞。肝造血功能在第 6 个月之后逐渐降低,至出生时基本停止,但仍保留少量造血干细胞。原始横膈内的间充质形成肝内结缔组织和肝被膜。

肝憩室尾支较小,其近端伸长发育为胆囊管,远端扩大形成胆囊。肝憩室根部发育为胆总管,与胰腺导管合并开口于十二指肠。起初,胆总管开口于十二指肠的腹侧壁,后因十二指肠右侧壁生长快于左侧壁以及十二指肠的转位,致使胆总管开口移至十二指肠的背内侧(图 7-1)。

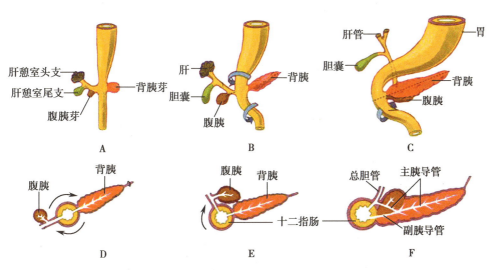

图 7-1　肝、胆及胰腺的发生示意图

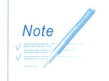

Note

第二节　肝胆的形态结构

一、肝

肝(liver)是人体最大的腺体。我国成年男性的肝重量为1230~1450g,女性的肝重量为1100~1300g,约为整个体重的1/45。肝的长(左右径)×宽(上下径)×厚(前后径)约为258mm×152mm×58mm。肝与其他器官相比,血液供应有其自身的特点,既接受和其他脏器一样的动脉血供,还接受肝门静脉的供血。肝门静脉将肠管内吸收的单糖类和氨基酸类营养物质送入肝内进行处理,这是与肝的功能相伴随的特殊血液供应形式。

肝的功能十分复杂,不仅参与蛋白质、脂类、糖类和维生素等物质的合成、转化与分解,还参与激素和药物等物质的转化和分解。同时肝还具有分泌胆汁,参与吞噬防御等免疫功能,胚胎时期还具有造血等重要功能。

(一)肝的形态

肝在活体内呈红褐色,质地脆软,为不规则楔形,可分为上、下两面,前、后、左、右四缘。肝的上面膨隆,紧贴膈的下面,故又称为膈面(diaphragmatic surface)。肝的膈面有矢状位的镰状韧带(falciform ligament)附着,据此韧带可以将肝分为左右两叶。肝左叶(left lobe of liver)体积较小,上下径较短,故显得较薄。肝右叶(right lobe of liver)体积较大,整体的上下径较长,故显得厚实。膈面的后部有一片区域无腹膜被覆,称为裸区(bare area)。恰在该区左侧有一条宽浅的沟,为腔静脉沟,内有下腔静脉通过。肝的下面邻接部分腹腔脏器又称为脏面(visceral surface),由于与脏器相接,显得凹凸不平。肝脏面的中间部分有三条沟,相互连接略成"H"形,其中两条纵沟,一条横沟。两条纵沟分别为左纵沟和右纵沟,横沟在中间将两条纵沟连接起来。横沟位于脏面正中,经此沟将两纵沟之间的部分分为前方的方叶和后方的尾状叶,沟内有肝左管和肝右管、肝固有动脉的左支和右支、肝门静脉的左支和右支以及相关的内脏神经和淋巴管出入,故该沟又称为肝门(porta hepatis),亦称第一肝门。出入肝门的上述结构被结缔组织包裹形成肝蒂。左纵沟较右纵沟窄而且深,沟的前部因有肝圆韧带通过,故称肝圆韧带裂(fissure for ligamentum teres hepatis)。该沟的后部容纳静脉韧带又称静脉韧带裂(fissure for ligamentum venosum)。肝圆韧带是胎儿发育时期脐静脉闭锁后遗留的结构,此韧带在肝镰状韧带的游离缘内行至脐部。静脉韧带由胎儿时期静脉导管闭锁而成。右纵沟宽而浅,其前部为一浅窝,内容胆囊,称为胆囊窝(fossa for gallbladder);后部为管槽状凹陷,容纳下腔静脉,称腔静脉沟(sulcus for vena cava)。该沟向后上延入膈面,与前方的胆囊窝并不直接相连。在腔静脉沟的上端,有肝左、中、右静脉注入下腔静脉,临床常称此处为第二肝门(secondary porta of liver)(图7-2、图7-3)。

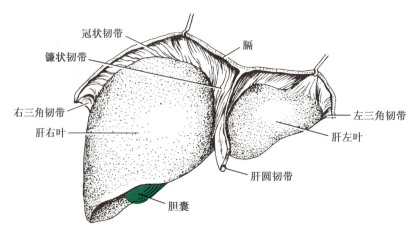

图7-2　肝(膈面)

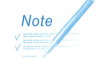

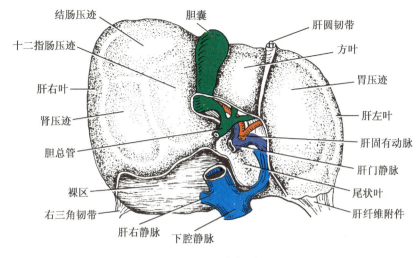

图 7-3　肝（脏面）

借肝的脏面呈"H"形分布的左纵沟、右纵沟和横沟,可以将肝分为 4 叶:肝左叶、肝右叶、方叶和尾状叶。肝左叶为位于肝圆韧带裂和静脉韧带裂左侧的部分,即左纵沟左侧的部分。肝右叶为位于胆囊窝和腔静脉沟右侧的部分,即右纵沟右侧的部分。方叶(quadrate lobe)是位于横沟前方,肝圆韧带裂与胆囊窝之间的部分。尾状叶(caudate lobe)位于横沟后面,静脉韧带裂与腔静脉沟之间。肝脏面的左叶与肝膈面的左叶基本一致,肝脏面的右叶加上方叶和尾状叶一起,相当于肝膈面的右叶。

肝的前缘是肝脏面与膈面移行处的分界线,薄而锐利。正对胆囊窝处前缘有一胆囊切迹(notch for gallbladder),胆囊底常在此处突出于前缘之外。肝前缘在肝圆韧带通过处亦有一切迹,称肝圆韧带切迹(notch for ligamentum teres hepatis)。肝后缘钝圆,对向脊柱。肝的右缘是指肝右叶的下缘,比较钝圆。肝左缘即肝左叶的左侧缘,薄而锐利。

除了膈面后份与膈直接接触外,肝的表面绝大部分为浆膜(腹膜)所覆盖,浆膜与肝实质之间有一层结缔组织形成的纤维膜。肝的纤维膜在肝门处更为发达,包绕在进出肝门的诸结构表面,构成血管周围纤维囊,亦称 Glisson 囊。肝表面缺乏浆膜被覆的部位称为肝裸区。

(二) 肝的位置和毗邻

肝大部分位于右季肋区和腹上区,小部分位于左季肋区。肝的前面几乎被肋所掩盖,但是在腹上区左、右肋弓之间有一小部分暴露在剑突的下方,直接与腹前壁相贴。因此右季肋区或腹上区遭受暴力打击时,肝容易被损伤而破裂。

肝的上界与膈形成的穹隆面基本一致。肝的下界与肝前缘一致,右侧半与右侧肋弓平行,中部达剑突下约 3cm。左侧被肋弓掩盖。因此正常情况下,在肋弓下方不能触及肝。但是在婴幼儿,由于腹腔容积较小,而肝的体积相对较大,致使肝的前缘常低于右侧肋弓 1.5~2.0cm。7 岁以上的儿童,其肝下缘与肋弓的关系就接近成年人的状态,此时若在右侧肋弓下能触及肝前缘,应考虑病理性肝大。

肝的上面隔膈与右侧胸膜腔、右肺和心等脏器相邻,故肝脓肿可以经膈侵入右肺。肝的下面,其右侧前、中、后三部分别与结肠右曲、十二指肠上曲、右肾和右肾上腺相邻;其左侧前部与胃前壁,后部与食管腹段相邻。

(三) 肝的分叶与分段

1. 肝的分叶概念　根据肝的表面标志可以将肝分为左叶、右叶、方叶和尾状叶四叶。由于肝的分叶根据只是肝表面结构标志,因此此种区域划分实际上并没有考虑肝内重要结构的配布及其位置关系,显然仅是一种解剖学意义上的划分,无太大的临床意义。

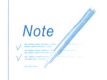

Note

2. **肝的分段概念**　肝内有4套管道结构分布,即肝门静脉、肝固有动脉、肝管和肝静脉分布在肝内。其中肝门静脉、肝固有动脉和肝管的主干及各级分支在肝内的走行和配布基本一致。3种管道相互伴行,并且被共同的 Glisson 囊所包被,在肝内形成 Glisson 系统。此外肝内的肝静脉的属支主要走行于 Glisson 系统的分支之间,其走行和配布相对独立,自成肝静脉系统(图7-4)。

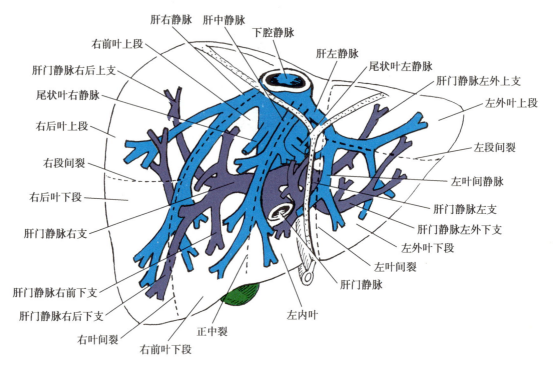

图 7-4　肝内管道与肝裂

肝段概念是依据 Glisson 系统在肝内的分布状态提出来的。通过对肝内各管道铸型标本的分析研究,发现肝内有些部位缺乏 Glisson 系统的分布。这些部位称为肝裂(hepatic fissure)。于是肝裂就成为划分肝内含有重要管道结构的自然界线,也是临床肝部分切除的最适宜切口的选择部位。肝裂主要包括正中裂,左、右叶间裂,左外叶段间裂和右后叶段间裂。根据这些肝裂,可以将肝分为2个半肝(左半肝和右半肝)、5个叶(右前叶、右后叶、左内叶、左外叶和尾状叶)及6个段(右后叶上、下段,左外叶上、下段,尾状叶左、右段)(图7-5)。

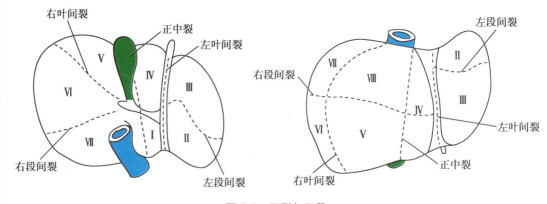

图 7-5　肝裂与肝段

(四) 肝的组织结构

肝表面覆以致密结缔组织被膜,除在肝下面各沟、窝处以及右叶上面后部为纤维膜外,其余均被覆浆膜。肝门部的结缔组织随门静脉、肝动脉、肝静脉和肝管的分支伸入肝实质,将其分成

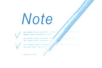

许多肝小叶。肝小叶之间呈三角形或椭圆形的结缔组织小区为门管区。

1. 肝小叶　肝小叶(hepatic lobule)是肝的基本结构单位,呈多角棱柱体,长约2mm,宽约1mm,成人肝约有50万~100万个肝小叶。有的动物(如猪)的肝小叶间因结缔组织较多而分界明显。人的肝小叶间结缔组织很少,相邻肝小叶常连成一片,分界不清。肝小叶中央有一条沿其长轴走行的中央静脉(central vein),肝板和肝血窦以中央静脉为中心呈放射状排列(图7-6)。

肝细胞单行排列成凹凸不平的板状结构,称肝板(hepatic plate)。相邻肝板吻合连接,形成迷路样结构,其切面呈索状,故也称肝索(hepatic cord)。在肝小叶周边肝板中的肝细胞较小,嗜酸性较强,称界板。肝板之间为肝血窦,血窦经肝板上的孔互相通连(图7-7)。含氧的肝动脉血液和含各种肠道吸收物的门静脉血

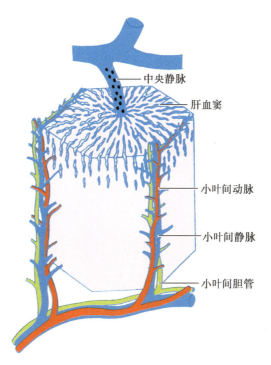

图7-6　肝小叶立体模式图

液,分别通过门管区小叶间动脉和小叶间静脉注入肝血窦,血液从小叶周边流向中央,其间与肝细胞进行充分的物质交换,然后汇入中央静脉。肝细胞相邻面的质膜局部凹陷,形成微细的胆小管。

(1)肝细胞:肝细胞(hepatocyte)占肝小叶体积的79.3%。肝细胞呈多面体形,直径为15~30μm。肝细胞有三种不同的功能面,即血窦面、细胞连接面和胆小管面(图7-8)。血窦面和胆小管面有发达的微绒毛,使细胞表面积增大,有利于进行物质交换。相邻肝细胞的连接面有紧密连接、桥粒和缝隙连接等结构,有的肝细胞之间还有贯通的细胞间通道。

肝细胞核大而圆,居中,核的常染色质丰富,有一至数个核仁,双核细胞较多。肝的特点之一是多倍体肝细胞数量大,成人肝的4倍体肝细胞占60%以上,这可能与肝细胞长期保持活跃的多种功能,以及肝潜在的强大再生能力相关。肝细胞的胞质嗜酸性,含有弥散分布的嗜碱性团块。电镜下,胞质内各种细胞器丰富而发达,并富含多种内含物。

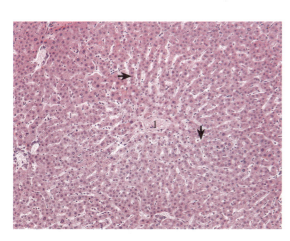

图7-7　人肝小叶光镜图
1. 中央静脉;→肝板;↓肝血窦(首都医科大学供图)

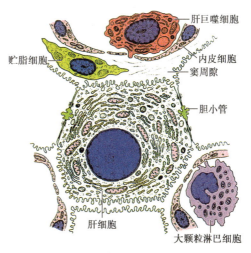

图7-8　肝细胞、肝血窦、窦周隙及胆小管超微结构模式图

1）粗面内质网：呈板层状排列成群，是肝细胞合成蛋白质的场所，合成白蛋白、纤维蛋白原、凝血酶原、脂蛋白和补体等多种血浆蛋白。

2）滑面内质网：为散在的小管和小泡，其膜上有多种酶规律地分布，如氧化还原酶、水解酶、转移酶及合成酶等。肝细胞摄取的有机物在滑面内质网进行连续的合成、分解、结合和转化等反应，包括胆汁合成、脂类代谢、糖代谢和激素代谢，以及由肠道吸收的有机异物（如药物、腐败产物等）的生物转化。

3）高尔基复合体：从粗面内质网合成的蛋白质和脂蛋白中，一部分转移至高尔基复合体内贮存加工，再经分泌小泡由肝细胞血窦面排出。近胆小管处的高尔基复合体尤为发达，参与胆汁分泌。

此外，肝细胞内的线粒体为肝细胞的功能活动提供能量；溶酶体参与肝细胞结构更新及其功能的维持，还参与胆色素代谢转运和铁贮存；过氧化物酶体可消除过氧化氢对肝细胞的毒性作用。肝细胞的内含物包括糖原、脂滴和色素等，其数量因机体的生理和病理状况不同而异。进食后糖原增多，饥饿时糖原减少；正常时脂滴少，肝病时脂滴可增多。

（2）肝血窦：肝血窦（hepatic sinusoid）位于肝板之间，腔大不规则。窦壁由内皮细胞围成，窦内有定居的肝巨噬细胞和 NK 细胞。内皮细胞有大量内皮窗孔，大小不等，无隔膜，直径多为0.1μm 左右，大的可达 1~2μm。内皮细胞间隙宽，内皮外无基膜，仅有少量网状纤维附着。因此，肝血窦通透性大，除血细胞和乳糜微粒外，血浆各种成分均可进入窦周隙。

肝巨噬细胞（hepatic macrophage）又称库普弗细胞（Kupffer cell），其形态不规则，胞质嗜酸性。细胞表面有大量皱褶和微绒毛，并以板状和丝状伪足附着在内皮细胞上，或穿过内皮窗孔和细胞间隙伸入窦周隙。胞质内含丰富的溶酶体，并常见吞噬体和吞饮泡。肝巨噬细胞由血液单核细胞分化而来，在清除从门静脉入肝的抗原异物和衰老的血细胞，以及肿瘤监视等方面发挥重要作用。

肝血窦内 NK 细胞，又称肝内大颗粒淋巴细胞（hepatic large granular lymphocyte），附着在内皮细胞或肝巨噬细胞上。细胞核呈肾形，常偏于一侧，胞质内含较多溶酶体。此细胞在抵御病毒感染、防止肝内肿瘤及其他肿瘤肝转移方面起重要作用。

（3）窦周隙：窦周隙（perisinusoidal space）是肝血窦内皮细胞与肝细胞之间的狭小间隙，宽约 0.4μm，光镜下很难辨认。窦周隙内充满血浆，肝细胞血窦面的微绒毛伸入间隙，浸于血浆中。窦周隙是肝细胞和血液之间进行物质交换的场所。

窦周隙内有散在的贮脂细胞（fat-storing cell），又称肝星状细胞（hepatic stellate cell），细胞形态不规则，有突起附着于内皮细胞基底面和肝细胞表面，或伸入肝细胞之间。其最主要的特征是胞质内含有许多大的脂滴。在 HE 染色切片中，贮脂细胞不易鉴别，用氯化金或硝酸银浸染法，或免疫组织化学法可清楚显示。正常情况下，贮脂细胞处于静止状态，主要参与维生素 A 的代谢，储存脂肪。人体摄取的维生素 A 70%~85% 贮存在贮脂细胞内，机体需要时释放入血。

（4）胆小管：胆小管（bile canaliculi）是相邻两个肝细胞的膜局部凹陷形成的微细管道，在肝板内连接成网。在 HE 染色中不易看到，用银染法或 ATP 酶组织化学染色法可清楚显示。电镜下，肝细胞胆小管面形成许多微绒毛突入管腔。靠近胆小管的相邻肝细胞膜形成由紧密连接、桥粒等组成的连接复合体，封闭胆小管周围的细胞间隙，防止胆汁外溢至细胞间或窦周隙。胆小管内的胆汁从肝小叶中央流向周边。胆小管于肝小叶边缘处汇集成若干短小的管道，称肝闰管（Hering canal，也称赫令管）。赫令管在门管区汇入小叶间胆管。

2. 门管区　从肝门进出的门静脉、肝动脉和肝管在肝内反复分支，相伴走行于门管区结缔组织内，故在此可见小叶间静脉、小叶间动脉和小叶间胆管断面，称门管区（portal area）（图 7-9）。每个肝小叶周围约有 3~4 个门管区。小叶间静脉是门静脉的分支，管腔较大而不规则，管壁薄；小叶间动脉是肝动脉的分支，管腔小，管壁较厚；小叶间胆管管壁为单层立方上皮，在肝门处汇

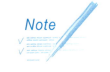

合成左右肝管出肝。

门管区外的小叶间结缔组织中,还有单独走行的小叶下静脉,由中央静脉汇集形成,在肝门部汇集为肝静脉。

二、肝外胆道系统

胆汁在肝内由肝细胞产生,经各级胆管收纳,汇集后出肝门,再经分布于肝外的一套管道系统输送到十二指肠,此系统统称为肝外胆道系统,由肝左管、肝右管、肝总管、胆囊、胆囊管和胆总管构成(图7-10)。

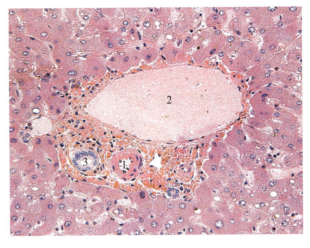

图7-9　肝门管区光镜图
1. 小叶间动脉;2. 小叶间静脉;3. 小叶间胆管(首都医科大学供图)

(一)肝总管

肝总管(common hepatic duct)由肝左管和肝右管出肝门后汇合而成。肝左、右管分别由左、右半肝内的毛细胆管逐级汇合而成。肝总管位于肝十二指肠韧带内,其下端与胆囊管汇合成胆总管。

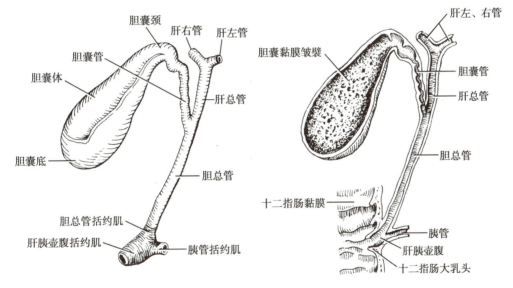

图7-10　胆囊与输胆管道

(二)胆囊

胆囊(gallbladder)位于胆囊窝内,借疏松结缔组织与肝下面相连。胆囊呈长梨形,长约8~12cm,宽约3~5cm,容量约为40~60ml,为储存和浓缩胆汁的器官。

胆囊分底、体、颈和管四个部分。胆囊底(fundus of gallbladder)为胆囊伸向前方的盲端,圆钝略显膨大,多超出肝下缘,与腹前壁的腹腔面直接接触。胆囊底的体表投影相当于右腹直肌外侧缘与右侧肋弓相交处。胆囊体(body of gallbladder)是胆囊底与胆囊颈之间的部分,充盈空虚时的伸缩性较大。胆囊颈(neck of gallbladder)为胆囊体向后延续变细的一段,内腔黏膜呈螺旋状皱襞,称螺旋襞(spiral fold)。此结构便于控制胆汁的流动,同时也是胆结石易于嵌顿的部位。

胆囊管与肝总管汇合处与肝的脏面共同围成一个三角形区域,称为胆囊三角(Calot 三角),胆囊动脉一般经此处分布于胆囊,为临床手术中寻找胆囊动脉的标志区。

Note

胆囊壁由黏膜、肌层和外膜组成。黏膜有许多高而分支的皱襞突入腔内，胆囊收缩排空时，皱襞高大明显；胆囊充盈扩张时，皱襞减少，黏膜变平。黏膜上皮为单层柱状上皮，固有层为薄层结缔组织，肌层的平滑肌厚薄不一，胆囊底部较厚，颈部次之，体部最薄。外膜较厚，大部分为浆膜(图7-11)。

胆囊的功能是贮存和浓缩胆汁。胆囊容量为40~70ml，从肝排出的胆汁流入舒张的胆囊内贮存。胆囊上皮细胞能主动吸收胆汁中的水和无机盐，浓缩胆汁。

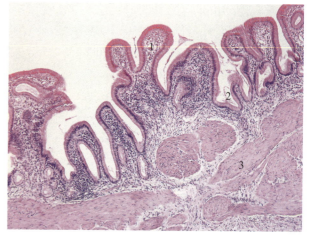

图 7-11　胆囊光镜图
1. 黏膜皱襞；2. 黏膜窦；3. 肌层（首都医科大学供图）

(三) 胆总管

肝总管与胆囊管汇合以后继续下行，移行为胆总管(common bile duct)。胆总管继续下行与胰管汇合后，开口于十二指肠降部，全长约4~8cm，管径3~6mm。胆总管在十二指肠上部上方起始于肝十二指肠韧带内，然后经十二指肠上部的后方、胰头与十二指肠降部之间或胰头的后方，最后斜穿十二指肠降部后内侧壁，在肠壁内与胰管汇合，形成略为膨大的肝胰壶腹(hepatopancreatic ampulla，Vater 壶腹)，开口于十二指肠大乳头。肝胰壶腹是胆总管和胰管开口于十二指肠降部之前所形成的一个共同结构，是一个能够控制胆汁和胰液排放的重要结构。壶腹的周围有环形平滑肌肌束包绕，称为肝胰壶腹括约肌(sphincter of hepatopancreatic ampulla，Oddi 括约肌)。此外，在胆总管和胰管的末端也有少量平滑肌束包绕，分别称为胆总管括约肌和胰管括约肌。肝胰壶腹括约肌平时维持收缩状态，使肝外输送胆汁的管道系统处于关闭状态。此时肝细胞分泌的胆汁只能经胆囊管进入胆囊储存。一旦进食，尤其是摄入高脂肪的食物后，胆囊收缩，此时肝胰壶腹括约肌舒张，胆囊内的胆汁经胆囊管和胆总管排入十二指肠(见图7-10、图7-12)。

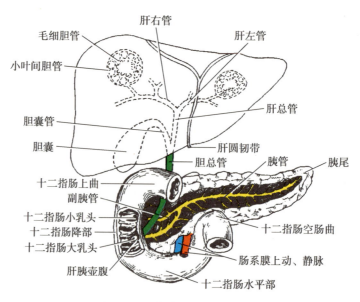

图 7-12　胆道、十二指肠和胰

肝外胆管管壁分黏膜、肌层和外膜三层。黏膜有纵行皱襞,上皮为单层柱状,有杯状细胞。固有层内有黏液性腺。肝管和胆总管的上 1/3 段肌层很薄,平滑肌分散;胆总管的中 1/3 段肌层渐厚,尤其是纵行平滑肌增多;胆总管下 1/3 段的肌层分内环行、外纵行两层。胆管外膜为较厚的结缔组织。

第三节　肝胆的功能

一、肝脏的生理功能

肝脏是人体内最大的消化腺,也是体内新陈代谢的中心站。实验证明,动物在完全摘除肝脏后即使给予相应的治疗,最多也只能生存 50 多个小时。表明肝脏是维持生命活动的一个必不可少的重要器官。从消化角度,肝胆汁分泌是最重要的功能(图 7-13)。

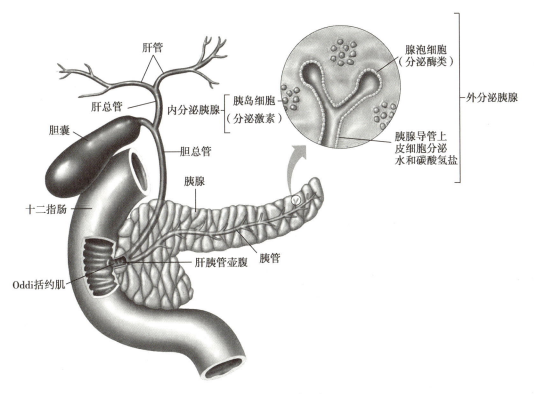

图 7-13　胆囊与胰腺示意图

(一) 肝胆汁分泌作用

胆汁(bile)由肝细胞合成和分泌,成人每天分泌量为 800~1000ml。在消化间期,肝细胞分泌的胆汁经肝胆管进入胆囊内贮存,并被胆囊吸收胆汁中的无机盐和水分后可被浓缩 4~10 倍。在消化期,肝脏分泌和胆囊内的胆汁经胆总管排入十二指肠(见图 7-13),参与小肠的化学消化。肝脏除了分泌胆汁参与食物的消化和吸收过程外,还参与多种物质代谢和血浆蛋白合成过程,具有解毒以及防御和免疫功能等多种生理功能。

1. **胆汁成分**　胆汁是一种苦味的液体,刚从肝分泌的胆汁为金黄色,pH 为 7.4,胆囊内胆汁为橘棕色,pH 为 6.8。胆汁中不含消化酶,其成分中除水分外,主要含有胆盐、胆固醇、卵磷脂、脂肪酸、黏蛋白、胆色素和无机盐。胆盐是胆汁参与消化及吸收的主要成分,胆色素是血红蛋白的分解产物,不仅决定胆汁的颜色,排入小肠后也影响大便的颜色。

在正常情况下,胆汁中的胆盐(或胆汁酸)、胆固醇和卵磷脂的适当比例是维持胆固醇溶解状态的必要条件。当胆固醇分泌过多,或胆盐、卵磷脂合成减少时,胆固醇就容易沉积下来,此为形成胆石的原因之一。

2. 胆汁的作用   胆汁中虽然不含消化酶,但对脂肪的消化和吸收具有重要意义。

(1) 乳化脂肪:胆汁中的胆盐、胆固醇和卵磷脂等都可作为乳化剂,降低脂肪的表面张力,并使其裂解成微滴,分散在肠腔内,从而增加了脂肪酶与脂肪的接触面积,促进脂肪的分解作用。

(2) 促进脂肪吸收:胆盐因其结构特点,即为双嗜性分子,当达到一定浓度后,可聚合而形成疏水性部分朝内,亲水性部分朝外的微胶粒(micelle)。脂肪酸、甘油一酯等均可掺入到微胶粒中,形成水溶性复合物,对脂肪消化产物的吸收意义重大。

(3) 促进脂溶性维生素的吸收:胆汁通过促进脂肪分解产物的吸收,也促进脂溶性维生素(维生素 A、D、E、K)的吸收。

3. 胆汁分泌的调节   肝脏细胞不断分泌胆汁,但消化间期贮存在胆囊内,而在消化期肝脏分泌和胆囊内的胆汁排入小肠内。在消化期食物是胆汁分泌和排放的自然刺激物,其具体机制通过神经体液调节来实现(图 7-14)。

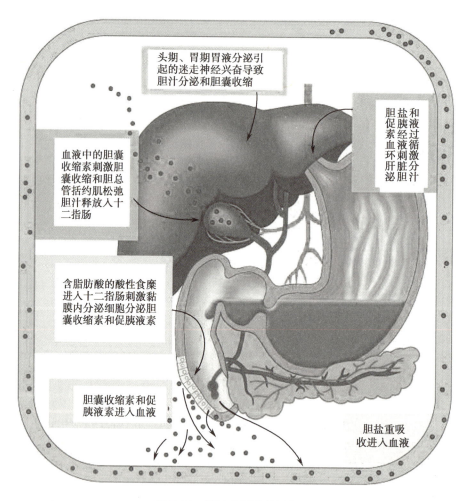

图 7-14   胆汁分泌调节示意图

(1) 迷走神经的作用:进食的过程中食物分解产物如蛋白质分解产物等的化学刺激,食物对消化道扩张的机械刺激均可兴奋迷走神经,反射性地引起肝胆汁分泌和胆囊收缩,但其作用弱。迷走神经兴奋也可以刺激促胃液素分泌,间接引起肝胆汁分泌和胆囊收缩。迷走神经切断或阿托品阻断迷走神经,可以消除上述反应。

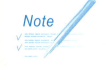
Note

（2）体液因素的作用：多种胃肠激素等体液因素参与胆汁的分泌和排放。

1）缩胆囊素：消化期肠道内食物中的蛋白质、脂肪分解产物刺激小肠黏膜 I 细胞分泌和释放缩胆囊素，通过血液循环作用于胆管、胆囊和 Oddi 括约肌上的受体，引起胆囊平滑肌收缩和 Oddi 括约肌松弛，使胆汁通过胆总管排放到十二指肠内。

2）促胰液素：促胰液素的主要作用是促进胰液分泌，但也可以刺激肝胆汁分泌，主要是促进胆汁中的水分和碳酸氢盐的分泌，对胆盐分泌的影响较少。

3）促胃液素：促胃液素通过血液循环作用于肝脏，刺激胆汁分泌并使胆囊收缩引起胆汁排放。促胃液素也促进胃酸分泌，后者作用于小肠黏膜分泌促胰液素而促进肝胆汁分泌。

4）胆盐：进入小肠内的胆盐发挥生理作用后，90% 的以上被回肠末端黏膜吸收，通过门静脉又回到肝脏，再形成胆汁排放到十二指肠，这一过程称为胆盐的肠肝循环（enterohepatic circulation of bile salt）。返回到肝脏的胆盐较强的刺激肝细胞分泌胆汁，但对胆囊无明显作用。

（二）肝脏在代谢中的作用

在机体新陈代谢过程中肝脏参与多种营养物质的代谢，如糖的分解、贮存糖原，参与蛋白质、脂肪、维生素、激素的代谢等。

1. 糖代谢　经小肠黏膜吸收的单糖由门静脉到达肝脏，在肝内转变为肝糖原而贮存。一般成人储存的肝糖原仅够禁食 24 小时。肝糖原在调节血糖浓度以维持其稳定中具有重要作用。当机体急需血糖时，如劳动、饥饿、发热时，血糖大量消耗，肝细胞能将肝糖原分解为葡萄糖进入血液循环，所以肝病病人血糖常波动。

2. 蛋白质代谢　从消化道吸收的氨基酸在肝脏内经历蛋白质合成、脱氨和转氨等作用，蛋白质进入血液循环供全身器官组织需要。血浆蛋白主要在肝脏合成，由于血浆蛋白可作为体内各种组织蛋白更新之用，因此血浆蛋白对维持机体蛋白质代谢意义重大。肝脏将氨基酸代谢产生的氨合成尿素，经肾脏排出体外。因此，肝病时血浆蛋白减少，血氨升高。

3. 脂肪代谢　肝脏是脂肪运输的枢纽，消化吸收的一部分脂肪进入肝脏，再转变为体脂而贮存。饥饿时，储存的脂肪可先被运送到肝脏被氧化分解。在肝脏，中性脂肪可水解为甘油和脂肪酸，而甘油可通过糖代谢途径被利用，脂肪酸可完全氧化为二氧化碳和水。脂肪酸、胆固醇、磷脂合成主要在肝脏内进行，当脂肪代谢紊乱时，可使脂肪堆积于肝脏内形成脂肪肝。

4. 热量的产生　安静时机体的热量主要由内脏器官提供，而在劳动和运动时主要由肌肉产热。在内脏中，肝脏是代谢旺盛的器官，安静时，肝脏血流温度比主动脉高 0.4~0.8℃。

5. 维生素、激素代谢　人体 95% 的维生素 A 都贮存在肝内，另外维生素 C、D、E、K、B_1、B_6、B_{12}、烟酸、叶酸等多种维生素贮存和代谢的场所也为肝脏。

正常情况下血液中各种激素的水平保持动态平衡，多余的经肝脏处理失去活性。当肝功能不全时，可能出现雌激素、醛固酮和抗利尿激素灭活障碍，出现肝掌、蜘蛛痣、腹水等临床表现。

（三）肝脏的解毒作用

肝脏是人体的主要解毒器官，可保护机体免受损害，使毒物成为无毒的或溶解度大的物质，随胆汁或尿排出体外。肝脏解毒主要有以下四种方式：①化学方法：如氧化、还原、分解、结合和脱氧作用；②分泌作用：一些重金属如汞，以及来自肠道的细菌，可随胆汁分泌排出；③蓄积作用：某些生物碱（如士的宁、吗啡等），可蓄积于肝脏，然后逐渐少量释放，以降低中毒程度；④吞噬作用：细菌、染料及其他颗粒性物质，可被肝脏的库普弗细胞吞噬。

（四）其他作用

1. 防御功能　肝脏是最大的网状内皮细胞吞噬系统。肝静脉窦内皮层含有大量的库普弗细胞，有很强的吞噬能力，门静脉血中 99% 的细菌经过肝静脉窦时被吞噬。

2. 调节血液循环量　正常时肝内静脉窦可以贮存一定量的血液，机体失血时，从肝内静脉窦排出较多的血液，以补偿周围循环血量的不足。

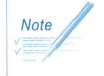

3. 制造凝血因子　肝脏是合成人体内多种凝血因子的主要场所。人体内12种凝血因子，其中4种都是在肝内合成的。肝病时可引起凝血因子缺乏，造成凝血时间延长及出血倾向。

4. 肝脏的再生功能　成人肝脏一般重达1500g左右，是腹腔中最大的器官，每分钟流经肝脏的血液量高达1000ml以上。肝脏具有其他器官无法比拟的旺盛的再生和恢复能力，例如经手术切除肝脏75%的大鼠于3周后便能恢复原状，犬需8周，人类则需4个月左右。肝细胞还有非常旺盛的功能活动，即使被割掉一半，或者受到严重伤害，残留的正常肝细胞仍能维持正常的肝功能。实验证明，把鼠肝切掉一半后，照常进食并存活正常，肝功指标正常。

二、胆囊的生理功能

胆囊是重要的消化器官之一，它不仅有储存、浓缩、排泄胆汁的功能，还有调节肝内外胆道压力的重要作用，此外，还有重要的分泌和免疫功能。

（一）胆汁的储存和排出功能

1. 胆汁储存　非消化期间，肝分泌的胆汁储存在胆囊内，肝脏每日分泌800~1000ml胆汁，大部分经胆囊浓缩后储存在胆囊内。金黄色碱性肝胆汁中的大部分水和电解质，由胆囊黏膜吸收返回到血液，留下胆汁中有效成分储存在胆囊内，变成棕黄色或墨绿色呈弱酸性的胆囊胆汁。胆囊黏膜黏液性物质，主要是黏蛋白，可保护和润滑胆囊黏膜免受胆汁的溶解，并使胆汁容易通过胆囊管。

2. 胆汁排出　胆汁的排出受体液因素和神经系统的调节，进食3~5分钟后，缩胆囊素（cholecystokinine，CCK）含量增加，缩胆囊素有收缩胆囊和舒张胆总管下端及Oddi括约肌的作用，胆囊收缩时可产生2.94kPa的压力，促使胆汁排至十二指肠。进食脂肪丰富的食物时，半小时胆囊即可开始排出胆汁。迷走神经兴奋也引起胆囊收缩，Oddi括约肌松弛，促进胆汁排出。在临床上，当胆囊炎或Oddi括约肌功能失调时，胆汁排出障碍，胆汁淤滞，固体成分沉淀，成为息肉或结石的成因之一。

胆囊的另一重要功能是调节胆管内压力平衡作用，肝细胞分泌的胆汁持续不断地排入胆囊和肝外胆道，并维持一定的压力。在肝内外胆管压力增高时，胆囊可以容纳和浓缩较多的胆汁，维持胆道内正常压力平衡。因此，当胆囊被切除后，调节压力平衡作用消失，然而肝脏分泌出的胆汁不会减少，反而全部胆汁经Oddi括约肌排入十二指肠腔内，此时胆道相对狭窄，排泄不畅。日积月累就必然发生胆总管代偿性扩张病变，扩张的胆总管导致胆汁流异常，极易形成胆总管结石。

（二）免疫功能

胆囊不仅具有贮存，浓缩和排出胆汁功能，而且还有分泌和免疫功能。胆囊每天可分泌20ml的白色液体，由胆囊黏膜固有层分泌，含有免疫球蛋白（IgA），而且胆囊内IgA的浓度远远高于血液，具有保护肠道黏膜免受次级胆酸等损伤因子侵犯的作用。因此，胆囊成为肠道免疫球蛋白（immunoglobulin，Ig）的主要供给来源，对于胆道系统的免疫防御具有重要意义。如果缺少Ig物质可以引起小肠防御功能缺陷，出现感染性腹泻、感染性腹水以及消化道来源的败血症。

第四节　肝胆常见疾病的病理生理与病理变化

一、肝炎

肝炎（hepatitis）是肝脏炎症的统称，是指由多种致病因素如病毒、细菌、寄生虫、化学毒物、药物、酒精、自身免疫因素等使肝脏细胞受到破坏，肝脏功能受到损害，引起机体一系列不适症

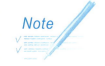

状,以及肝功能指标的异常。根据病因,肝炎可以分为病毒性肝炎、药物性肝炎、中毒性肝炎、自身免疫性肝炎、酒精性肝炎等。各种肝炎临床表现相似,以乏力、食欲减退、恶心、上腹部不适、肝区疼痛为主要表现,部分病人可有黄疸、发热和肝大伴肝功能损害。

(一)病因和发病机制

1. 病毒性肝炎　通常我们生活中所说的肝炎多指病毒性肝炎(viral hepatitis)。病毒性肝炎是由多种肝炎病毒引起的以肝脏损害为主的一组全身性传染病,其发病率高、传染性强、传播途径复杂。病毒性肝炎的病原学分型,目前已被公认的有甲、乙、丙、丁、戊和庚型六种。除乙型肝炎病毒为 DNA 病毒外,其余均为 RNA 病毒。此外,肝炎病毒以外的病毒感染(如柯萨奇病毒、巨细胞病毒、EB 病毒、单纯疱疹病毒等)也可引起肝脏炎症。病毒性肝炎呈世界性分布,我国是病毒性肝炎高发区。全世界慢性乙型肝炎病毒感染者约 3.6 亿,其中我国 1 亿左右,约占我国人口的 7%;慢性丙型肝炎病毒感染者约 1.7 亿,其中我国 3000 万左右,约占我国人口的 3%。甲型肝炎人群流行率约 80%,丁型肝炎约 1%,戊型肝炎约 20%。

(1)甲型病毒性肝炎:简称甲型肝炎(hepatitis A),是由甲型肝炎病毒(hepatitis A virus,HAV)引起的。HAV 属微小 RNA 病毒科,新型肠道病毒 72 型。HAV 随病人粪便排出体外,通过污染水源、食物、食具等传播造成散发性流行或大流行。病人一般可完全恢复,不转为慢性肝炎,亦无慢性携带者。甲型肝炎的潜伏期为 15~45 天。

HAV 经粪 - 口途径侵入人体后,先在肠黏膜和局部淋巴结增殖,继而进入血液循环,形成病毒血症,最终侵入靶器官肝脏,在肝细胞内增殖。HAV 损伤肝细胞机制尚未完全明了,目前认为感染早期,HAV 大量增殖激活特异性 $CD8^+$ T 淋巴细胞,细胞免疫发挥作用,通过分泌细胞因子(γ干扰素)使肝细胞变性、坏死。感染后期体液免疫亦参与其中,抗 HAV 产生后可能通过免疫复合物机制参与肝细胞破坏。

(2)乙型病毒性肝炎:简称乙型肝炎(hepatitis B),是由乙型肝炎病毒(hepatitis B virus,HBV)引起的。HBV 属于嗜肝 DNA 病毒,主要通过血液、吸毒、性传播及母婴垂直传播,可引起急性或慢性乙型肝炎,也可引发急性重型肝炎或造成病毒携带状态。HBV 的核心抗原(hepatitis B core antigen,HBcAg)和 e 抗原(hepatitis B e antigen,HBeAg)具有传染性,而表面抗原(hepatitis B surface antigen,HBsAg)具有致病性。HBV 侵入人体后,未被单核 - 吞噬细胞系统清除的病毒到达肝脏,病毒包膜与肝细胞膜融合,导致病毒进入肝细胞。HBV 进入肝细胞后即开始其复制过程,HBV DNA 进入细胞核形成共价闭合环状 DNA,以闭合环状为模板合成前基因组 mRNA,前基因组 mRNA 进入胞质作为模板合成负链 DNA,再以负链 DNA 为模板合成正链 DNA,两者形成完整的 HBV DNA。

HBV 导致肝细胞的损伤程度与感染的病毒数量、毒力以及机体免疫反应的强弱相关。当HBV 在肝细胞内复制和繁殖后,在感染的肝细胞表面可分泌大量 HBsAg,使机体免疫系统细胞识别并杀伤感染细胞以清除病毒,同时导致肝细胞坏死或凋亡。有学者认为,当 T 细胞免疫功能正常,受病毒感染的肝细胞不多时,HBV 很快被细胞免疫联合体液免疫予以清除,此时,由细胞免疫所造成的急性肝细胞损伤可完全恢复。如 T 细胞免疫功能低下,免疫反应不足以完全破坏被病毒感染的肝细胞,或亦不能产生有效的抗 HBsAg,持续在肝细胞内的病毒可引起免疫病理反应而导致慢性持续性肝炎。如机体对病毒完全缺乏细胞免疫反应,既不能有效地清除病毒,亦不能导致免疫病理反应,结果出现 HBsAg 无症状携带。如果 T 细胞免疫功能过强,病毒感染的细胞又过多,细胞免疫反应可迅速引起大量肝细胞坏死,临床上表现为急性重型肝炎。进一步的研究认为细胞免疫和体液免疫相互配合发挥免疫作用。因此,抗体介导的杀伤细胞的细胞毒作用日益受到重视,并认为是杀伤靶细胞的重要免疫机制。

(3)丙型病毒性肝炎:简称丙型肝炎(hepatitis C),是由丙型肝炎病毒(hepatitis C virus,HCV)引起的。HCV 为黄病毒科 RNA 病毒,主要通过注射或输血传播,此外还可通过母婴垂直传播、

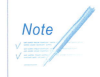

家庭日常接触和性传播等,常引起慢性肝炎。HCV致病机制尚不清楚,当HCV在肝细胞内复制引起肝细胞结构和功能改变或干扰肝细胞蛋白合成,可造成肝细胞变性坏死,表明HCV可直接损害肝脏。但多数学者认为细胞免疫病理反应可能起重要作用,发现HCV与HBV均可通过机体免疫应答攻击HCV感染的肝细胞,引起肝细胞损伤。

(4) 丁型病毒性肝炎:简称丁型肝炎(hepatitis D),是由丁型肝炎病毒(hepatitis D virus,HDV)引起的。HDV是一种复制缺陷型RNA病毒,它必须与HBV或其他嗜肝DNA病毒复合感染才能复制。HDV可与HBV同时感染,也可以在HBV携带者中再感染HDV,前者大多数可痊愈,少数演变成慢性肝炎或发生急性重型肝炎;而后者大多数可转变为慢性肝炎,也可发生急性重型肝炎。HDV的致病机制与免疫性尚不清楚,一般认为HDV对肝细胞有直接的致细胞病变作用。

(5) 戊型病毒性肝炎:简称戊型肝炎(hepatitis E),是由戊型肝炎病毒(hepatitis E virus,HEV)引起的。HEV主要经消化道途径传播,可经污染的水源造成流行。戊型肝炎潜伏期为2~11周,临床病人多为轻中型肝炎,常为自限性,一般不导致携带状态和慢性肝炎,大多数病例预后良好。HEV致病机制尚不清楚,可能与甲型肝炎相似,细胞免疫是引起肝细胞损伤的主要原因。

(6) 庚型病毒性肝炎:简称庚型肝炎(hepatitis G),是由庚型肝炎病毒(hepatitis G virus,HGV)引起的。HGV为黄病毒科RNA病毒,主要是通过污染的血液或血制品传播,其致病性尚不清楚。庚型肝炎经常发生于接受血液透析的病人,可变成慢性。

2. 药物性/中毒性肝炎　药物性/中毒性肝炎是指由于药物、化学毒物(如磷、砷、四氯化碳等)或生物毒素引起的肝脏损害。药物(毒物)所致肝损害取决于两方面的因素:一为药物(毒物)本身对肝脏的损害,二为机体对药物(毒物)的特异质反应。前者常为可预测性损害,后者则多呈不可预测性。药物性/中毒性肝炎发生的具体机制包括:

(1) 直接损害:直接损害的药物(毒物)多属于原浆毒性,其对细胞及细胞器无选择性,除引起肝损害外,也可同时引起其他脏器的损伤。药物(毒物)本身及其通过肝脏细胞色素P450代谢产生毒性产物,如亲电子基、氧自由基等有害活性物质。毒性代谢产物具有改变各种细胞大分子功能的潜力,可导致组织坏死、细胞凋亡、化学致癌性、超敏性、复制受损等。如亲电子基与肝细胞大分子蛋白质巯基部位共价结合,破坏细胞结构和功能,氧自由基则可使细胞膜和细胞器膜上的不饱和脂肪酸过氧化,改变膜的流动性和通透性,最终破坏膜的完整性,导致肝细胞死亡。此类损害常见药物(毒物)如对乙酰氨基酚、异烟肼、四氯化碳等。

(2) 间接损害:间接损害主要是药物(毒物)通过干扰肝细胞的正常代谢,进而引起结构和功能的损伤。根据其干扰代谢的环节不同,可分为细胞毒型和胆汁淤积型。①细胞毒型:药物(毒物)选择性干扰肝细胞的某个环节,最终影响蛋白质的合成,导致肝细胞脂肪变性或坏死,如四环素、甲氨蝶呤、巯嘌呤等;②胆汁淤积型:药物(毒物)作用于胆小管上的转运蛋白,引起胆管阻塞、胆汁淤积,典型药物如口服避孕药。此外,药物及其代谢产物可直接或间接通过补体系统激活肝巨噬细胞、中性粒细胞,释放ROS、炎症介质和细胞因子等,导致细胞坏死。

(3) 免疫介导性肝损害:多数药物分子量较小,无抗原性,不引发免疫反应。但在某些特异质个体,半抗原与肝内特异性蛋白结合后可成为抗原;部分药物也可在药酶系统(如细胞色素P450系统)的作用下,发生生物转化或生成某些代谢产物,继之与一些载体蛋白结合,形成抗原,诱发免疫应答,导致肝脏损害。典型药物之一为氟烷类麻醉药,其在细胞色素P450酶系统CYP2E1的作用下,生成代谢产物三氟乙烷氯化物,后者可与肝细胞内质网的多肽结合,形成完整抗原,诱发免疫反应。

3. 自身免疫性肝炎　自身免疫性肝炎(autoimmune hepatitis)是由自身免疫反应介导的慢性进行性肝脏炎症性疾病,其临床特征为不同程度的血清转氨酶升高、高γ球蛋白血症、自身抗体

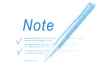

阳性。自身免疫性肝炎比较少见，多与其他自身免疫性疾病相伴（最常见为甲状腺炎、溃疡性结肠炎等），是近年来新确定的疾病之一。该病在世界范围内均有发生，欧美国家发病率相对较高，如美国该病占慢性肝病的 10%~15%，我国的确切发病率尚不清楚，但国内文献报道病例数呈明显上升趋势。自身免疫性肝炎的病因和发病机制尚不明了，遗传易感性被认为是主要因素，而其他因素可能是在遗传易感性基础上引起机体免疫耐受机制破坏，产生针对肝脏自身抗原的免疫反应，从而破坏肝细胞导致肝脏炎性坏死，并可进展为肝纤维化、肝硬化。

4. 酒精性肝炎 酒精性肝炎（alcoholic hepatitis）主要是由于长期大量饮酒所致的肝脏损伤性疾病。病人有长期饮酒史，一般超过 5 年，折合酒精量，男性 ≥ 40g/d，女性 ≥ 20g/d，或 2 周内有大量饮酒史，折合酒精量 >80g/d。机体摄入的酒精主要在十二指肠和上段回肠通过单纯扩散吸收，酒精不能储存，必须被代谢。肝脏是体内酒精代谢的最主要器官，90%~95% 的酒精在肝脏通过乙醇脱氢酶和微粒体乙醇氧化酶系统进行氧化代谢，主要代谢物是乙醛；乙醛随后又被乙醛脱氢酶氧化代谢生成乙酸，并进一步代谢产生二氧化碳和水。酒精性肝病的发病机制相当复杂，涉及酒精及其代谢产物对肝脏的直接和间接损伤，同时酒精性肝病的发生和进展还与营养状态及遗传易感性密切相关。

（1）酒精及其代谢产物对肝脏的损伤：酒精对肝组织和细胞有直接损伤作用，在肝脏代谢 1 分子酒精的过程中，可使 2 分子的 NAD^+（氧化型辅酶Ⅰ）转变为 NADH（还原型辅酶Ⅰ），于是 $NADH/NAD^+$ 的比值明显改变，细胞的氧化还原状态改变，对葡萄糖合成、脂质代谢及蛋白质的分泌产生广泛的影响。酒精的主要代谢产物乙醛对肝脏毒性作用更大，主要表现在：①降低肝脏对脂肪酸的氧化；②损伤线粒体、抑制三羧酸循环；③影响肝脏的微管系统，使微粒蛋白分泌减少，造成脂质和蛋白质在肝脏细胞中沉积；④与细胞膜结合，改变其通透性及流动性，从而导致肝细胞的损伤；⑤抑制 DNA 的修复和 DNA 中胞嘧啶的甲基化，从而抑制细胞的分化及损伤组织的再生、修复；⑥增加胶原的合成，促进肝纤维化的形成。

（2）氧化应激：近年来，氧化应激在酒精性肝病中的作用受到重视。酒精在肝细胞内氧化代谢过程中产生大量的氧自由基，可激活磷脂酶及脂质过氧化反应，改变膜的通透性和流动性，从而改变与膜结合的酶、受体和离子通道的微环境，影响其功能。此外氧自由基还影响 DNA 和蛋白质的结构和功能。正常肝内存在具有保护性的抗氧化反应物质，如谷胱甘肽和维生素 A、C、E 等。长期饮酒者，肝细胞内谷胱甘肽含量明显降低或耗竭，以线粒体最为明显，可加剧对线粒体结构和功能的损害。长期饮酒造成营养吸收不良也使食物中抗氧化剂吸收减少。因此长期饮酒导致机体内促氧化物质明显增多和抗氧化物质的减少，诱发氧化应激最终导致肝细胞死亡或凋亡。

（3）内毒素、炎症介质和细胞因子：炎症介质和（或）细胞因子对酒精性肝病的形成具有重要作用。酒精的摄入可致炎症细胞对炎症刺激反应过度，产生大量的炎症介质和（或）细胞因子。一方面，肝细胞损伤后，可发生肝实质细胞的凋亡和坏死，激活肝内的库普弗细胞（Kupffer）细胞和血液循环中的单核细胞。另一方面，酒精性肝病时，因肠细菌过度生长、肠黏膜通透性增加、肠细菌移位以及正常的免疫功能受到抑制等，导致肠源性内毒素血症。内毒素不仅可直接损伤肝细胞，更重要的是还与 Kupffer 细胞特异性受体结合激活该细胞。进而可释放大量的氧自由基、细胞因子和炎症介质，如肿瘤坏死因子 α（tumor necrosis factor alpha，TNF-α）、白介素 6（interleukin 6，IL-6）、转化生长因子 β（transforming growth factor beta，TGF-β）等，细胞黏附分子和细胞因子受体表达也增加。多种细胞因子和炎症介质可引起肝细胞进一步坏死、凋亡、发生炎症和形成肝纤维化。

（4）危险因素：长期过量饮酒的人群中，只有 10%~35% 发展至酒精性肝病，仅有 8%~20% 可发展至酒精性肝硬化，酒精性肝病的严重程度往往并不与酒精的摄入量成正比，这提示其他因素如遗传、环境、营养和激素等在酒精性肝病的发生和演变中也起一定作用。①遗传易感性：

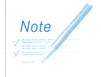

酒精性肝病的发生常有家族倾向,有些病人存在酒精的氧化障碍,现认为与酒精代谢相关的酶(乙醇脱氢酶、乙醛脱氢酶和 CYP2E1)编码基因的多态性在酒精性肝病的遗传倾向中具有重要意义;②性别:酒精性肝病易感性存在明显的性别差异性,女性更易患;③合并乙型或丙型病毒性肝炎;④饮食习惯与营养不良:肝脏铁的含量可能与酒精性肝病的严重程度相关,然而,饮食摄入铁增加或铁代谢遗传性障碍对增加酒精肝毒性的程度目前仍不清楚。

(二)基本病理变化

各型肝炎病理变化基本相同,都是以肝细胞的变性、坏死为主,同时伴有不同程度的炎症细胞浸润、肝细胞再生和间质纤维组织增生。病变包括:

1. 肝细胞变性、坏死与凋亡

(1)肝细胞变性:以细胞水肿为主,丙型和丁型肝炎中也可见肝脂肪变。

1)细胞水肿:是肝细胞变性最常见的病变。光镜下见肝细胞肿胀,胞质疏松呈网状、半透明,称为胞质疏松化。进一步发展,严重者肝细胞增大呈球形,胞质几乎完全透明,称气球样变(ballooning degeneration)(图 7-15)。电镜下见内质网扩张、囊性变,核糖体脱失,线粒体肿胀,溶酶体增多。

2)脂肪变:光镜下分为两型,胞质内出现大量小脂滴但尚未挤压细胞核时称为小泡性脂肪变(microvesicular steatosis);当小脂滴融合形成一个大脂滴,将细胞核挤压至一侧时,肝细胞形似脂肪细胞,称为大泡性脂肪变(macrovesicular steatosis)(图 7-16)。

(2)溶解性坏死:严重的细胞水肿时,肝细胞肿胀破裂、溶解消失。溶解性坏死的范围和分布因病毒性肝炎的类型而异,可分为:

1)点状或灶状坏死:点状或灶状坏死(spotty or focal necrosis)为单个或少数几个肝细胞的坏死,常见于急性普通型肝炎。

2)碎片状坏死:碎片状坏死(piecemeal necrosis)指肝小叶周边界板处肝细胞的灶性坏死和崩解,常见于慢性肝炎。

3)桥接坏死:桥接坏死(bridging necrosis,BN)是更为严重的肝细胞损伤,形成中央静脉 - 汇管区、汇管区 - 汇管区、中央静脉 - 中央静脉的连续肝细胞坏死带(图 7-17),常见于中度和重度慢性肝炎,也见于亚急性重型肝炎。

4)亚大块坏死和大块坏死:几乎累及整个肝小叶大范围的肝细胞坏死为亚大块坏死(submassive necrosis)(见图 7-17),常见于亚急性重型肝炎;若引起大部分肝脏坏死,则称为大块

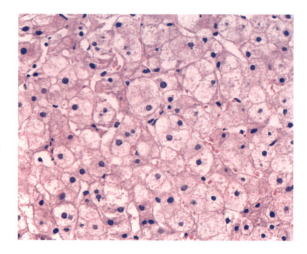

图 7-15　肝细胞水肿

肝细胞明显肿胀,胞质淡染,部分细胞肿胀如气球(气球样变)

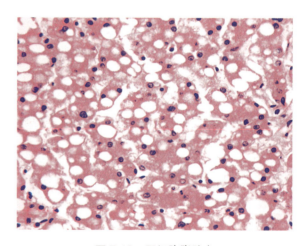

图 7-16　肝细胞脂肪变

肝细胞胞质内见大小不等的脂滴空泡;有的见多量小脂滴围绕胞核(小泡性脂肪变),有的见大脂滴将胞核挤压至一侧(大泡性脂肪变)

Note

坏死(massive necrosis),见于重型肝炎。

（3）凋亡:单个肝细胞皱缩,核浓缩,染色质边集或碎裂,最终形成深红色浓染的嗜酸性小体(凋亡小体)(图7-18)。

2. 炎症细胞浸润　主要为淋巴细胞及单核细胞散在分布,或灶状聚集于肝小叶内或汇管区。慢性病毒性肝炎时,汇管区淋巴细胞渗入周围肝实质,导致碎片状坏死(图7-19)。

3. 再生

（1）肝细胞再生:正常情况下,肝细胞坏死后直接由周边成熟肝细胞分裂增生修复受损组织。再生的肝细胞体积较大,胞质略嗜碱性,胞核大而深染,核分裂象增多,可见双核。细胞可沿原有的网状支架排列,但如肝组织坏死严重、网状支架塌陷,则呈不规则团块状排列,称为结节状再生(见图7-17)。

（2）肝卵圆细胞参与修复:当肝实质大量受损,肝细胞再生受阻,又存在肝再生刺激因素时,汇管区和终末胆管周围的肝卵圆细胞大量增殖,并分化为肝细胞和胆管细胞参与修复。在慢性且坏死较严重的病例,汇管区或大片坏死灶内可见较多小胆管出现。

4. 纤维化　肝脏的炎症反应和中毒性损伤可引起纤维化(fibrosis)。一般来说纤维化多不可逆,但现在有学者认为肝纤维化在一定情况下可以吸收,是可逆的。纤维化时胶原的沉积对肝脏血流和肝细胞灌注有明显的影响。早期纤维化可沿汇管区周围或中央静脉周围分布,或胶原直接沉积在 Disse 腔内。随着纤维化不断进展,肝脏逐渐被纤维间隔分割,最终形成肝硬化。

（三）病毒性肝炎

病毒性肝炎可表现为一系列的临床综合征,其病理改变各具特点。

1. 携带者状态　携带者状态(carrier state)指病人无明显症状或仅为亚临床表现的慢性肝炎,多由 HBV、HCV 或 HDV 感染所致。病人仅表现为病毒抗原阳性,无明显的进行性肝细胞损害。

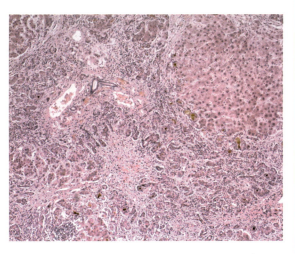

图 7-17　亚急性重型肝炎

肝细胞出现桥接坏死和亚大块坏死,伴有肝细胞结节状再生(右上角)和炎症细胞浸润、纤维组织增生以及胆汁淤积

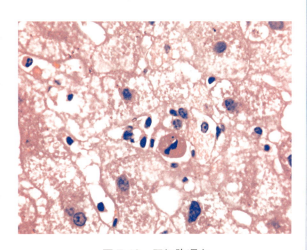

图 7-18　肝细胞凋亡

高倍镜下见视野中央单个肝细胞皱缩,与邻近细胞分离,胞质嗜酸性增强,凋亡小体形成

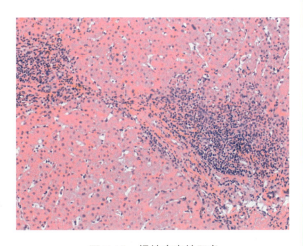

图 7-19　慢性病毒性肝炎

肝小叶汇管区有明显炎症细胞浸润、界板因炎症、肝细胞碎片状坏死出现不规则破坏

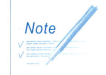

Note

2. 无症状感染　无症状感染(asymptomatic infection)指病人仅表现为轻度的血清转氨酶升高,此后出现病毒抗体。

3. 普通型病毒性肝炎

(1) 急性(普通型)病毒性肝炎:所有病毒性肝炎都可导致急性(普通型)肝炎(acute hepatitis),我国以乙型病毒性肝炎最多见。急性肝炎可分为黄疸型和无黄疸型,两者病变基本相同。

大体观,肝大,色红,质较软,表面光滑,如有淤胆可呈暗绿色。镜下,肝细胞广泛变性,主要表现为细胞水肿,肝细胞排列拥挤而紊乱;肝细胞点状坏死或小灶性坏死多见(图7-20),可见嗜酸性小体,重者可有碎片状或桥接坏死;肝小叶内及汇管区见淋巴、单核细胞为主的炎症细胞浸润;黄疸型肝炎往往坏死较重,肝细胞内可见淤胆,毛细胆管内有胆栓形成。

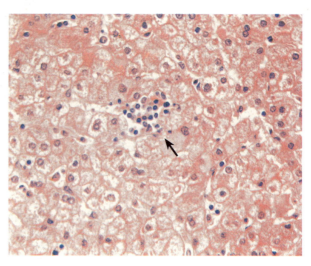

图7-20　急性病毒性肝炎
肝细胞水肿,箭头示点状坏死处伴炎症细胞浸润

临床上,肝细胞弥漫肿胀导致肝脏体积增大、包膜紧张,病人出现肝区疼痛及压痛。肝细胞坏死造成细胞内酶释放入血,故病人血清丙氨酸氨基转移酶(alanine aminotransferase,ALT)等升高,同时还可引起多种肝功能异常。经治疗后大多数病人可痊愈。乙型、丙型肝炎往往恢复较慢,其中约5%~10%乙型肝炎、70%丙型肝炎可转变为慢性肝炎,极少数可进展为重型肝炎。

(2) 慢性(普通型)肝炎:病毒性肝炎病程持续半年以上者为慢性(普通型)肝炎(chronic hepatitis)。导致肝炎慢性化的因素有:感染的病毒类型、治疗不当、营养不良、同时又患其他传染病、饮酒、服用损伤肝脏的药物、免疫因素等。此外,除肝炎病毒外,慢性酒精中毒、Wilson病、α₁-抗胰蛋白酶缺乏、药物和自身免疫均可导致慢性肝炎。其中 HBV、HCV 感染易导致慢性肝炎和肝硬化,其中后者的发展与最初肝脏病变程度无关。因此,慢性肝炎的病原分型更为重要。

光镜下,慢性肝炎病变轻重不一,轻者炎症仅限于汇管区,重者以碎片状坏死为主,可伴桥接坏死,并见明显的肝细胞再生。炎症细胞以淋巴细胞浸润为主,可有巨噬细胞,偶见浆细胞,中性粒细胞很少。HBV 感染时可见毛玻璃样肝细胞和砂状核。前者是因 HBV 感染引起肝细胞滑面内质网增生,HE 染色见胞质内充满嗜酸性细颗粒状物质,不透明似毛玻璃样,故称毛玻璃样肝细胞。由于肝细胞核内含大量 HBV 核心抗原积聚后形成的嗜伊红包涵体,核内染色质被挤向一边,形成所谓砂状核。纤维组织增生是不可逆性肝损害的主要标志,最初在汇管区周围,逐渐形成接连不同小叶的纤维间隔(图7-21)。

根据肝脏炎症、坏死及纤维化程

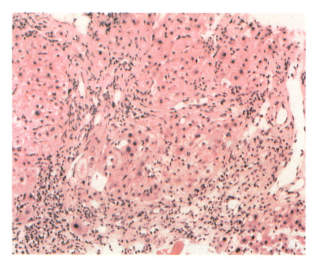

图7-21　慢性肝炎
肝小叶周边界板破坏,汇管区纤维组织增生形成纤维间隔

Note

度,将慢性肝炎分为以下 3 型:

1)轻度慢性肝炎:肝细胞有点状坏死,偶见轻度碎片状坏死,汇管区慢性炎症细胞浸润,周围伴少量纤维组织增生。肝小叶界板无破坏,小叶结构清楚。

2)中度慢性肝炎:肝细胞变性、坏死较明显,有中度碎片状坏死,出现特征性的桥接坏死。小叶内有纤维间隔形成,但小叶结构大部分保存。

3)重度慢性肝炎:肝细胞有重度碎片状坏死、桥接坏死及不规则再生,纤维间隔形成,分割肝小叶结构,晚期逐步形成肝硬化。若在慢性肝炎的基础上发生新鲜的大片坏死,即转变为重型肝炎。

肝细胞反复坏死、再生和纤维组织增生最终导致肝硬化。

4. 重型病毒性肝炎 最严重的一型病毒性肝炎,较少见。根据发病缓急与病变程度不同又分为急性重型肝炎和亚急性重型肝炎。

(1)急性重型肝炎:起病急骤,病程短,病变严重,死亡率高。临床上又称急性重型肝炎(acute severe hepatitis),或电击型肝炎或恶性肝炎。

大体观,肝体积明显缩小,被膜皱缩,质地柔软,重量减至 600~800g,尤以左叶为甚。切面因明显的出血坏死呈红褐色,胆汁染色呈黄绿色,部分区域可呈红黄相间的斑纹状,因而,又称急性红色肝萎缩或急性黄色肝萎缩。

光镜下,肝细胞出现弥漫性大块坏死,肝索解离,仅残留网状支架。坏死多从肝小叶中央开始并迅速向四周扩展,仅小叶周边部残留少许变性的肝细胞。肝窦明显扩张、充血、出血,Kupffer 细胞增生肥大。肝小叶内及汇管区大量淋巴细胞、巨噬细胞浸润,残留的肝细胞再生不明显(图 7-22)。

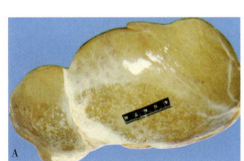
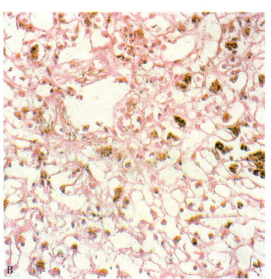

图 7-22 急性重型肝炎

A. 大体见肝脏明显缩小,被膜皱缩,质地柔软;B. 镜下见肝细胞大块坏死,仅残留网状支架,Kupffer 细胞增生肥大,吞噬活跃

临床上,大量肝细胞溶解坏死导致:①胆红素大量入血引起严重的肝细胞性黄疸;②凝血因子合成障碍导致明显的出血倾向;③肝衰竭对各种代谢产物的解毒功能下降,诱发肝性脑病;④此外,由于胆红素代谢障碍及血液循环障碍等,还可诱发肝肾综合征(hepatorenal syndrome),出现肾衰竭。

大多数病人短期内因肝性脑病死亡,消化道大出血、肾衰竭及 DIC 也是引起死亡的重要原因。少数病人病情迁延,转化为亚急性重型肝炎。

Note

（2）亚急性重型肝炎：起病较急性重型肝炎缓慢，病程数周至数月，除由急性重型肝炎迁延外，少数可由急性普通型肝炎恶化进展而来。

大体观，肝体积缩小，包膜皱缩不平，质地软硬不一，部分区域见大小不等的结节。光镜下表现特点为肝细胞既有大量坏死，又有结节状再生。肝小叶内外可见明显的炎症细胞浸润，周边见小胆管增生、胆栓形成。较陈旧的病变区，结缔组织增生明显（见图7-17）。

治疗得当且及时，病变可停止发展甚至治愈。多数病例常继续进展为坏死后性肝硬化。

（四）自身免疫性肝炎

自身免疫性肝炎是一种慢性疾病，大体上与其他肝炎无明显区别，如伴广泛肝细胞坏死则出现肝萎缩。光镜下难与慢性病毒性肝炎区分。活动期主要特点为实质与间质交界处见肝细胞坏死，浆细胞浸润。随着病变进展，汇管区纤维组织增生，不断向小叶内延伸，逐渐发展为肝硬化。

临床上，自身免疫性肝炎早期可伴严重的细胞损害和炎症反应，但肝脏损害通常无临床症状。

（五）药物性/中毒性肝炎

药物、毒物以及其他代谢产物可直接造成肝细胞损害，也可通过免疫机制导致不同程度的肝脏损伤，即药物性或中毒性肝炎，具有类似于急慢性病毒性肝炎或自身免疫性肝炎的病变特征。

（六）临床诊疗及预后

各型肝炎病毒均可引起急性肝炎，主要表现为全身乏力、发热、食欲减退、厌油、恶心等，肝大并伴压痛和肝区叩击痛，肝功能检查ALT、AST和胆红素升高。慢性肝炎根据病情轻重又可分为轻、中、重三度，轻度者症状、体征轻微或缺如，肝功能检查仅1或2项指标轻度异常，重度者肝炎症状明显或持续，伴肝病面容、蜘蛛痣、肝掌、脾大等典型体征，血清ALT、AST反复或持续升高，白蛋白降低、γ球蛋白升高、A/G比值异常，胆红素水平升高，凝血酶原时间延长等。重型肝炎临床表现为一系列的肝衰竭症候群，病人极度乏力，消化道症状明显，Ⅱ度或Ⅱ度以上肝性脑病，明显腹水，出血倾向，黄疸进行性加重，肝浊音界进行性缩小，凝血酶原时间显著延长，凝血酶原活动度低于40%，可合并难治性并发症。

肝功能检查：急性期ALT明显升高，重型肝炎病人ALT可快速下降，出现"胆酶分离"现象，提示肝细胞大量坏死；AST升高，其水平与肝病严重程度密切相关。此外，还有LDH、γ-GT、ALP、胆红素等不同程度升高，血清白蛋白降低、γ球蛋白升高，凝血酶原时间延长，血氨升高、血糖降低等。肝炎病毒血清学及基因检测对病毒性肝炎的诊断、病情判断和治疗方案的制订具有重要指导意义。抗HAV IgM是甲型肝炎新近感染的证据，抗HAV IgG是保护性抗体；HBsAg阳性是乙型肝炎现症感染证据，抗HBs为保护性抗体，HBeAg存在表示乙肝病毒复制活跃且具有较强传染性，HBV DNA阳性是病毒复制和传染性的最直接标志；抗HCV IgM阳性提示丙型肝炎现症感染，HCV RNA阳性是病毒感染和复制的最直接标志；HDV Ag阳性是急性丁型肝炎感染的诊断依据，抗HDV IgG高滴度提示感染的持续存在，HDV RNA阳性是感染最直接的依据；抗HEV IgM阳性是戊型肝炎近期感染的标志，HEV RNA阳性可明确诊断。对经肝炎病毒学检测尚不能确诊者可进行肝组织病理检查，肝组织病毒抗原或核酸原位检测有助于明确病原学诊断，确定病毒复制状态，且对判断炎症活动度、纤维化程度及评估疗效具有重要价值。

本病需注意各类型病毒性肝炎间相互鉴别，且应与酒精性肝炎、自身免疫性肝炎、药物性肝炎等相鉴别，病毒性肝炎出现黄疸时需与溶血性黄疸、肝外梗阻性黄疸等相关疾病相鉴别。

病毒性肝炎治疗的一般原则为注意休息，合理饮食，绝对禁酒，避免应用肝损害药物。急性肝炎多为自限性，以支持及对症治疗为主。慢性肝炎根据病人具体情况，采取支持及对症、免疫调节、抗病毒、抗肝纤维化等治疗。其中抗病毒治疗为关键。重型肝炎（肝衰竭）病情进展快，病死率高。根据病人具体情况及病情发展不同时期给予支持、对症、抗病毒等综合治疗，早期免疫

Note

控制,中、晚期以免疫调节及并发症防治为主,辅以人工肝支持系统疗法,争取尽早肝移植。

病人预后取决于病毒与宿主双方面的诸多因素。急性肝炎病人多在 3 个月内临床康复;慢性肝炎轻度者一般预后良好,重度者预后较差,五年内约有 80% 的病人发展为肝硬化,部分可进展为肝细胞癌;重型肝炎(肝衰竭)病人预后差,病死率约 50%~70%。

二、肝硬化

肝硬化(hepatic cirrhosis)是临床常见的慢性进行性肝病,由一种或多种病因长期或反复作用导致弥漫性肝损害。我国大多数为肝炎后肝硬化,少部分为酒精性肝硬化和血吸虫性肝硬化。病理组织学上存在广泛的肝细胞坏死、残存肝细胞结节性再生、结缔组织增生与纤维隔形成,导致肝小叶结构破坏和假小叶形成,肝脏逐渐变形、变硬最终发展为肝硬化。早期由于肝脏代偿功能较强可无明显症状,晚期则以肝功能损害和门脉高压为主要表现,并有多系统受累,晚期常伴上消化道出血、肝性脑病、继发感染、脾功能亢进、腹水、癌变等并发症。肝硬化是我国消化系统常见疾病,年发病率 17/10 万,中年男性为主,其中城市 50~60 岁男性肝硬化病人病死率高达 112/10 万。

(一) 病因

1. 病毒性肝炎　是我国肝硬化的主要病因,尤其是慢性乙型肝炎与肝硬化的发生关系密切。这无论在流行病学、临床、还是病理形态等方面都有很多令人信服的资料。

2. 慢性酒精中毒　长期酗酒是引起肝硬化的另一个重要因素,欧美一些国家更为突出。由于酒精在体内代谢过程中产生的乙醛对肝细胞有直接毒害作用,使肝细胞发生脂肪变性而逐渐进展为肝硬化。

3. 营养不良　如食物中长期缺乏甲硫氨酸或胆碱类物质时,使肝脏合成磷脂障碍而经过脂肪肝逐渐发展为肝硬化。

4. 毒物或药物　许多化学物质(如四氯化碳、含砷杀虫剂、氯仿等)和某些药物(如双醋酚汀、异烟肼、辛可芬、四环素、甲氨蝶呤、甲基多巴等)可以损伤肝细胞,产生中毒性或药物性肝炎,进而导致肝硬化。黄曲霉素也可使肝细胞发生中毒损害,引起肝硬化。

5. 慢性进行性胆汁淤积性肝病　可能与自身免疫相关,胆汁性肝硬化分原发性胆汁性肝硬化和继发性胆汁性肝硬化,后者由肝外胆管长期梗阻引起。

6. 血吸虫病　血吸虫病时由于虫卵在汇管区刺激结缔组织增生成为血吸虫病性肝纤维化,可引起显著的门静脉高压,亦称为血吸虫病性肝硬化。

(二) 发病机制

1. 肝细胞变性及坏死　肝脏在长期或反复的生物、物理、化学、代谢产物或免疫损伤等病因作用下,均可发生弥漫性肝细胞变性坏死。①酒精、某些药物、毒物及其代谢产物直接损伤肝细胞;②乙肝病毒和酒精性肝病可引起组织淋巴细胞反应,导致肝细胞免疫性损伤;③由于血液循环障碍及(或)肝细胞周围纤维组织增生,压迫肝细胞导致细胞缺氧,引起肝细胞损伤。

2. 肝细胞再生　肝细胞再生是对肝损伤后的修复代偿过程。但由于肝小叶纤维支架断裂或塌陷,再生肝细胞不能沿原支架按单细胞索轮状排列生长,形成多层细胞相互挤压的结节状肝细胞团(再生结节)。再生结节周围无汇管区,缺乏正常的血液循环供应,可因缺血而发生脂肪变性或萎缩。再生结节可压迫、牵拉周围的血管、胆管,导致血流受阻,引起门静脉压力升高。

3. 肝纤维化和假小叶形成　肝纤维化系指肝细胞外的间质细胞(肝星状细胞、成纤维细胞、炎性免疫效应细胞等)增生和细胞外间质成分生成过多、降解减少,在肝内大量沉积,并影响肝脏的功能。肝纤维化和肝硬化常是连续的发展过程,二者难以截然分开,肝纤维化为肝硬化的必经阶段。肝纤维化发生及发展机制十分复杂,目前认为肝星状细胞(亦称为肝贮脂细胞)激活和转化为肌成纤维细胞和成纤维细胞是肝纤维化发生和发展的中心环节。肝脏在肝炎病毒、酒

Note

精、毒性物质、缺氧或免疫损伤等因素作用下,可引起急慢性炎症、肝细胞坏死,激活单核 - 巨噬细胞系统产生各种细胞因子,如血小板源性生长因子(platelet-derived growth factor,PDGF)、TGF-β1、TNF-α、白介素 1(interleukin 1,IL-1)等,作用于肝星状细胞,促进其分化增生并合成、分泌大量胶原纤维。TGF-β1 可促进肝星状细胞表达和分泌 I、III、IV型胶原、纤连蛋白、蛋白多糖等,并且对金属基质蛋白酶的表达有抑制作用,是目前发现的最重要的致纤维化细胞因子。增生的胶原纤维自汇管区间或汇管区与中央静脉间延伸,形成纤维间隔,不仅包绕再生肝结节,并将残存的肝小叶重新分割成为假小叶,形成肝硬化的典型形态变化。假小叶内血液循环受阻肝细胞血供不足,进一步促进肝细胞坏死及胶原纤维增生,病变反复发展,肝实质结构及血管结构破坏不断加重,导致肝内、外血流动力学障碍及肝功能损害,最终发展为晚期肝硬化。

(三)肝硬化的分类及病理变化

肝硬化至今尚无统一分类方法。一般按照病因或结节的大小分类。传统按病因分类为酒精性、肝炎后、坏死后、胆汁性肝硬化及其他原因所致的肝硬化,如血吸虫性肝硬化、血色病性肝硬化、Wilson 病时的肝硬化等,有些病因不清称隐源性肝硬化。国际形态分类分为大结节型、小结节型、大小结节混合型及不全分割型四型。我国常采用的是结合病因、病变特点以及临床表现的综合分类方法。下面主要介绍我国分类法中常见的几型肝硬化。

1. 门脉性肝硬化　门脉性肝硬化(portal cirrhosis)也称 Laënnec 肝硬化,是最常见的肝硬化,遍布世界各地。在欧美主要因长期酗酒引起(酒精性肝硬化),在我国及日本,病毒性肝炎则可能是其主要原因(肝炎后肝硬化)。

大体观,早期肝脏可正常或略大,重量增加,质地正常或稍硬。晚期肝体积缩小,重量减轻,硬度增加,表面和切面见弥漫分布的小结节(图 7-23)。结节大小相仿,直径多在 0.15~0.5cm,一般不超过 1cm,相当于国际形态分类中的小结节性肝硬化。

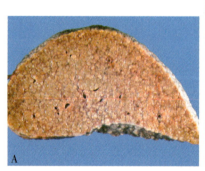
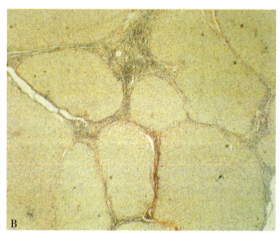

图 7-23　门脉性肝硬化
A. 肝切面见弥漫分布的细小结节;B. 光镜下见纤维组织包绕形成圆形或类圆形的假小叶(VG 染色)

光镜下,正常肝小叶结构破坏,由广泛增生的纤维组织分割、包绕,形成大小不等的圆形或类圆形的肝细胞团,即假小叶。假小叶内肝细胞排列紊乱,伴变性、坏死,可见再生的肝细胞结节;中央静脉可缺如,偏位或有两个以上(见图 7-23);结节间纤维间隔宽窄较一致,内有少量淋巴和单核细胞浸润,可见到新生的细小胆管和无管腔的假胆管。

2. 坏死后性肝硬化　坏死后性肝硬化(postnecrotic cirrhosis)是在肝细胞大片坏死的基础上形成,相当于国际形态分类中的大结节型和大小结节混合型肝硬化。

大体观,肝脏体积缩小,重量减轻,质地变硬,并出现明显变形,尤以左叶为甚。表面及切面见弥漫分布、大小悬殊的结节,最大直径可达 6cm,纤维间隔宽大、厚薄不均(图 7-24)。

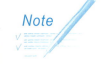

光镜下,假小叶大小不一、形态各异,肝细胞出现不同程度的变性、坏死,纤维间隔宽窄不一,可见大量炎症细胞浸润及小胆管增生。

坏死后性肝硬化因肝细胞坏死严重,肝功能障碍较门脉性肝硬化明显且出现较早,但门脉高压症状较轻且出现晚。本型肝硬化的癌变率较门脉性肝硬化高。

3. **胆汁性肝硬化**　由于胆道阻塞、胆汁淤积引起的肝硬化为胆汁性肝硬化(biliary cirrhosis),较少见。根据病因不同,分为原发性和继发性,前者更少见。

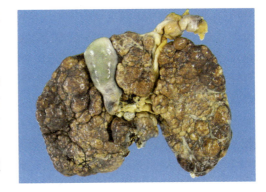

图 7-24　坏死后性肝硬化

肝变小变形,表面见大小不等的结节

大体观,早期肝脏常肿大,然后逐渐缩小,但不如前两型肝硬化明显。肝脏表面平滑,呈细小颗粒状或无明显结节,墨绿色或绿褐色,质地中等,相当于国际形态分类中的不全分割型。

光镜下,原发性胆汁性肝硬化早期见汇管区胆管上皮细胞水肿、坏死,淋巴细胞浸润。然后小胆管破坏,结缔组织增生并伸入肝小叶内,假小叶呈不完全分割型。继发性胆汁性肝硬化镜下见肝细胞淤胆、变性坏死。坏死肝细胞肿胀,胞质疏松呈网状,核消失,称网状或羽毛状坏死,假小叶周围结缔组织分割包绕不完全。

4. **寄生虫性肝硬化**　主要见于慢性血吸虫病的晚期,形成血吸虫性肝硬化。大体观,肝脏变硬、变小、变形,重量减轻,见血吸虫色素沉着。肝表面有浅沟纹构成大小不等的隆起分区,严重时形成粗大结节。切面见增生的纤维结缔组织沿门静脉呈树枝状分布,故称为干线型或管道型肝硬化(pipe stem cirrhosis)(图 7-25)。

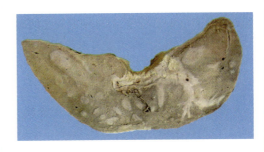

图 7-25　血吸虫性肝硬化

肝体积缩小、变硬,切面见灰白色纤维结缔组织沿门静脉分支增生

光镜下可见:①门静脉区有大量慢性血吸虫卵沉积,虫卵壳、上皮样细胞、异物巨细胞、淋巴细胞及成纤维细胞组成了慢性虫卵结节,形似结核性肉芽肿,又称假结核结节(图 7-26);②虫卵钙化,结节发生纤维化,周围纤维组织增生或瘢痕形成;③门静脉分支萎缩、闭塞,发生血管炎,伴血栓形成;④纤维化区内血管及胆管增生,肝细胞变性、萎缩、再生,但无明显坏死;⑤kupffer 细胞增生,吞噬血吸虫色素。

5. **其他类型肝硬化**

(1)淤血性肝硬化:见于慢性充血性心力衰竭病人。与门脉性肝硬化不同,病变较轻,肝小叶改建不明显,不引起门脉高压和肝功衰竭。

(2)色素性肝硬化:多见于血液病病人,因肝内过多的含铁血黄素沉着而形成。

(四)临床诊疗及预后

肝硬化在代偿期常无症状或症状轻微,且缺乏特异性,可有乏力、食欲减退、消

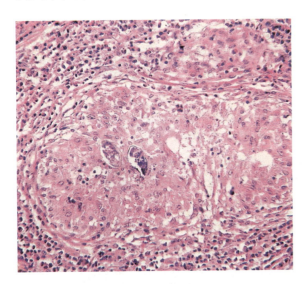

图 7-26　慢性血吸虫卵结节

化不良、腹泻等症状。腹水是病人失代偿期的标志。失代偿期肝硬化病人可有乏力、体重下降、低热等全身症状；食欲减退、恶心、腹胀、腹痛、腹泻等消化道症状；牙龈、鼻腔出血，皮肤黏膜出血点、紫癜和瘀斑，女性月经过多等出血倾向的表现；内分泌功能紊乱表现为男性性功能减退及男性乳房发育，女性闭经、不孕等；门-腔侧支循环开放（如食管胃底静脉曲张、腹壁静脉曲张、痔静脉曲张等）、脾功能亢进及腹水等门静脉高压症状亦常见。体征可见：慢性肝病面容，面色黝黑而无光泽；皮肤常可见蜘蛛痣、肝掌；腹壁静脉显露或曲张，严重者脐周静脉突起形成水母头状，并可听到静脉杂音；黄疸呈持续性或进行性加深常提示预后不良；腹部移动性浊音阳性，部分病人可伴肝性胸水；早期肝大常可触及，质硬而边缘钝，晚期常坚硬缩小，肋下不易触及。常见并发症有：食管胃底静脉曲张破裂出血、自发性细菌性腹膜炎、肝性脑病、原发性肝细胞癌、电解质和酸碱平衡紊乱、肝肾综合征、肝肺综合征等。

　　肝功能检查，血清转氨酶升高，肝细胞严重坏死时 AST 升高更明显；血清白蛋白合成减少，白蛋白与球蛋白比例降低或倒置；凝血酶原时间延长；总胆红素和结合胆红素升高，胆红素持续升高常提示预后不良；血清Ⅲ型前胶原氨基末端肽、Ⅳ型胶原、层粘连蛋白、透明质酸等升高常提示肝纤维化。甲胎蛋白（α-fetoprotein，AFP）在肝细胞严重坏死时可升高，在合并原发性肝癌时明显升高；病毒性肝炎血清标志物以及自身抗体的检测有助于肝硬化病因的分析。超声检查常可发现肝脏表面凹凸不平，肝叶比例失调，肝实质回声不均匀等肝硬化征象，以及脾大、门静脉扩张、侧支循环开放、腹水等门静脉高压征象。CT 和 MRI 表现与超声检查所见相似。肝穿刺活组织检查具有确诊价值，对早期肝硬化明确诊断与病因鉴别具有重要意义。

　　肝硬化致肝大、脾大应与血液病、代谢性疾病相鉴别，必要时可行肝活检；肝硬化腹水应与结核性腹水、肿瘤性腹水等相鉴别，腹水肿瘤标志物及细胞学检查有助于鉴别诊断，必要时可行腹腔镜检查。

　　目前肝硬化无特效治疗药物，关键在于早期诊断并针对病因早期治疗，晚期主要针对并发症治疗，而终末期肝硬化则只能依赖于肝移植。

　　肝硬化的预后与病因、肝功能分级及并发症相关。酒精性肝硬化和胆汁性肝硬化若能在其进展到失代偿期之前消除病因，则病变可趋于静止，预后较病毒性肝炎肝硬化好。肝功能 Child-Pugh 分级与预后密切相关，Child-Pugh A 级预后最好，病人 1 年和 2 年生存率分别为 100% 和 85%，Child-Pugh C 级预后最差，1 年和 2 年生存率分别为 45% 和 35%。并发症如食管胃底静脉曲张破裂出血、肝性脑病、肝肾综合征等是常见死亡原因。

三、门脉高压症

　　正常门静脉压力为 13~24cmH$_2$O（1.27~2.36kPa），由于各种原因导致门静脉血流受阻和（或）血流量增加，门静脉系统压力升高，从而出现一系列临床症状和体征，称为门脉高压症（portal hypertension）。门脉高压症是一个临床病症，而不是一种单一的疾病，临床表现为脾大、脾功能亢进，进而发生食管胃底静脉曲张、呕血和黑便及腹水等症状和体征。

（一）病因

　　门脉高压症可分为肝前型、肝内型和肝后型三类，肝内型在我国最常见，占 95% 以上。

　　1. 肝内型　肝内型按病理形态的不同又可分为窦前阻塞、肝窦和窦后阻塞两种。

　　（1）窦前阻塞：窦前阻塞的常见病因是血吸虫病性肝硬化。血吸虫在门脉系内发育成熟、产卵，形成虫卵栓子，顺着门脉血流抵达肝小叶间汇管区的门脉小分支，引起门脉小分支的虫卵栓塞、内膜炎和其周围的纤维化，以致门脉的血流受阻，压力增高。窦前阻塞到了晚期，继发肝细胞营养不良和肝小叶萎缩。在长江流域，血吸虫病性肝硬化引起的门脉高压症较多见。

　　（2）肝窦和窦后阻塞：肝窦和窦后阻塞的常见病因是肝炎后肝硬化，主要病变是肝小叶内纤维组织增生和肝细胞再生。由于增生纤维索和再生肝细胞结节（假小叶）的挤压，使肝小叶内

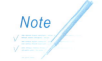
Note

肝窦变窄或闭塞,以致门脉血不易流入肝小叶的中央静脉或小叶下静脉,血流淤滞,门脉压力增高。又由于很多肝小叶内肝窦变窄或闭塞,导致部分压力高的肝动脉血流经肝小叶间汇管区的动静脉交通支而直接反注入压力低的门脉小分支,使门脉压更加增高。另外,在肝窦和窦后阻塞,肝内淋巴管网同样被增生纤维索和再生肝细胞结节压迫扭曲,导致肝内淋巴回流受阻,肝内淋巴管网的压力显著增高,均对门脉压增高产生影响。

2. 肝前型　肝前型的主要病因是门脉主干的血栓形成(或同时有脾静脉血栓形成存在),肝前阻塞同样使门脉系的血流受阻,门脉压力增高。腹腔内的感染如阑尾炎、胆囊炎等或门脉、脾静脉附近的创伤均可引起门脉主干血栓形成。在小儿,肝前型多为先天性畸形,如门脉主干闭锁、狭窄或海绵窦样病变。

3. 肝后型　肝后性是由于肝静脉和(或)其开口以及肝后段下腔静脉阻塞性病变引起的,也就是 Budd-Chiari 综合征。

(二)发病机制

1. 肝血流阻力增加　由于肝纤维化和假小叶的形成(具体参见肝硬化发病机制),压迫肝内小静脉及肝窦,门静脉回流受阻,门静脉压力增高。大量胶原在 Disse 间隙沉积,导致间隙增宽,肝窦内皮细胞下基底膜形成,使内皮细胞上窗孔的数量和大小减少,甚至消失,形成弥漫性屏障,称为肝窦毛细血管化,这不但影响肝窦和肝细胞之间的物质交换,影响肝细胞的功能,也增加了肝窦的血流阻力。研究发现,肝硬化时门静脉血中去甲肾上腺素、5- 羟色胺、血管紧张素等活性物质增加,作用于门静脉肝内小分支和小叶后小静脉壁,使其呈持续性收缩状态。因此,肝血流阻力增加不仅是因为机械性梗阻,还有血管活性物质引起的病理生理因素参与。

2. 高动力循环　高动力循环是在门静脉高压时血流阻力增加的基础上发展而成。随血流阻力的增加,门静脉侧支分流开放,门静脉压力暂时降低,但内脏高动力循环的发生又使门静脉压力继续增高。由于血管内皮产生一氧化氮(nitric oxide,NO)与前列环素(prostaglandin I_2,PGI_2)等扩血管物质增多,使内脏血液循环和骨骼肌的血管床扩张,同时也使体循环表现为高排低阻的特点。因此,门静脉和肝窦阻力增加是门静脉高压的启动因素,而高动力循环是门静脉高压的持续因素。

(1) NO:NO 是一氧化氮合酶(nitric oxide synthase,NOS)催化 L- 精氨酸反应生成。NO 主要通过可溶性鸟苷酸环化酶作用于平滑肌细胞,研究已证明 NO 产生的增加与门静脉高压有关。结扎大鼠门静脉,给予 NOS 抑制剂 NG- 硝基 -L- 精氨酸甲酯(NG-nitro-L-arginine methyl ester,L-NAME)可延缓内脏血管扩张,延缓内脏血流量的增加和侧支的产生。

(2) PGI_2:除 NO 外,由血管内皮产生的 PGI_2 在门静脉高压的血管扩张中也有作用,它通过激活腺苷酸环化酶产生环磷酸腺苷(cyclic adenosine monophosphate,cAMP)并激活位于平滑肌的 K^+ 通道,诱导血管扩张。

3. 一氧化碳　一氧化碳为血红素加氧酶降解铁 - 原卟啉产生,能激活可溶性鸟苷酸环化酶,导致血管和肝窦松弛。

(三)病理变化及临床诊疗

肝硬化门脉高压症占门静脉高压症的 95% 以上,门脉高压病人常出现一系列的病理变化及临床症状、体征。以下主要对其病变特点予以介绍。

1. 慢性淤血性脾大　约有 70%~85% 的肝硬化病人伴有淤血性脾大。大体观,脾脏体积增大,暗红色,被膜可增厚,重量可达 800~1000g。光镜下,脾血窦扩张、充血,脾小体萎缩,纤维组织增生。脾大常继发程度不等的脾功能亢进。

2. 腹水　为淡黄色透明的漏出液,量大时致腹部显著膨隆。形成原因有:①由于小叶中央静脉及小叶下静脉受压,肝窦内压上升,促使液体漏入腹腔;②病人低蛋白血症使血浆胶体渗透压降低;③肝功能障碍致血中醛固酮、抗利尿激素灭活减少,水钠潴留;④肝硬化时,肝淋巴液可达 20L/d,超过胸导管的回流能力(正常时胸导管每天淋巴液量为 800~1000ml),致使肝淋巴液渗滤入腹腔。

3. 侧支循环形成   门静脉压力升高导致正常时经门静脉回流的血液只能经侧支循环分流:①门静脉血经胃冠状静脉、食管静脉丛、奇静脉入上腔静脉,导致胃底、食管下段静脉丛曲张,如破裂则发生致命性大出血,是肝硬化病人死亡的常见原因之一;②门静脉血经肠系膜下静脉、直肠静脉丛、髂内静脉进入下腔静脉,导致直肠静脉丛曲张形成痔核,破裂引起便血;③门静脉血经附脐静脉、脐周静脉网,然后向上经胸腹壁静脉流入上腔静脉,向下经腹壁下静脉进入下腔静脉,引起脐周浅静脉高度扩张,形成海蛇头征(caput medusae)(图 7-27)。

4. 胃肠淤血   门静脉压力升高使胃肠静脉血回流受阻,导致胃肠道淤血、水肿,影响消化和吸收功能,病人可出现腹胀、食欲减退等症状。

门脉高压病人实验室检查肝功能可有血清酶及胆红素水平升高,血浆蛋白降低等

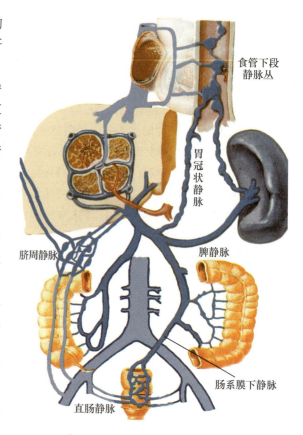

图 7-27   门静脉高压时侧支循环示意图

改变。脾功能亢进时,血常规可见白细胞、红细胞和血小板减少。内镜检查可发现食管胃底静脉曲张。腹腔镜检查可见网膜血管增多,静脉扩张、充盈、迂曲。对门脉高压具有确诊价值。上消化道钡餐检查可表现为食管黏膜皱襞增宽迂曲,呈虫蚀样或串珠样充盈缺损。超声检查可发现肝脏、脾脏、门脉及其属支的异常改变并能检测到异常的血流动力学信号。CT 及 MRI 可明确提示门静脉系有无扩张、各侧支血管的形态变化、血栓或瘤栓形成等。核素扫描可区分肝内外分流同时进行定量,判定门脉高压为肝硬化性或非肝硬化性。门脉压力测定和食管曲张静脉压力测定可预测食管静脉曲张出血的危险性,也可评估药物和硬化治疗的效果。

以腹水为主要表现的病人需排除心源性腹水可能,如缩窄性心包炎伴心功能不全的病人可有腹水生成、腹壁静脉曲张及肝大等临床表现,体检时发现此类病人心肺明显异常可鉴别。以出血为突出症状的病人需与消化性溃疡、胃炎及胆系出血相鉴别。表现为脾大或伴脾功能亢进的病人需注意排除血吸虫病、疟疾等疾病,鉴别点为血吸虫病、疟疾等多无肝脏功能异常及肝硬化症状。

门脉高压的治疗目的在于控制急性食管胃底静脉曲张破裂出血、预防首次出血或再次出血、改善肝脏贮备功能。病人病情稳定且无明显并发症时,主要针对病因或相关因素治疗,如病因治疗及护肝、饮食等对症支持治疗。药物治疗包括降低肝内阻力的药物,如皮素受体拮抗剂、血管紧张素受体拮抗剂等。减少门脉血流的药物,β- 肾上腺素受体阻断剂、神经垂体激素等。生长抑素及其类似物也可达到降低病人门脉血流量及门脉压力的目的,已成为我国治疗急性食管胃底静脉曲张的首选药物。内镜治疗包括套扎治疗、硬化剂注射治疗及组织黏合剂注射治疗,适用于门静脉高压所致的曲张静脉破裂出血的紧急治疗,也可用于出血的预防性治疗。介入治疗主要用于食管胃底静脉曲张出血、脾功能亢进。外科治疗目的在于解决食管胃底静脉曲张破裂出血、脾大及脾功能亢进,适用于严格的内科治疗无效的病人。终末期肝硬化门脉高压者可

考虑行肝移植手术。

门脉高压最终并发食管胃底静脉曲张、脾功能亢进、腹水等严重并发症。晚期治疗效果较差,死亡率高,预后差。

四、肝性脑病

肝性脑病(hepatic encephalopathy,HE)是指肝功能障碍或门－体分流引起的以代谢紊乱为基础的中枢神经系统功能失调的神经精神综合征,可表现为人格改变、智力减弱、意识障碍等。肝性脑病晚期病人常可发生不可逆性肝性脑病(irreversible hepatic encephalopathy),甚至死亡。

依据肝脏的异常和神经病学的症状和体征及持续时间不同,将肝性脑病分为 A、B、C 三类。A 型肝性脑病为急性肝衰竭相关性肝性脑病;B 型肝性脑病为无明确肝细胞疾病的门体旁路相关性肝性脑病;C 型肝性脑病为肝硬化伴门脉高压或门体分流相关的肝性脑病。

(一)病因

肝功能障碍是肝性脑病发生的主要因素,而肝硬化门脉高压所致的门体分流居于次要地位,但两者可相互影响协同促进肝性脑病的发生和发展。引起肝性脑病的原发病有重症病毒性肝炎、重症中毒性肝炎、药物性肝病、妊娠期急性脂肪肝、各型肝硬化、门－体静脉分流术后、原发性肝癌以及其他弥漫性肝病的终末期,而以肝硬化病人发生肝性脑病最多见,约占 70%。

(二)发病机制

肝性脑病的发病机制迄今尚未完全阐明,在长期的基础研究和临床实践中,人们发现主要由于肝细胞功能的衰竭,蛋白质、氨基酸、糖和脂肪等物质代谢障碍,产生的有毒物质聚积体内,以及肝脏对毒性物质的解毒作用降低等因素的影响,使体内有毒物质通过血－脑脊液屏障,影响中枢神经系统功能,严重抑制脑组织的正常生理活动,而发生脑病征象。其主要发病机制有以下几种学说:

1. 氨中毒学说　氨中毒学说在肝性脑病的发病机制中仍占主导地位。肝性脑病病人往往有血氨(特别是动脉血氨)增高,并与肝性脑病的程度相关。病人经口服广谱抗生素、乳果糖、低蛋白饮食改变肠道碱性环境,减少氨的吸收,以及导泻等治疗后,随着肝性脑病症状好转,血氨降低甚至恢复正常。

(1)血氨升高的原因:血氨升高主要是由于氨生成过多和(或)清除不足所致,其中肝脏清除血氨功能障碍是血氨升高的重要原因。

1)氨的清除不足:正常情况下,体内 80% 的氨在肝细胞内经鸟氨酸循环合成为无毒尿素。肝衰竭和(或)门体侧支循环时,由于肝内鸟氨酸循环的酶系统(如精氨酸酶)严重受损,各种底物(鸟氨酸、瓜氨酸或和精氨酸)严重缺乏,同时肝细胞能量代谢异常,供给鸟氨酸循环的 ATP 不足,导致鸟氨酸循环障碍,肝脏清除氨减少。此外由于门体侧支循环的建立,肠腔内的氨可绕过肝脏直接进入体循环。

2)氨的产生增加:肝功能严重障碍时,经肠道、肾脏、肌肉等途径产氨增加。

A.肠道产氨增加:肝衰竭时,门脉血流受阻,肠黏膜淤血、水肿,肠蠕动减弱及胆汁分泌减少等,使食物消化、吸收和排空等发生障碍,未经消化吸收的蛋白成分在肠道潴留,特别是在高蛋白饮食或上消化道大出血时更甚。慢性肝病伴有肝肾综合征时,肾功能障碍,血中尿素含量增加并弥散到肠腔。此外,肠道菌群失调,细菌繁殖旺盛,分泌的氨基酸氧化酶及尿素酶增加,作用于肠道内积存的氨基酸及尿素,促使肠道产氨增加。

B.肾脏产氨增加:肝功能不全病人由于过度通气,造成呼吸性碱中毒或应用碳酸酐酶抑制剂利尿时,肾小管泌 H^+ 减少,致 NH_3 与 H^+ 结合生成 NH_4^+ 减少,而 NH_3 弥散入血增加,也可使血氨增高。

C.肌肉产氨增加:肝性脑病病人昏迷前可出现明显的躁动不安和震颤等肌肉活动增强的表

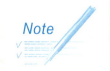

现,由于肌肉收缩增多,使腺苷酸分解代谢增强,肌肉产氨增多。

(2) 氨对脑的毒性作用:氨进入脑内与多种因素相关。在生理 pH 情况下(弱碱性),动脉血中非离子氨(NH_3)仅占 1%,绝大多数以铵离子(NH_4^+)的形式存在,两者保持动态平衡,且呈明显的 pH 依赖性。NH_4^+ 不易通过血脑屏障,而 NH_3 可自由通过血脑屏障进入脑内。当肝功能不全时,由于血氨的清除不足和来源增加引起血中非离子氨增高导致入脑的非离子氨增多;另外,当肝功能受损时,由于肝细胞灭活细胞因子(如 TNF-α)等功能降低,可使血脑屏障通透性增高,即使血氨不升高,进入脑内的非离子氨也可增多。脑内氨增多可通过干扰能量代谢、干扰脑内正常神经递质的平衡和影响神经细胞膜的作用引起脑功能紊乱,导致肝性脑病。

1) 干扰脑细胞能量代谢:大量氨进入脑内,可干扰脑细胞的能量代谢,导致脑细胞完成各种功能所需的能量严重不足,从而不能维持中枢神经系统的兴奋活动而出现抑制乃至昏迷。

A. 产能减少:抑制丙酮酸脱氢酶(pyruvate dehydrogenase)的活性,妨碍丙酮酸的氧化脱羧过程,使乙酰辅酶 A 和 NADH 生成减少,导致三羧酸循环底物草酰乙酸生成减少,进而影响 ATP 产生。脑内氨升高时,α- 酮戊二酸代偿性的与氨结合增加,使得三羧酸循环重要底物之一α- 酮戊二酸消耗性减少,严重影响三羧酸循环的正常进行,减少 ATP 产生。α- 酮戊二酸经转氨基作用与氨结合生成谷氨酸盐(glutamate)的过程,消耗了大量 NADH,影响呼吸链递氢过程,使 ATP 产生减少。在能量供应尚可条件下,为降低脑内氨的浓度,谷氨酸与氨结合生成谷氨酰胺(glutamine),这一代偿将导致 γ- 氨基丁酸(γ-amino butyric acid,GABA)代谢旁路的底物谷氨酸消耗性减少,导致三羧酸循环的底物琥珀酸减少,进而影响 ATP 产生。

B. 耗能增多:氨与谷氨酸结合生成谷氨酰胺的降氨代偿反应是一种 ATP 依赖性的氧化作用,此过程的加强需消耗大量 ATP。

2) 干扰脑内正常神经递质的平衡:正常情况下,脑内兴奋性神经递质与抑制性神经递质保持动态平衡,以维持中枢神经系统的正常功能。肝衰竭时由于血氨增高使兴奋性神经递质(谷氨酸和乙酰胆碱等)减少和抑制性神经递质(GABA 和谷氨酰胺等)增多,影响神经冲动的传递,导致中枢神经系统功能紊乱。

A. 兴奋性神经递质减少:肝性脑病早期,谷氨酸可与氨结合生成谷氨酰胺以解除氨的毒性作用,如代偿过度可使脑内兴奋性递质谷氨酸消耗性减少。肝性脑病晚期,氨水平极度增高可同时抑制 α- 酮戊二酸脱氢酶和丙酮酸脱氢酶的活性,使 α- 酮戊二酸水平降低,进而使其与氨结合生成的谷氨酸减少。与此同时,由于高浓度氨抑制丙酮酸脱氢酶活性,使丙酮酸的氧化脱羧过程受阻,乙酰辅酶 A 减少,使得乙酰辅酶 A 与胆碱结合生成的兴奋性递质乙酰胆碱减少。

B. 抑制性神经递质增多:如上所述在谷氨酸与氨结合代偿性清除脑氨的同时,可导致抑制性神经递质谷氨酰胺累积性增加。此外,抑制性神经递质 GABA 在肝性脑病的不同时期变化不同,肝性脑病早期,由于生成 GABA 的底物谷氨酸消耗过多,导致 GABA 合成减少;肝性脑病晚期,由于能量的供应极度缺乏,谷氨酸不能与氨结合生成谷氨酰胺,促使谷氨酸相对聚集而生成 GABA 的量增多。与此同时,脑氨的极度增高可直接抑制 GABA 转氨酶和琥珀酸半醛脱氢酶的活性,封阻 GABA 转化为琥珀酸,导致 GABA 大幅度增多,故肝性脑病病人往往早期兴奋,晚期抑制。

此外,研究表明脑氨增高可促使 GABA-A 受体复合物与其配体(即 GABA、内源性苯二氮䓬类物质)结合能力增强,这对于脑内抑制性递质介导的脑功能抑制具有协同作用。氨可减少星形胶质细胞对 GABA 的摄入并增加 GABA 的释放,即使在全脑 GABA 水平不变的情况下,都可使突触间隙 GABA 水平增高,促使 GABA-A 受体活性增强。

总之,肝性脑病时脑内氨水平增高一方面可通过抑制兴奋性神经递质的生成或(和)增加其消耗,另一方面促进抑制性神经递质的合成及其与配体的结合,影响神经传递功能,导致中枢神经系统不能维持正常的兴奋性,临床病人或模型动物可出现表情淡漠、活动减少乃至昏迷(图 7-28)。

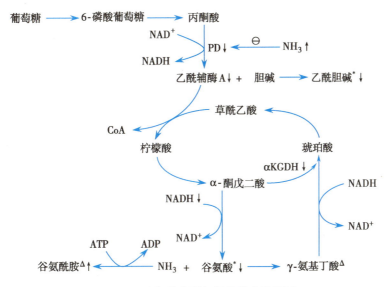

图 7-28 血氨升高引起肝性脑病的机制

αKGDH:α- 酮戊二酸脱氢酶;PD:丙酮酸脱氢酶;⊖:抑制作用;*:中枢兴奋性递质;△:中枢抑制性递质

3) 影响神经细胞膜的作用:正常时细胞膜对铵离子的选择通透性强于钾离子,当脑内氨增高时,铵离子相应增多,且可与钾离子竞争进入细胞,造成细胞内钾离子缺乏;同时氨增高可干扰神经细胞膜 Na^+、K^+-ATP 酶活性,进而影响细胞内外 Na^+、K^+ 分布。由于细胞内外 Na^+、K^+ 分布异常,直接影响膜电位,从而干扰神经兴奋及传导等功能活动。

氨中毒学说并不能满意解释所有肝性脑病的临床现象,如临床上或动物实验通过积极采用降血氨的治疗措施,虽可收到一定的治疗效果,并不能满意解释肝脏异常、神经系统紊乱和临床表现之间的相互联系;急性重型肝炎病人血氨水平与临床表现无相关性等;且临床上可见 20%肝性脑病病人血氨是正常的,这些说明氨并非肝性脑病的唯一毒物。

2. 假性神经递质学说 假性神经递质学说(false neurotransmitter hypothesis)建立的依据有两个方面:第一,肝性脑病病人脑内多巴胺或(和)去甲肾上腺素等神经递质减少。第二,应用左旋多巴治疗可明显改善肝性脑病病人的状况,缓解病情,促进病人的苏醒。因为左旋多巴进入脑内,可转变成多巴胺和去甲肾上腺素等正常神经递质,并与假性神经递质竞争,使神经传导功能恢复。

食物中的芳香族氨基酸如苯丙氨酸和酪氨酸在肠道细菌脱羧酶作用下分解生成苯乙胺和酪胺,经肠道吸收进入肝脏,在其单胺氧化酶作用下被氧化分解而解毒。当肝功能障碍时,由于肝细胞单胺氧化酶活性降低,无法对苯乙胺和酪胺进行有效分解,或其经侧支循环绕过肝脏直接进入体循环,使血中苯乙胺和酪胺浓度增高,并通过血脑屏障使脑内苯乙胺和酪胺浓度增高。增高的苯乙胺和酪胺在神经细胞内 β- 羟化酶作用下,分别生成苯乙醇胺(phenylethanolamine)和羟苯乙醇胺(octopamine)。这些在化学结构上与正常(真性)神经递质(如去甲肾上腺素和多巴胺)极为相似,但生理效应极弱的递质(如苯乙醇胺和羟苯乙醇胺)称为假性神经递质(false neurotransmitter)。

脑干上行激动系统在网状结构更换神经元过程中所通过的突触特别多,突触在传递信息时需要神经递质种类较多,包括乙酰胆碱、去甲肾上腺素、多巴胺、5- 羟色胺(5-hydroxytryptamine,5-HT)、GABA 和谷氨酸等,其中多巴胺和去甲肾上腺素对维持脑干网状结构上行激动系统的正常功能至关重要,以维持大脑皮质的兴奋性和醒觉功能。当脑内假性神经递质增多,特别是合并正常神经递质减少时,假性神经递质可竞争性取代去甲肾上腺素和多巴胺而被肾上腺素能神

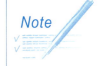
Note

经元所摄取,并贮存在突触小体的囊泡中。但其被释放后的生理效应则远较去甲肾上腺素和多巴胺弱,脑干网状结构上行激动系统的唤醒功能不能维持,大脑皮质从兴奋转入抑制状态,临床上可见病人出现神经精神综合征,甚至发生昏迷(图7-29、图7-30)。

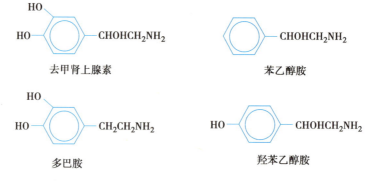

图 7-29　正常及假性神经递质

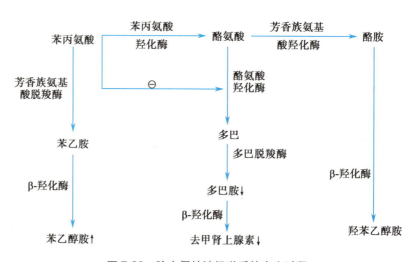

图 7-30　脑内假性神经递质的产生过程

3. 血浆氨基酸失衡学说　20 世纪 70 年代,有些研究者观察到肝性脑病病人或门 - 体分流术后动物,常可见血浆或脑内支链氨基酸(branched chain amino acids,BCAA)减少或(和)芳香族氨基酸(aromatic amino acids,AAA)增加,BCAA 与 AAA 比值降低;补充富含支链氨基酸的混合液,可缓解肝性脑病病人的神经精神症状,结果提示肝性脑病的发生与血浆或脑内氨基酸失衡相关,并提出血浆氨基酸失衡学说(plasma amino acid imbalance hypothesis)。认为严重肝功能障碍可造成血浆芳香族氨基酸(苯丙氨酸、酪氨酸和色氨酸为主)增多,支链氨基酸(缬氨酸、亮氨酸和异亮氨酸为主)减少,两者比值(BCAA/AAA)可由正常的 3~3.5 下降至 0.6~1.20。各种不同类型的肝性脑病 BCAA/AAA 变化模式不同,如慢性肝性脑病病人主要表现为 BCAA 含量降低,AAA 含量升高;而暴发性肝衰竭所致急性肝性脑病病人则表现为 BCAA 大体正常,芳香族氨基酸显著升高,但结果均为 BCAA/AAA 比值显著降低。

(1)血浆氨基酸失衡的原因:肝脏对芳香族氨基酸的降解速率取决于血中胰岛素或胰高血糖素水平和胰岛素 / 胰高血糖素比值。当肝脏功能严重障碍时,肝细胞对胰岛素和胰高血糖素的降解能力降低,使二者浓度增高,但胰高血糖素升高更显著,导致血中胰岛素 / 胰高血糖素比值降低,体内分解代谢大于合成代谢,即胰高血糖素通过增强组织蛋白的分解代谢,释放出大量的氨基酸,特别是由于肝和肌肉蛋白的分解代谢增强而释放大量芳香族氨基酸入血。同时肝功能严重障碍时,肝脏通过脱氨基和脱羧基作用降解芳香族氨基酸的能力降低。另外,肝功能受损致芳香族氨基酸代谢转变为糖和其他含氮化合物如嘌呤及嘧啶等的能力降低。血中胰岛素水平增高促使骨骼肌和脂肪组织加速降解支链氨基酸,同时由于支链氨基酸的生酮作用和肾脏糖异生增强等而致血中支链氨基酸含量减少。

(2) 芳香族氨基酸与肝性脑病:芳香族氨基酸与支链氨基酸借同一载体转运系统通过血脑屏障并被脑细胞摄取。当血中芳香族氨基酸增多和支链氨基酸减少时,支链氨基酸的竞争能力减弱,增多的芳香族氨基酸大量通过血脑屏障进入脑内,脑细胞摄取芳香族氨基酸增多,其中主要是苯丙氨酸、酪氨酸及色氨酸等,通过影响脑内神经递质的生成,干扰脑功能。

正常情况下适量苯丙氨酸和酪氨酸是脑细胞生成正常神经递质所必需。当肝功能严重障碍时进入脑内的苯丙氨酸和酪氨酸增多。高水平苯丙氨酸可抑制酪氨酸羟化酶的活性,使正常神经递质多巴胺和去甲肾上腺素生成减少。增多的苯丙氨酸和酪氨酸在芳香族氨基酸脱羧酶和 β- 羟化酶作用下,分别生成苯乙醇胺和羟苯乙醇胺,使假性神经递质的生成增多。另外,高水平的色氨酸可使 5- 羟色胺生成增加。5- 羟色胺是重要的抑制性神经递质,且能抑制酪氨酸转变为多巴胺,从而阻碍正常神经递质的生成。

氨基酸失衡学说和假性神经递质学说的共同之处在于均涉及假性神经递质与脑功能紊乱,而氨基酸失衡学说则补充说明生成假性神经递质的底物(苯丙氨酸和酪氨酸等)增高的原因;并揭示在假性神经递质生成增多的同时,正常神经递质生成减少,伴抑制性神经递质生成增多,更加强调肝性脑病的发生是三类含量异常的神经递质综合作用的结果,实际上是假性神经递质学说的补充和发展,可更好解释肝性脑病的发生机制。

然而,有学者提及 BCAA/AAA 比值降低并不是发生肝性脑病的原因,而可能是肝损害的结果之一,更可能是氨中毒所诱导支链氨基酸水平降低所导致的,且补充支链氨基酸只能缓解部分肝性脑病病人的症状,并不能改变病人存活率,提示氨基酸失衡学说尚待深入探讨。

4. GABA 学说 GABA 是重要的脑内抑制性神经递质,目前认为 GABA 能神经元活动变化与肝性脑病的发生发展密切相关。

(1) GABA 增高的原因:血中 GABA 主要来源于肠道,由谷氨酸经肠道细菌脱羧酶催化形成。健康人来自门脉循环的GABA被肝脏摄取、清除;肝功能障碍时,肝脏对GABA的清除能力下降,导致血中 GABA 含量增加,同时血脑屏障对 GABA 的通透性明显增高,致使进入脑内的 GABA 增多。

(2) GABA 的受体增多:肝性脑病时,不仅有 GABA 水平升高,中枢神经系统中的 GABA 受体也发生变化。有学者在对肝性脑病的动物模型及死于肝性脑病的病人脑突触后 GABA 受体的研究中,发现 GABA 受体数量明显增加。

(3) GABA 毒性作用:GABA 是中枢神经系统中的主要抑制性神经递质,与突触后神经元的特异性受体结合。突触后神经膜表面上的 GABA 受体是由超分子复合物组成,包括 GABA 受体、苯二氮䓬(benzodiazepine,BZ)受体、巴比妥类受体和氯离子转运通道。三种受体的配体,即GABA、BZ(如地西泮)、巴比妥类与相应的受体结合时,引起氯离子通道开放,增加氯离子内流,氯离子进入神经细胞内增多,使神经细胞的静息电位处于超极化状态,从而发挥突触后的抑制作用。

此外,脑内氨水平增高可影响 GABA 的合成及分布,增强 GABA-A 受体复合物与其配体(即GABA、内源性苯二氮䓬类物质)结合能力等,具体见前面氨中毒学说。

综上所述,迄今肝性脑病的发生机制尚未完全阐明,一般认为肝性脑病是多因素综合作用的结果。不同肝病所致的肝性脑病,其发病机制不尽相同,如慢性肝病伴肝硬化,尤其是存在广泛门体侧支循环的病人,氨中毒可能为主要发病机制;而急性重型肝炎病人,尽管肝细胞大量坏死可致肝脏清除血氨能力衰减,但往往血氨并未明显增高即已陷入深度昏迷,其发病机制可能与神经递质的失衡和糖及电解质等代谢紊乱密切相关。

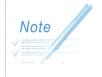

Note

(三) 肝性脑病的诱发因素

诱发肝性脑病发生的因素很多,这些因素主要通过增加氮负荷、增加血脑屏障通透性和增强脑对毒性物质的敏感性等环节促进肝性脑病的发生和发展,但不同诱因促进肝性脑病发生的主要环节不尽相同。

1. 上消化道出血　上消化道出血诱发肝性脑病的主要环节为氮的负荷过度。肝硬化病人食管下端静脉曲张,当食入粗糙食物或腹压升高时可致曲张的静脉破裂而大量出血,使肠道内含氮物质急剧增高,加上原有的门脉血流受阻,肠黏膜淤血、水肿,肠蠕动减弱使肠道排空功能障碍,滞留肠内氨基酸增多,肠道细菌生长活跃,肠道内增多的含氮物质在细菌产生的氨基酸氧化酶的作用下产氨增多。此外,出血造成的低血容量、低血压和缺氧,可加重肝、肾功能损害,并增强脑对毒性物质的敏感性。

2. 利尿剂使用不当　使用碳酸酐酶抑制剂利尿,导致肾泌 H^+ 排 NH_4^+ 功能下降;使用排钾利尿剂且未及时补钾情况下,可导致低钾性碱中毒,引起肠道吸收 NH_3 增多,同时 pH 升高引起血中 NH_3 的比例上升;此外,过度利尿引起血容量降低可加重肝衰竭。

3. 抽腹水不当　一次抽腹水过多过快,可促进肠道 NH_3 和其他含氮物质的吸收;由于大量和快速的抽腹水,可致病人出现脱水和 K^+ 缺乏,后者又可导致低钾性碱中毒,加重 NH_3 的产生增多和清除不足,促进肝性脑病的发生;另外,过度抽腹水可使血液回流肝脏减少,加重肝功能障碍。

4. 止痛、镇静或麻醉药的使用不当　肝病病人尤其是晚期,由于各种毒物在体内大量蓄积并作用于脑,可使脑对中枢神经抑制药物敏感性增强;同时肝病病人常由于肝脏生物转化功能障碍使其体内出现不同程度的药物蓄积,可加重大脑功能活动的抑制。因此不恰当的使用止痛、镇静、麻醉及氯化铵等药物时,易诱发肝性脑病。

5. 感染　感染可造成体温升高及缺氧,全身各组织分解代谢增强,增加氨的产生;同时感染可增加脑组织的能量消耗,由于脑能量相对缺乏增加了脑对氨和其他毒性物质的敏感性;另外感染可通过产生各种细胞因子如 TNF-α 和 IL-6 增高血脑屏障通透性,既可增强 NH_3 的弥散效应,又可增加其他毒物入脑,协同促进肝性脑病的发生。此外,感染及其毒素还可加重肝功能障碍。

(四) 病理变化

肝性脑病时脑组织形态学改变较轻,主要为脑水肿及星形细胞反应。星形细胞是肝性脑病时受损的关键细胞,可发生特殊病理形态改变,表现为细胞肿胀、染色质边集、核仁突出,称 Alzheimer Ⅱ 型星形细胞。

急性肝衰竭时,病人脑组织常无明显病理改变,但多有脑水肿。慢性肝性脑病病人可出现大脑和小脑灰质及皮层下组织星形细胞增生、肥大。病情进一步发展,大脑皮层变薄,神经元及神经纤维消失,皮层深部有片状坏死,甚至累及小脑和基底部。

(五) 临床诊疗和预后

肝性脑病由于病因及诱因的不同可出现多种临床表现,其主要表现为高级神经功能紊乱(性格改变、行为异常、意识障碍等)及神经肌肉障碍(扑翼样震颤、反射亢进、病理反射等)。根据临床表现及脑电图的改变,常将肝性脑病分为 0~4 期:潜伏期(0 期)、前驱期(1 期)、昏迷前期(2 期)、昏睡期(3 期)和昏迷期(4 期)(表 7-1)。临床上有些病人,特别是急性暴发性病毒性肝炎所致的肝性脑病,由于急性发病和病情凶险,病人可无明显的前期表现而直接进入昏迷状态。

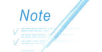
Note

表 7-1　肝性脑病临床分期

分期	精神状态	扑翼样震颤	脑电图改变
潜伏期（0 期）	心理或智力测试有轻微异常	–	正常
前驱期（1 期）	轻度的性格改变及行为异常 烦躁不安、欣快或焦虑 反应迟缓、睡眠倒错	+	无明显异常 波的频率可减少
昏迷前期（2 期）	前驱期症状加重 意识错乱、言语障碍、行为异常、时间及空间定向障碍、嗜睡、肌张力增高、腱反射亢进、Babinski 征阳性	++	常出现异常的慢波
昏睡期（3 期）	行为举止怪异、精神错乱 昏睡但呼之能醒	±	出现明显异常的 θ 波和三相慢波
昏迷期（4 期）	神志丧失 完全昏迷不能唤醒	–	出现 δ 波

肝性脑病病人常有血氨升高，但是急性肝性脑病病人血氨可正常。动脉氨分压相比静脉血氨浓度能更好地反映肝性脑病的严重程度。门 - 体分流性肝性脑病病人支链氨基酸与芳香氨基酸的比值 <1（正常人比值 >3）。肝功能检查常提示有严重肝功能障碍。脑电图对于早期肝性脑病病人的诊断价值不大，病情严重的病人可检出特征性三相波，提示预后不良。临界视觉闪烁频率（critical flicker frequency，CFF）检测敏感、简单且可靠，可定量诊断症状性肝性脑病，但此方法在我国应用经验尚少。心理智能检测主要用于诊断早期肝性脑病。头部 CT 或 MRI 检查主要用于排除其他脑病。对于急性肝性脑病病人行 CT 或 MRI 检查可发现脑水肿，慢性肝性脑病病人则可发现脑萎缩。

以精神症状为唯一突出表现的肝性脑病病人要注意与精神疾病相鉴别。行神经系统相关检查可与颅内病变（脑血管意外、颅脑肿瘤等）相鉴别。此外需与中毒性脑病、代谢性脑病相鉴别，通过详细的病史了解、相应毒理学检测或血液生化检测可明确。

肝性脑病以治疗基础肝病和促进意识恢复为主要治疗目的。应及早识别并纠正或去除肝性脑病的诱因。促进机体合成代谢、保持正氮平衡，注意蛋白质摄入，同时保证热能及各种维生素的补充，可酌情输注支链氨基酸制剂、血浆或白蛋白。通过灌肠、导泻或微生态制剂等清洁肠道，减少氨源性毒物的生成和吸收。支链氨基酸可纠正氨基酸代谢紊乱，竞争性抑制芳香族氨基酸，减少假性神经递质的形成。改善肝功能，阻断肝外门 - 体分流，有利于病人病情缓解。人工肝可清除病人血液中的有毒物质，适用于急性肝衰竭的病人。肝移植是挽救生命的有效措施，用于肝衰所致严重的、顽固性的肝性脑病。

轻微型肝性脑病病人，诱因明显且易消除者，经积极治疗可好转；有腹水、出血倾向等肝功能较差的病人，预后较差；暴发性肝衰竭致肝性脑病的病人预后最差。

五、脂肪性肝病

脂肪性肝病疾病谱包括单纯性脂肪肝、脂肪性肝炎、脂肪性肝纤维化和肝硬化，并且呈逐步发展的过程。由于各种原因导致肝细胞内脂质积聚超过肝湿重的 5%，肝细胞在光镜下可见脂肪小滴，称之为脂肪肝。脂肪肝男女均可发病，以 40~49 岁发病率最高。如果脂质含量占肝湿重的 5%~10%，属于轻度脂肪肝；11%~25% 为中度脂肪肝；超过 26% 为重度脂肪肝。轻度脂肪肝通常不会引起人体的不适，所以常常被忽略；当发展至中度或重度脂肪肝时，病人会有食欲减退、消化不良、恶心、腹胀等消化道症状。

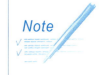
Note

(一)病因及相关因素

脂肪性肝病的病因学包括脂肪肝发生的条件(诱因)和导致脂肪肝的原因(致病因素)两个方面。在脂肪性肝病的发生发展过程中,机体的免疫状态、营养因素、遗传因素、生活方式以及年龄和性别等均起相当重要的作用。

根据病因脂肪性肝病分为酒精性脂肪性肝病和非酒精性脂肪性肝病两类(表7-2),前者是酒精性肝病的一种类型,后者可以是一个独立的疾病,但更多见的还是全身性疾患在肝脏的一种病理过程。脂肪性肝病可以主要由一种病因引起,也可由多种病因同时作用或先后参与。

表7-2　脂肪性肝病的病因分类

酒精性		嗜酒或饮酒过量
非酒精性	胰岛素抵抗相关因素	肥胖、糖尿病、高脂血症
	营养代谢因素	全胃肠外营养、蛋白质营养不良、吸收不良综合征、快速减重、空回肠旁路术、先天性代谢缺陷
	药物	皮质类固醇、雌激素、胺碘酮、冠心宁、氯喹、水杨酸、四环素、甲氨蝶呤
	肝毒性物质	四氯化碳、磷、铁、铜、毒油综合征
	其他	妊娠期脂肪肝、Reye 综合征

(二)发病机制

1. 肝脂质代谢障碍　脂肪氧化代谢主要在线粒体内进行。由于线粒体 DNA 缺乏组蛋白和染色质结构的保护,且线粒体 DNA 存在于线粒体基质内或依附于线粒体内膜,与电子传递系统相接近,电子传递系统持续产生活性氧,故线粒体 DNA 易受氧自由基侵袭,导致碱基对缺失、变异,从而影响肝细胞脂肪代谢和能量转换,诱发肝损伤。

2. 胰岛素抵抗　肥胖症、2 型糖尿病被认为是非酒精性脂肪肝的重要因素。胰岛素抵抗为肝脏、外周脂肪以及肌肉组织对胰岛素作用的生物反应低于最适度水平,出现高胰岛素血症伴代谢应激综合征。具体表现为外周脂肪动员增强,肝摄取游离脂肪酸增加,肝细胞内脂氧化酶细胞色素氧化酶 P450 的 2E1 亚型(CYP2E1)和 4A 亚型(CYP4A)表达增高,游离脂肪酸氧化或利用减少,从而酯化形成的甘油三酯(triglycerides,TG)增多,以及肝细胞脂肪转运出肝的能力受损,引起肝细胞内脂肪堆积。此外,胰岛素抵抗可诱导活性氧族(reactive oxygen species,ROS)形成增加和线粒体功能不全,加剧氧化应激和脂质过氧化反应。

3. 氧化应激和脂质过氧化反应　氧化应激状态指来自分子氧的 ROS 及其代谢物的产生超过肝脏对其防御及解毒能力,使促氧化物与抗氧化物之间的动态平衡失调。线粒体是氧化应激 ROS 的最大来源。ROS 通过传递 1 个或 2 个电子,氧化大分子物质,引起 DNA、蛋白质和脂质等损害。ROS 除直接造成肝损伤外,另一重要的发病机制是脂质过氧化反应。ROS 使生物膜磷脂的多不饱和脂肪酸过氧化形成脂质过氧化物(lipid peroxide,LPO),从而使膜的流动性和通透性发生改变,最终导致细胞结构和功能的改变。LPO 可诱导中性粒细胞对脂质的趋化产生炎性浸润,还可激活 Kupffer 细胞和贮脂细胞,促进脂肪性肝病和肝纤维化。

4. 免疫反应　新抗原表达如过氧化脂质诱致膜蛋白变异,乙醛与异常肝蛋白和酶共价结合形成醛加合物及 Mallory 小体具抗原性;淋巴细胞表型改变如 CD4/CD8、CD25/CD2 和 CD56/CD8 增高等;体液抗体如 IgM 类抗体及酒精性肝病 IgA 类抗体的出现;内毒素及 TNF-α 的增高等均可能参与免疫反应介导的发病机制。

5. 遗传因素　无论是酒精性或非酒精性,都存在一定的遗传发病因素。肥胖和糖尿病的脂肪肝大多为可逆性,但如并发基底膜胶原沉着及微血管病变则例外,遗传因素参与后者致病,常见于 HLA-DR4、B13 和 B15 表型者。

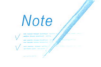

脂肪性肝病发病机制复杂,愈来愈多的证据表明酒精性脂肪性肝病与非酒精性脂肪性肝病可能存在着共同的发病机制,两者常存在着胰岛素抵抗、CYP2E1 表达增加、肝细胞 ATP 储备减少,肝细胞对 TNF-α 毒性敏感性增高,低水平内毒素血症、巨噬细胞活化、细胞因子释放增多及免疫反应异常等多环节的病理生理改变。从病理上看,非酒精性脂肪性肝病几乎难与酒精性脂肪性肝病区别。临床流行病学的调查也表明,某些危险因素对两者都可能起致病作用。如何解释不同病因可产生相似的病理生理及组织变化,近年来有些学者提出以氧化应激和脂质过氧化为轴心的"二次打击"假设,把包括酒精、肥胖、糖尿病、药物及其他代谢异常等病因引起的脂肪肝病变,均纳入"二次打击"统一发病机制予以解释。许多发病因素通过增加氧化活性和脂质过氧化作为共同致病途径对肝脏实施二次打击,导致脂肪肝发生及其后病变进展。

酒精性脂肪性肝病发病机制可进一步参考前面酒精性肝炎章节,脂肪性肝纤维化和肝硬化发病机制可进一步参考前面肝硬化章节。

(三)病理变化

酒精性肝病和非酒精性脂肪性肝病病变过程相似。酒精性肝病经历了酒精性脂肪肝、酒精性肝炎、酒精性肝纤维化和肝硬化的发展过程,非酒精性脂肪性肝病则为类似的单纯性脂肪肝、脂肪性肝炎、脂肪性肝纤维化和肝硬化。在疾病进程中,每一病变过程可单独出现,也可同时并存或先后移行。以下将两种脂肪性肝病合并介绍。

1. 单纯性脂肪肝和酒精性脂肪肝　光镜低倍视野下见 30% 以上的肝细胞出现大泡性或大泡性为主的脂肪变性。如肝小叶内仅少数肝细胞内有脂滴存在,但达不到脂肪肝诊断标准者仅称为肝细胞脂肪变。

大体标本,肝脏大而软、色黄、触之油腻,重量可达 4000~6000g。光镜下,脂肪变性者以小叶中央区肝细胞为主,重者扩散至全小叶。无明显肝细胞变性、坏死、炎症及肝纤维化。根据脂肪变性在肝脏内累及的范围将脂肪肝分为三型:30%~50% 肝细胞脂肪变性为轻度,50%~75% 为中度,75% 以上为重度。

2. 脂肪性和酒精性肝炎　在肝细胞脂肪变基础上出现不同程度的肝细胞变性、坏死,可见嗜酸性小体,酒精性肝炎可出现特征性的 Mallory 小体;肝小叶内或汇管区见中性粒细胞为主的炎症细胞浸润;肝窦周和小静脉周围出现纤维化(图 7-31)。

3. 脂肪性肝纤维化和肝硬化或酒精性肝纤维化和肝硬化　一般认为脂肪性肝炎进一步发展致肝纤维化范围扩大、肝小叶正常结构完全破坏,代之以假小叶和广泛纤维化后,就形成了脂肪性肝硬化,大体为小结节性肝硬化。在肝硬化发生后,肝细胞脂肪变和炎症可减轻甚至完全消退。

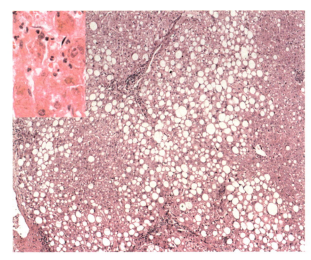

图 7-31　酒精性肝炎

肝细胞见脂肪变性及灶性坏死,胞质内见嗜酸性团块状物质沉积,即 Mallory 小体(左上图),汇管区见炎症细胞浸润,出现纤维组织增生

(四)临床诊疗及预后

非酒精性脂肪性肝病起病隐匿,发展缓慢,多无症状,可有乏力、右上腹轻度不适或上腹部胀痛等症状,严重脂肪性肝炎可出现黄疸、食欲不振、恶心、呕吐、肝大。酒精性脂肪性肝病病人可长时间内无任何肝脏的症状和体征,偶有乏力、食欲减退、右上腹隐痛不适、肝大,酒精性肝炎临床表现有明显差异,常见于近期大量饮酒后,除上述症状外,可有低热、黄疸等不适。脂肪性

Note

肝硬化和酒精性肝硬化的临床表现可参照肝硬化章节,酒精性肝硬化可伴有慢性酒精中毒的临床表现(如神经精神症状)。

实验室检查可见酒精性脂肪性肝病 ALT、AST 正常或轻度增高;B 超检查是诊断脂肪性肝病的主要方法,准确率高达 70%~80%。CT 可见肝脏密度普遍降低,若肝/脾 CT 平扫密度比值不超过 1 可诊断为脂肪性肝病;肝穿刺活检可明确诊断。

根据有无长期过量饮酒鉴别非酒精性脂肪性肝病与酒精性脂肪性肝病。同时,两者要与病毒性肝炎、药物性肝损伤、自身免疫性肝病等其他原因引起的肝病相鉴别。应注意慢性乙型、丙型肝炎与酒精性脂肪性肝病可同时存在。

非酒精性脂肪性肝病应注意基础疾病的控制,如低脂低糖饮食、减轻体重,禁酒,遵医嘱定期复查肝功能等,多无需药物治疗,对于脂肪性肝炎可选用减轻脂质过氧化、增加胰岛素受体敏感性或降血脂的药物。酒精性脂肪性肝病应严格戒酒,同时给予高热量、高蛋白、低脂饮食,补充维生素等,应用多烯磷脂酰胆碱降低脂质过氧化,改善酒精中毒;对于严重酒精性肝硬化可考虑肝移植。

单纯性脂肪肝及部分脂肪性肝炎、酒精性脂肪肝及酒精性肝炎若治疗及时,多能恢复;若发展成为脂肪性肝硬化或酒精性肝硬化,预后较差。

六、肝脓肿

肝脓肿(hepatapostema)是细菌、真菌或溶组织阿米巴原虫等多种微生物引起的肝脏化脓性病变,若不积极治疗,死亡率显著升高。肝脏内管道系统丰富,包括胆道系统、门脉系统、肝动静脉系统及淋巴系统,大大增加了微生物寄生、感染的机会。

(一)病因和发病机制

肝脓肿主要分为细菌性、阿米巴性和真菌性三种类型,其中细菌性肝脓肿约占 80%,阿米巴性肝脓肿约占 10%,而真菌性肝脓肿低于 10%。

1. 细菌性肝脓肿　细菌性肝脓肿常指由化脓性细菌在肝脏引起的感染,故称化脓性肝脓肿。肝脏由于接受肝动脉和门静脉的双重血液供应,并通过胆道丰富的血供和单核-巨噬细胞系统强大的吞噬作用,可以杀灭入侵的细菌并阻止其生长,因而细菌性肝脓肿并不经常发生。当人体抵抗力弱时,入侵的化脓性细菌会引起肝脏感染而形成脓肿。细菌性肝脓肿多为混合性感染,往往同时检出多种细菌,以内源性细菌为主。60% 以上为肠道革兰阴性杆菌,以往最常见的是大肠埃希菌,近年克雷伯杆菌已上升至首位。最常见的阳性球菌为金黄色葡萄球菌。约半数肝脓肿病人脓液中可检出厌氧菌,最常分离出的厌氧菌为脆弱类杆菌、巨核梭形杆菌等。克雷伯杆菌、变形杆菌和铜绿假单胞菌是长期住院和使用抗生素治疗的病人产生脓肿的重要致病菌。

病原菌进入肝脏可经由下列途径:

(1) 胆道系统:这是细菌性肝脓肿最主要、最常见的感染途径。出现胆道阻塞和继发感染的病例,如胆总管结石、胆道蛔虫或华支睾吸虫病等并发急性化脓性胆总管炎者,细菌可沿胆道上行,感染肝脏而形成肝脓肿。胆源性肝脓肿的病原菌以大肠埃希菌为主。

(2) 门静脉系统:腹腔感染(如坏疽性阑尾炎、化脓性盆腔炎等)、肠道感染(如溃疡性结肠炎、细菌性痢疾等)、痔核感染等可引起门静脉属支的血栓性静脉炎,其脓毒性的栓子脱落后可沿门静脉系统进入肝脏,引起肝脓肿。门脉血行感染性肝脓肿的病原菌以大肠埃希菌为主。

(3) 淋巴系统:肝脏的邻近部位如有化脓性病灶如胆囊炎、膈下脓肿及胃、十二指肠穿孔等,细菌可经淋巴系统侵入肝脏。

(4) 血液感染:体内任何部位的化脓性感染,如上呼吸道感染、急性骨髓炎、亚急性心内膜炎、疖病等并发菌血症时,病原菌可沿肝动脉入肝。肝动脉血行感染性肝脓肿的病原菌以金黄色葡萄球菌为主。

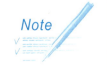
Note

（5）直接侵入：当肝脏有开放性损伤时，细菌可由创口直接侵入。有时肝脏的闭合性损伤形成肝脏的被膜下血肿后，肝脏内原有的细菌可使血肿转化为脓肿。

（6）其他原因不明的方式：不少肝脓肿并无明显原因，如隐匿性肝脓肿，可能是体内存在某种感染性病灶，当机体抵抗力减弱时，偶然的菌血症引起了肝脏的炎症和脓肿。有报道指出，隐匿性肝脓肿中25%伴有糖尿病。

细菌性肝脓肿的病理生理变化与身体的抵抗力及细菌入侵的途径、种类和毒性相关。细菌侵入肝脏后，可引起肝脏的炎性反应。当机体抵抗力较强或经过一定的治疗后，炎症可以自行吸收，甚至有些已经形成的小脓肿，经有效的治疗后也可以吸收机化而痊愈。反之，当机体抵抗力低下且治疗不及时的情况下，炎症将进一步蔓延扩散。尤其在病灶比较集中部位，由于肝组织破坏，多个小脓肿可以逐渐扩大，并相互融合为一个或数个较大的脓肿。肝脓肿多为单发，但也可为多发。一般而言，血源性肝脓肿常为多发，病变以右肝为主或累及全肝。胆管源性肝脓肿起源于多个小脓肿，其分布与肝内胆管病变一致，位于肝脏的一侧、一叶或一段。脓腔常与胆管相通，胆管内也充满脓液。有人认为，急性梗阻性化脓性胆管炎的后期，实质上是急性肝脓肿的一种表现。肝外伤后血肿感染所引起的脓肿和隐源性脓肿，多为单发性。由于肝脏血液循环丰富，一旦形成脓肿后，大量毒素被吸收入血，临床出现严重的脓毒血症表现。

2. 阿米巴性肝脓肿　阿米巴分迪斯帕内阿米巴和溶组织内阿米巴两种病株，其中溶组织内阿米巴具有致病性，是引起阿米巴肝脓肿的病原体。阿米巴肝脓肿是由于溶组织阿米巴滋养体从肠道病变处经血流进入肝脏，使肝组织发生坏死而形成，实为肠阿米巴结肠炎的并发症，但也可无阿米巴结肠炎而单独存在。回盲部和升结肠为阿米巴结肠炎的好发部位，该处原虫可随肠系膜上静脉回到肝右叶，故肝右叶脓肿者占绝大部分。

3. 真菌性肝脓肿　真菌感染常发生于长期大量应用广谱抗生素、肾上腺皮质激素、免疫抑制剂等过程中，或继发于消耗性疾病。真菌性肝脓肿临床较少见。

（二）病理变化

肝脓肿以肝组织大片溶解性坏死，形成脓腔为主要特征。以下主要介绍临床最常见的两种肝脓肿的病理形态特征。

1. 细菌性肝脓肿　半数以上为多发。大体观，脓腔内充满黄白色脓液，脓腔周边肝组织充血、水肿。慢性脓肿的脓腔由肉芽组织修复，脓肿壁因纤维组织增生而显著增厚。光镜下，脓腔内充满大量变性坏死的中性粒细胞，即脓细胞和坏死细胞碎片（图7-32），脓肿周边见充血出血带和中性粒细胞浸润。

2. 阿米巴肝脓肿　阿米巴肝脓肿是肠阿米巴病的最重要和常见的合并症，常为单发，约1/4多发。大体观，肝脏体积增大，脓肿大小差异悬殊，大者直径可达10cm以上，小者仅能在光镜下观察。脓腔内为红褐色、果酱样糊状物，系陈旧性血液与液化坏死的肝组织

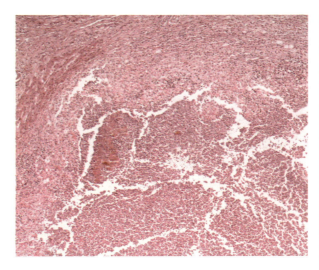

图7-32　细菌性肝脓肿
脓腔内肝组织完全坏死、液化，见大量脓细胞集聚

的混合物。囊壁因胆管、血管和汇管区纤维组织残留而呈破絮状外观（图7-33）。镜下见肝组织大片液化坏死，少许炎症细胞浸润，脓肿壁内可见圆形阿米巴滋养体，胞质丰富，其内常含有空泡或红细胞（图7-34）。

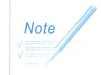

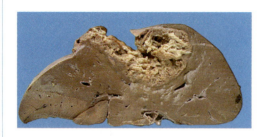

图 7-33　阿米巴肝脓肿
肝切面脓肿壁呈破絮状外观

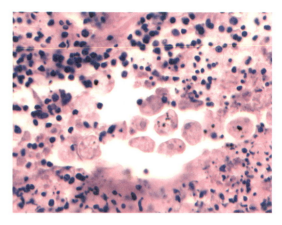

图 7-34　溶组织内阿米巴滋养体

(三) 临床病理联系

细菌性肝脓肿小者可吸收或被肉芽组织机化，较大者需手术进行穿刺引流。如处理不当，脓肿破入腹腔可引起广泛的化脓性腹膜炎或膈下脓肿，甚至穿破膈肌引起胸腔积脓等。

阿米巴肝脓肿如继续扩大，可向周围组织穿破形成膈下脓肿、肺脓肿、脓胸、胸膜 - 肺 - 支气管瘘等。慢性阿米巴肝脓肿常继发细菌感染而形成混合性脓肿导致病情恶化。

(四) 临床诊疗及预后

细菌性肝脓肿起病急，可出现寒战、高热、持续性肝区钝痛或胀痛和肝大，有时伴右肩牵涉痛、恶心、呕吐、食欲减退和乏力，体温高达 39~40℃。

阿米巴性肝脓肿发病前曾有痢疾或腹泻史，起病较缓慢，病程较长，可有高热或不规则发热、盗汗、肝区疼痛和肝大等。

细菌性肝脓肿白细胞计数及中性粒细胞明显增加，血液细菌培养可阳性。阿米巴性肝脓肿病人白细胞计数可增加，阿米巴抗体阳性。B 超检查可明确脓肿部位和大小，为首选检查方法。胸腹部 X 线检查可判断膈肌是否抬高或是否出现右侧反应性胸膜炎或右侧胸腔积液，还可行 X 线钡餐、CT 等检查。粪便检查细菌性肝脓肿无特殊表现；阿米巴性肝脓肿部分可找到阿米巴滋养体或包囊。细菌性肝脓肿脓液多为黄白色，涂片和培养可发现细菌。阿米巴性肝脓肿大多为棕褐色脓液，无臭味，镜检有时可找到阿米巴滋养体。

根据病史、症状及辅助检查重点鉴别细菌性肝脓肿和阿米巴性肝脓肿，同时应与右膈下脓肿、胆道感染、肝包虫囊肿、原发性肝癌及肝囊肿等相鉴别。

肝脓肿主要包括非手术治疗和手术治疗。非手术治疗主要有全身支持疗法，补充营养，纠正水、电解质紊乱，必要时输血或血浆。细菌性肝脓肿采用较大剂量的抗生素治疗；阿米巴性肝脓肿采用甲硝唑等抗阿米巴药物，若继发细菌性感染，需使用抗生素。阿米巴性肝脓肿还可在 B 超或 CT 引导下进行穿刺抽脓，多需反复抽脓。手术治疗包括经皮肝穿刺脓肿置管引流术，适用于单个较大脓肿；经腹腔切开引流适用于有穿破可能的较大脓肿或已穿破胸腔或腹腔、胆源性肝脓肿、穿刺易污染腹腔的脓肿、位于肝左叶的脓肿、慢性肝脓肿；肝叶切除适用于病程长的慢性厚壁脓肿、肝脓肿切开引流后窦道长期不愈合、合并肝段胆管结石且肝内反复感染致组织破坏萎缩、肝左外叶多发脓肿致使肝组织严重破坏者。

细菌性肝脓肿病人的预后与发病年龄、体质、原发病、脓肿数目、治疗时间、治疗的彻底性以及有无并发症等密切相关，年幼及年老病人的预后较青壮年者差，死亡率也高。多发性肝脓肿的死亡率明显高于单发性肝脓肿，若早期有效治疗，可明显降低死亡率。大部分阿米巴性肝脓肿病人预后良好。

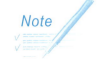

Note

七、肝癌

肝癌可分为原发性和转移性两大类。原发性肝癌是指原发于肝细胞与肝内胆管细胞的恶性肿瘤。转移性肝癌系全身各器官的原发癌转移至肝脏所致。原发性肝癌是我国常见恶性肿瘤之一，其中肝细胞癌约占原发性肝癌的90%，多见于中年男性，男女比例大于2:1。

(一) 病因和发病机制

目前认为原发性肝癌发病是多因素、多途径、多步骤的复杂过程，受环境和遗传双重因素影响。流行病学及实验研究资料表明，HBV和HCV感染、黄曲霉素、饮水污染、酒精、肝硬化、性激素、亚硝胺类物质、微量元素等均与原发性肝癌发病相关。而继发性肝癌可通过不同途径，如随血液、淋巴液转移或直接浸润肝脏而形成。

1. 肝炎病毒感染

(1) HBV感染：流行病学调查发现，HBV感染者肝细胞性肝癌的发生率是未感染者的100~200倍。现认为HBV DNA可整合到肝细胞的染色体DNA中，引起HBV的DNA序列和宿主细胞的基因序列同时遭到破坏，或者发生重新整合，使癌基因激活和抑癌基因失活。研究报道，HBV基因组中的X基因所编码的HBx蛋白可与p53结合并使p53抑癌功能丧失，肝细胞癌变。应用乙肝疫苗可有效降低肝细胞癌的发生率。因此，HBV感染和肝癌的发生关系密切。

(2) HCV感染：HCV不是DNA病毒，并不能整合到肝细胞DNA中，HCV致癌机制普遍认为是由于HCV序列变异，逃避免疫识别而获得持续感染，肝细胞变性坏死和再生反复发生，积累基因突变。HCV的C蛋白、NS3结构区通过调控相关基因的表达和参与信号转导调控，破坏细胞增殖的动态平衡，导致细胞癌变。HCV与HBV混合感染表现出致癌协同作用。

2. 肝硬化　原发性肝癌合并肝硬化者占50%~90%，病理检查发现肝癌合并肝硬化多为乙型肝炎后的大结节性肝硬化。近年发现丙肝发展成肝硬化的比例并不低于乙肝。肝细胞恶变可能在肝细胞再生过程中发生不典型增生。在欧美国家，肝癌常发生在酒精性肝硬化的基础上。一般认为血吸虫病性肝纤维化、胆汁性和淤血性肝硬化与原发性肝癌的发生无关。

3. 黄曲霉素　黄曲霉素有10多种，与肝癌有关的黄曲霉素B_1是最常见的一种。黄曲霉素B_1是剧毒物质，其致癌强度比二甲基亚硝胺高75倍，可诱发所有动物发生肝癌。大量的流行病学调查及实验室研究均证实，肝癌发病与摄入黄曲霉素量呈等级相关。黄曲霉素被认为与抑癌基因p53的突变密切相关。黄曲霉素高暴露区肝癌病人体内均能检测到p53基因突变，并主要发生在249和254位密码子上。

4. 其他因素　年龄、性别、化学物、激素、酒精、营养和遗传等均与肝癌的发生有一定的关系。如酒精导致的肝损伤是慢性肝病和肝硬化的主要原因，当摄入过量时发生肝癌的危险升高；遗传性代谢性疾病，如糖原储积病在原来腺瘤性增生的基础上可引发肝癌。

(二) 病理变化

原发性肝癌包括肝细胞性肝癌(hepatocellular carcinoma)、胆管细胞癌(cholangiocellular carcinoma)以及混合细胞型肝癌(mixed primary carcinoma of liver)。

1. 肝细胞性肝癌　是肝脏常见的恶性肿瘤，大体分为如下两种：

(1) 早期肝癌(小肝癌)：单个癌结节最大直径<3cm，或两个癌结节合计最大直径<3cm的原发性肝癌。外观多呈球形，边界清楚，切面均匀一致，无出血及坏死(图7-35)。

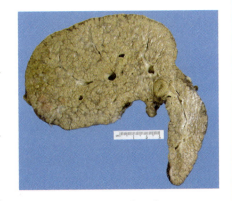

图7-35　小肝癌

肝切面见肝硬化背景上有一个直径小于3cm的质地均匀的结节

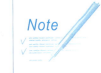

(2) 晚期肝癌:肝脏体积显著增大,重量可达 2000~3000g 以上,肿瘤可表现为三种形态:①巨块型:多见于肝右叶。肿块体积巨大,类圆形,切面常见出血、坏死(图 7-36),瘤体周围常有数目不等的卫星状癌结节。②多结节型:最常见,通常合并有肝硬化。癌结节大小不等,呈圆形或椭圆形,散在分布或相互融合(图 7-37)。③弥漫型:此型少见,无明显癌结节形成,癌组织弥满分布于全肝。

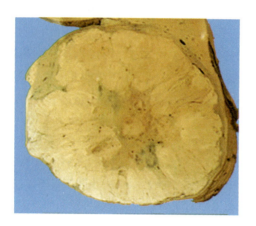
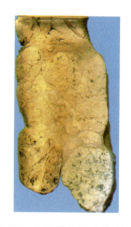

图 7-36   巨块型肝癌大体形态   图 7-37   多结节型肝癌大体形态

光镜下,肝细胞癌分化程度差异较大。高分化者,癌细胞类似肝细胞,排列呈细梁状、腺泡状或假腺样结构,见丰富的血窦样腔隙;低分化者,呈实性结构,癌细胞异型性明显,可见瘤巨细胞(图 7-38)。偶有间质丰富者,称为硬化性肝细胞性肝癌。

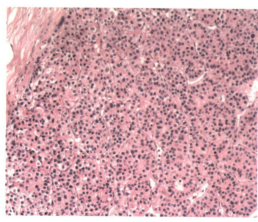
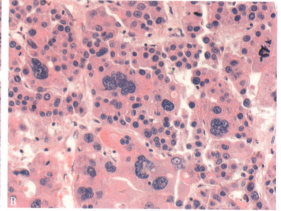

图 7-38   肝细胞性肝癌

A. 高分化者,癌细胞呈腺泡状排列,异型性小;B. 低分化者,癌细胞排列呈巢状,异型性明显,见多个瘤巨细胞

2. 胆管细胞癌   癌细胞起源于肝内胆管上皮,约占原发性肝癌的 5%。大体见肿瘤灰白色,质硬韧,多呈实性结节(图 7-39)。结节中央常见坏死和瘢痕。累及肝门者见肝脏有明显胆汁淤积。

光镜下,大多数为腺癌(图 7-40),可分为高、中和低分化,癌细胞常侵及血管或神经。肿瘤间质丰富,可见局部钙化。大多数肿瘤内见多少不等的黏液分泌,黏液卡红、奥辛兰以及糖原染色(PAS)均可阳性。

3. 混合细胞型肝癌   癌组织中同时具有肝细胞癌及胆管细胞癌两种成分,不足原发性肝癌的 1%,最少见。

(三) 扩散

癌组织首先在肝内直接蔓延,易经肝内沿门静脉分支播散,在肝内形成多个转移灶;也可通过淋巴道转移至肝门、上腹部和腹膜后淋巴结;晚期经肝静脉转移至肺、骨、肾、肾上腺、脑及脾

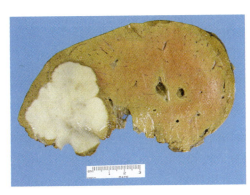

图 7-39　肝胆管细胞癌
肿瘤灰白色结节状,与周围肝组织分界清楚

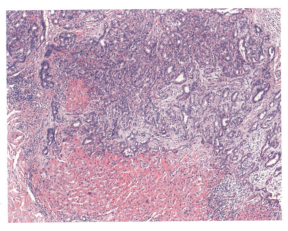

图 7-40　肝胆管细胞癌
瘤细胞排列呈不规则腺管样、条索状结构,侵入肝实质内

和胰腺等处;侵入肝表面的癌细胞脱落后可发生种植性转移。

(四) 临床诊疗及预后

原发性肝癌起病隐匿,早期缺乏典型临床表现,临床症状和体征明显者,病情多已属中晚期。①肝区疼痛是肝癌最常见的症状,多呈持续性胀痛或钝痛。②肝大为中晚期肝癌最常见的体征。肝脏呈持续性增大,肋缘下触及,质地坚硬,表面凹凸不平。③黄疸一般出现在肝癌晚期,以胆管细胞癌或弥漫性肝癌为常见,表现为梗阻性黄疸或肝细胞性黄疸。④肝硬化征象:脾大和腹水为最主要表现。⑤恶性肿瘤全身表现:进行性消瘦、低热、营养不良及恶病质等。⑥转移灶症状,肝内转移可形成门静脉癌栓,导致顽固性腹水;肝外转移最常见部位为肺,可引起咳嗽、咯血,此外,还可累及骨、脑、肾上腺等,产生相应的症状。⑦伴癌综合征指原发性肝癌病人由于癌组织本身代谢异常产生的异位激素或某些活性物质而引起内分泌或代谢异常的一组特殊症候群。其中自发性低血糖和红细胞增多症最为常见,其他如高钙血症、高脂血症、类癌综合征等较为罕见。

甲胎蛋白(AFP)是诊断肝细胞癌最具有价值的肿瘤标志物,已广泛应用于原发性肝癌的普查、诊断、疗效判断以及复发预测。B 超可检出直径 1cm 以上占位性病变,是原发性肝癌筛查的首选方法。实时超声造影可分析病变的血供情况,对良恶性的鉴别意义重大。多层螺旋 CT 分辨率更高,兼具定位与定性的诊断价值,CT 平扫显示低密度占位,增强时病灶动脉期快速增强,随后快速下降,呈现"快进快出"表现,是原发性肝癌诊断的常规检查手段。选择性肝动脉造影是目前诊断小肝癌的最佳方法,因其为有创检查,一般不作首选,可应用于经其他检查后仍未确诊者。正电子发射计算机断层扫描(PET-CT)既可进行肝脏占位病变的定位诊断,又可反映病灶的生化代谢信息,对评估肿瘤转移、疾病进展及选择治疗方案具有重要指导价值。超声或 CT 引导下肝穿刺组织学检查是原发性肝癌确诊的最可靠方法。

原发性肝癌常需与继发性肝癌、肝硬化、病毒性肝炎活动期、慢性肝脓肿、肝良性占位(肝血管瘤、肝囊肿、肝腺瘤)等疾病相鉴别。AFP 检测、超声或 CT 检查、肝穿刺组织学检查等有助于鉴别诊断。

肝切除术是原发性肝癌治疗的首选方法。适用于病人一般情况良好,诊断明确,病变局限于一叶或半肝,无明显黄疸、腹水,无肝外转移,肝功能代偿良好,心、肺、肾功能良好,能够耐受手术者。肝动脉化疗栓塞治疗是原发性肝癌非手术治疗的首选方法,适用于不能手术切除的中晚期病人。局部消融术以射频或微波消融及无水酒精注射最常见,适用于直径≤5cm 的单发病灶或直径≤3cm 且结节数≤3 个的多发病灶伴肝硬化而不能手术治疗者。放射治疗与全身化疗属于姑息治疗,适用于晚期病人缓解症状或延缓病情进展。肝移植是治疗肝癌合并肝硬化的有效治疗手段,不适用于已有血管侵犯及远处转移者。多靶点、多激酶抑制剂索拉菲尼可作为不适合手术和有远处转移晚期肝癌病人分子靶向治疗的标准用药。

肝癌病人预后情况主要取决于能否早期诊断及早期治疗。肝癌直径<5cm,能早期手术者;分化程度高,肿块包膜完整尚无癌栓形成者;机体免疫状态良好者,大多预后良好。但合并肝癌破裂、食管静脉破裂出血、肝癌转移者预后差。

八、急性胆囊炎

急性胆囊炎(acute cholecystitis)是由于胆囊管阻塞和细菌侵袭而引起的胆囊炎症,其典型临床特征为右上腹阵发性绞痛,伴有明显触痛和腹肌强直。约95%的病人合并有胆囊结石,称为结石性胆囊炎;5%的病人未合并胆囊结石,称为非结石性胆囊炎。

(一)病因和发病机制

急性胆囊炎发病与胆汁淤滞和细菌感染密切相关。主要致病菌为大肠埃希菌(占60%~70%)、克雷伯杆菌、厌氧杆菌等革兰阴性菌,多由肠道经胆总管逆行进入胆囊,少数经门静脉系统至肝、再随胆汁流入胆囊。

当胆囊管或胆囊颈因结石突然嵌顿或其他原因而梗阻时,由于胆囊是一盲囊,引起胆汁滞留或浓缩,浓缩的胆盐刺激和损伤胆囊引起急性化学性胆囊炎。同时,胆汁滞留和(或)结石嵌顿可使磷脂酶A从受损的胆囊黏膜上皮释放,使胆汁中的卵磷脂水解成溶血卵磷脂,从而改变细胞的生物膜结构而导致急性胆囊炎。

(二)病理变化

大体观,胆囊壁因水肿、充血而明显增厚。浆膜面充血,可见纤维素或脓性渗出物覆盖。继发细菌感染者黏膜面可见糜烂或溃疡。

光镜下,黏膜充血、水肿,上皮细胞变性、坏死、脱落,胆囊壁内见不同程度的中性粒细胞浸润(图7-41)。重者胆囊有广泛坏死,称为坏疽性胆囊炎(gangrenous cholecystitis),可发生穿孔引发胆汁性腹膜炎,或由网膜包裹形成胆囊周围脓肿。胆囊内容物侵蚀大、小肠时则导致胆囊 - 肠瘘。

急性胆囊炎多数在炎症消退后胆囊壁有一定纤维化,黏膜可再生修复。反复发作发展为慢性胆囊炎,胆囊可萎缩、胆囊壁发生钙化。

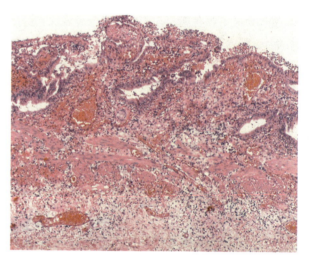

图7-41　急性胆囊炎
胆囊壁显著充血水肿,见大量炎症细胞浸润

(三)临床诊疗及预后

急性结石性胆囊炎女性多见,多为上腹疼痛,病初常表现为上腹部胀痛不适,逐渐发展为阵发性绞痛;夜间多见,常因饱餐、进食油腻食物诱发。疼痛可放射至右肩、肩胛和背部,伴恶心、呕吐、厌食、便秘等不适。若病情持续,疼痛可呈持续性,伴阵发性加剧。常伴轻、中度发热,一般无寒战,可伴畏寒。若有寒战高热,表明病情严重,如胆囊穿孔、坏疽或胆囊积脓,也可合并急性胆管炎等。急性非结石性胆囊炎多见于老年男性病人,临床表现与急性结石性胆囊炎相似。腹部查体多为阴性,或仅有右上腹轻度压痛,Murphy征可疑或阳性。

血常规检查白细胞计数轻度增高,中性粒细胞增多。超声检查示胆囊肿大、壁厚等。腹部

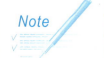

平片部位病人因结石钙化可有阳性发现。MR、CT均能协助诊断。

急性胆囊炎应与引起腹痛的疾病相鉴别，如急性胰腺炎、消化性溃疡穿孔、胸腹部带状疱疹早期、急性心肌梗死和急性阑尾炎等。

急性胆囊炎非手术治疗包括禁食、输液、营养支持、补充维生素、维持水电解质及酸碱平衡、抗炎、解痉止痛、消炎利胆等治疗。下列情况下可行手术治疗：①经内科积极治疗无效或病情继续进展并恶化者；②急性胆囊炎反复急性发作者；③并发急性胰腺炎或化脓性胆管炎者；④发病在24~72小时内。手术方法包括：①超声引导下经皮肝胆囊穿刺引流术；②胆囊造口术；③部分胆囊切除术；④胆囊切除术。保胆取石术近年来也开始逐步应用于临床尤其适用于老年病人。

急性胆囊炎的病死率为5%~10%，几乎均是并发化脓性感染和合并有其他严重疾病者。急性胆囊炎并发局限性穿孔，可通过手术治疗取得满意的疗效；并发游离性穿孔，则预后较差，病死率高达25%。

九、胆石症

胆石症（cholelithiasis）系指胆道系统的任何部位发生结石。胆道系统是人体内结石形成最常见的部位。在胆道结石中，胆囊结石多见，胆管结石少见。胆结石所致的胆道梗阻和胆道感染是胆石症临床征象的基本病因，由于胆结石的位置不同，发生梗阻时所引起的胆道病理也就不同。

（一）病因和发病机制

胆石症与多种因素相关，任何影响胆固醇与胆汁酸浓度比例和引起胆汁淤滞的因素均能导致结石形成。危险因素包括：雌激素、年龄增长、肥胖、妊娠、口服避孕药、长期肠外营养、糖尿病、高脂血症、胃切除或胃肠吻合手术后、回肠末端疾病和回肠切除术后、肝硬化等。胆石症的发病机制尚不明确，目前认为是多种因素共同作用的结果。

1. 代谢因素　胆汁的三种主要成分为胆固醇、卵磷脂和胆盐。正常胆汁中有一定比例的胆盐、卵磷脂使胆固醇保持溶解状态而不析出。胆石症发生的基本因素是胆汁的成分和理化性质改变，导致胆汁中的胆固醇呈过饱和状态易于析出结晶形成结石，也称为成石性胆汁。研究发现对于具有成石性胆汁的人群，其中大部分也不会形成结石，因此认为胆结石形成过程中，除成石性胆汁因素外，尚需有一定的成石条件，即胆汁中抗成核因子减少，促成核因子增加，在增加的促成核因子作用下胆固醇容易析出形成结石。促成核因子包括黏液糖蛋白、黏多糖、一些大分子蛋白、免疫球蛋白、二价金属阳离子（Mg^{2+}、Ca^{2+}等）、氧自由基等。此外，胆囊收缩功能降低，胆囊内胆汁淤滞也有利于结石形成。

2. 胆系感染　大量研究发现，从胆石核心中培养出伤寒杆菌、链球菌、魏氏芽胞杆菌、放线菌等，足见细菌感染在结石形成上有着重要作用。细菌感染除引起胆囊炎外，其菌落、脱落上皮细胞等可形成结石的核心，胆囊内炎性渗出物的蛋白成分，可成为结石的支架。

（二）胆石的种类和特点

胆结石中80%以多种成分混合构成，如蛋白质、黏多糖、脂肪酸、胆酸和无机盐等，纯粹单一成分的结石较少。根据构成成分，结石分为如下三种：

1. 色素性结石　胆红素钙盐为其主要成分。外观呈棕色、深绿色或黑色泥沙样，或多面体砂粒状，胆管多见。

2. 胆固醇性结石　胆固醇为其主要成分。常为单个，体积较大，直径可达数厘米。外观呈球形、桑葚状，表面光滑或呈细颗粒状，黄白色半透明，胆囊多见。

3. 混合性胆石　由两种以上主要成分构成。在我国以胆红素为主的混合性胆石最多见。结石通常多发，呈多面体，有多种颜色。常发生于胆囊或较大胆管内，大小不一，数目不等

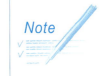

（图 7-42）。

（三）临床诊疗及预后

大多数胆石症伴有慢性胆囊炎，也有部分病人可长期无症状。胆囊结石如进入胆囊管或胆总管阻塞胆道，常引起梗阻性黄疸和陶土便。结石嵌顿在胆囊管或胆总管导致括约肌舒缩功能障碍，可引起严重绞痛和黄疸；造成局部压迫引起血液循环障碍可出现组织坏死、溃疡。

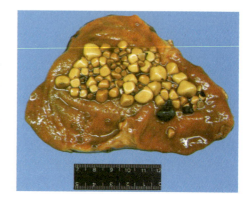

图 7-42   胆囊多发性结石

胆石症典型的症状是胆绞痛：进食油腻食物后、饱餐或睡眠中体位改变时，由于结石嵌顿，胆囊排空受阻，导致囊内压力升高，胆囊强力收缩而引起绞痛。疼痛常见于右上腹或上腹，多呈阵发性，或持续疼痛伴阵发性加剧，可向右肩胛部和背部放射，可伴恶心、呕吐。部分病人因疼痛剧烈而不能准确定位疼痛部位。上腹部或右上腹隐痛也是其常见症状，常在进食过量、高脂食物、工作紧张或休息欠佳时出现，易被误诊为"胃病"。结石阻塞胆囊管或长期嵌顿但未合并感染时，可形成胆囊积液。较大的胆囊或嵌顿于胆囊颈的结石压迫肝总管，引起肝总管狭窄，反复的炎症发作导致胆囊肝总管瘘管，胆囊管消失、结石部分或全部堵塞肝总管，从而引起 Mirizzi 综合征，临床表现为反复发作胆囊炎及胆管炎，梗阻性黄疸。影像学检查可见胆囊增大并肝总管扩张但胆总管正常。

胆石症首选 B 超检查。少许含钙结石，腹部 X 线可确诊。CT、MRI 及超声内镜也可应用于胆石症的诊断。

根据典型的临床表现结合辅助检查即可确诊，需与消化性溃疡等疾病相鉴别。胆石症首选腹腔镜胆囊切除术，相较于经典的开腹胆囊切除术，其创伤小，疗效确切。无腹腔镜条件可做小切口开腹胆囊切除。下列情况应考虑行手术治疗：结石直径 ≥ 3cm 或结石数量多；伴有胆囊息肉 >1cm；胆囊壁增厚；胆囊壁钙化或瓷性胆囊。行胆囊切除时，合并下列情况时应同时进行胆总管探查术：术前高度怀疑胆总管有梗阻者；术中提示存在胆总管结石、蛔虫或肿块者；胆总管直径超过 1cm，胆管壁增厚者；胆囊结石较小，可能通过胆囊管进入胆总管者。术中应尽可能行胆道造影或胆道镜检查。胆总管探查后需行 T 管引流。

一般胆囊结石预后尚可，合并有急性梗阻性化脓性胆管炎者死亡率接近 50%。

十、急性梗阻性化脓性胆管炎

急性梗阻性化脓性胆管炎（acute obstructive suppurative cholangitis，AOSC）泛指由阻塞引起的急性化脓性胆道感染，是胆道外科病人死亡的最重要、最直接的原因，多数继发于胆管结石和胆道蛔虫症。

（一）病因和发病机制

1. 胆管结石   胆管结石是引起 AOSC 的最常见原因，占 80% 以上。胆管结石引起胆道梗阻，梗阻引起胆汁排泄不畅、胆汁淤滞，进而诱发胆道感染。胆道壁炎性肿胀，进一步加重胆道梗阻，梗阻与感染形成恶性循环，使病情迅速发展，从而发生急性化脓性胆管炎。胆管炎症状的轻重与胆道梗阻程度和细菌的毒力关系密切。胆囊结石一般不引起胆管炎，仅位于胆囊颈部和胆囊管结石嵌顿，压迫肝总管和（或）胆总管，即 Mirizzi 综合征时才引起胆管炎。

2. 胆道寄生虫   胆道寄生虫是引起 AOSC 的另一个常见原因，常见的寄生虫有胆道蛔虫、胆道华支睾吸虫等，其中最常见的是胆道蛔虫症，它是肠道蛔虫病的并发症。在我国，尤其是广大农村地区肠道蛔虫的感染率高。胃肠功能紊乱、饥饿、驱虫治疗不当或胃酸缺乏的病人，蛔虫容易钻入胆道。另外，蛔虫喜欢碱性环境，并有钻孔的习性，因此，肠道蛔虫很容易进入胆道，引起胆道不完全性梗阻,同时刺激 Oddi 括约肌,引起括约肌痉挛进一步加重胆道梗阻,临床上表现为剧烈腹痛。蛔虫进入胆道的同时将细菌带入胆道,在胆道梗阻,胆汁淤积的情况下,细菌大量生长繁殖,便引起急性化脓性胆管炎。

3. **肿瘤**　肿瘤是引起 AOSC 的重要原因,主要是胆道及壶腹周围的肿瘤,以恶性肿瘤居多。肿瘤的生长引起胆道梗阻,胆汁排泄不畅,淤积的胆汁继发细菌感染而引起 AOSC。值得注意的是,胆道梗阻原因不清时,为明确诊断,施行胆道侵入性检查时(如经内镜逆行性胰胆管造影)极容易将细菌带入胆道,病人检查结束后即出现腹痛、发热等一系列急性胆管炎的症状。因此,梗阻性黄疸的病人,疑为胆道或壶腹周围的肿瘤时,经内镜逆行性胰胆管造影等胆道侵入性检查应特别慎重,如必须进行,可同时放入鼻胆管引流,以预防 AOSC 的发生。对于十二指肠乳头部肿瘤,可采用十二指肠镜下观察及切取活体组织行病理检查,而不做逆行胰胆管造影。

4. **胆管狭窄**　在手术和尸检中通常可见到 AOSC 病人存在胆管狭窄,常见的有:胆总管下端狭窄、肝门部胆管及肝内胆管狭窄,狭窄可以为一处,也为多处,轻重程度不等,在狭窄的上段胆管扩张,多伴有结石存在。胆管狭窄还见于医源性胆管损伤、胆肠吻合口狭窄及先天性胆管囊状扩张症等。胆管狭窄造成胆汁排泄不畅,容易遭致细菌感染引起急性化脓性胆管炎。

(二)病理及病理生理改变

AOSC 基本病理变化是胆道梗阻和胆管内化脓性炎症。AOSC 时,病人肝内和(或)肝外胆管壁充血水肿、增厚;胆管黏膜充血、水肿、糜烂、出血,并有散在的小溃疡形成,有的溃疡较深,内有小结石嵌顿,胆管壁形成许多微小脓肿,少数病人发生局灶性坏死,甚至穿破。由于胆道梗阻,胆管内压力升高,当压力超过 3.43kPa(36cmH$_2$O)时,肝内的毛细胆管上皮细胞坏死,毛细胆管破裂,胆汁经胆小管静脉逆流入血,产生高胆红素血症。临床检查血清总胆红素及直接胆红素均升高,尿中胆红素及尿胆原呈阳性。肝脏毛细胆管上皮坏死,毛细胆管破裂,胆汁还可以经肝窦或淋巴管逆流入血,从而细菌进入血液循环,引起菌血症和败血症。临床表现为寒战和高热。进入血液循环中的细菌量与胆汁中的细菌量成正比,其中大部分细菌仍停留在肝脏,引起肝脓肿,称为胆源性肝脓肿。脓肿可为多发,主要位于胆管炎所累及的肝叶,多发性肝脓肿可融合成较大的脓肿。反复发作的胆管炎及散在的肝脏脓肿久治不愈,最后形成胆汁性肝硬化,局灶性肝萎缩,以肝脏左外叶最为常见。

AOSC 时除引起胆管及肝脏损害外,炎症还可波及周围组织及脏器,手术及尸检中可见到胆源性肝脓肿附近出现化脓性感染、膈下脓肿、局限性腹膜炎。炎症可波及胸腔引起右侧急性化脓性胸膜炎及右下肺炎等。AOSC 还可以引起急性间质性肺炎、急性间质性肾炎、局灶性化脓性肾炎及膀胱炎、急性脾脏炎及急性化脓性脑膜炎等各重要脏器的损害,并可以发生弥散性血管内凝血及全身性出血等严重损害。

(三)临床诊疗及预后

病人多有胆道疾病发作史和胆道手术史,起病急骤,病情进展快。除有一般胆道感染的 Charcot 三联征(腹痛、寒战高热、黄疸)外,还可出现休克、神经系统受抑制表现,即 Reynolds 五联征。体格检查时病人体温常持续升高达 39℃以上,脉搏快而弱,达 120 次/分以上,血压降低,呈急性重病面容,可出现皮下瘀斑或全身发绀。剑突下或右上腹出现不同范围和不同程度压痛或腹膜刺激征,可有肝大及肝区叩击痛,有时可扪及肿大的胆囊。

实验室检查多有血白细胞计数显著增多,WBC>20×10^9/L,中性粒细胞升高,胞质内可出现中毒颗粒。血小板计数减少和凝血酶原时间延长,提示有弥散性血管内凝血(DIC)倾向,预后严重。肝功能有不同程度受损,肾功能受损、低氧血症、代谢性酸中毒、电解质紊乱等也较常见,特别是老年人和合并休克者。B 超是最常应用的简便、快捷、无创伤性辅助诊断方法,可显示胆管扩大范围及程度以估计梗阻部位,可发现结石、蛔虫、大于 1cm 直径的肝脓肿、膈下脓肿等。若病人情况允许,必要时可行 CT、MRCP 检查,有助于诊断及鉴别诊断。

Note

临床典型的 Reynolds 五联征表现结合实验室及影像学检查常可作出诊断。对于不具备典型五联征者,当其体温常持续在 39℃以上,脉搏 >120 次 / 分,白细胞 >20×10⁹/L,中性粒细胞升高,血小板计数减少时即应考虑 AOSC。应与急性胆囊炎、消化性溃疡穿孔或出血、急性坏疽性阑尾炎、重症急性胰腺炎,以及右侧胸膜炎、右下大叶性肺炎的等鉴别。上述疾病均难以具有 AOSC 的基本特征,仔细分析,不难得出正确的结论。

AOSC 的治疗原则是紧急手术解除胆道梗阻并引流,及早有效地降低胆管内压力。非手术疗法既是治疗手段,亦可作为术前准备。主要包括联合使用足量有效广谱抗生素;纠正水、电解质紊乱;恢复血容量,改善和保证组织器官良好灌注和氧供;降温、吸氧等对症支持治疗等。手术治疗的首要目的在于抢救生命,力求简单有效。基本方法为胆总管切开减压、T 管引流术。

AOSC 早期即可出现中毒性休克和胆源性败血症,如不及时治疗,预后很差,病死率极高。

十一、胆管癌

胆管癌(cholangiocarcinoma)是指源于肝外胆管,包括肝门区至胆总管下端的恶性肿瘤,在胆囊恶性肿瘤中居首位,其他尚有肉瘤、类癌、原发性恶性黑色素瘤、巨细胞腺癌等。随着人们生活水平提高,胆管癌发病率也逐年升高。

(一)病因与发病机制

胆管癌的病因至今尚不十分清楚,目前已发现与胆管癌相关的发病因素有:肝寄生虫尤其是华支睾吸虫、肝胆管结石、炎症性肠病、原发性硬化性胆管炎、EB 病毒感染、HCV 感染和胆管畸形等。但大部分胆管癌在发生前并未发现有任何危险存在。

1. **胆道慢性炎症**　长期的慢性炎症刺激是胆管癌发生的基础,胆汁中某些物质(如胆汁酸的代谢产物)长期对胆道黏膜刺激,导致上皮不典型增生。

2. **胆管、胆囊结石**　20%~57% 的胆管癌病人伴有胆结石,结石的慢性刺激可能是致癌因素。

3. **溃疡性结肠炎**　有报道,溃疡性结肠炎病人胆管癌发生率较一般人群高 10 倍。

4. **胆管囊性畸形(先天性胆管扩张症)**　先天性胆管囊肿容易癌变已成为共识,先天性胆管囊肿病人胆管癌的发病率高达 2.5%~28%,胆管囊性畸形者发生癌变较正常人早 20~30 年。

5. **肝吸虫(华支睾吸虫)感染**　华支睾吸虫感染与胆管癌的发生有一定联系,华支睾吸虫多寄生于肝内胆管,但也可寄生在肝外胆管,虫体本身及代谢产物对胆管黏膜上皮长期刺激,引起胆管黏膜增生,产生瘤样改变、癌变。

6. **胆道手术史**　胆管癌可发生在手术多年之后,主要是慢性胆道感染导致上皮化生变化的结果,常是在胆道内引流术后。

7. **放射性二氧化钍**　有钍接触史的病人,胆管癌的发病年龄较无钍接触史者早 10 年,其平均潜伏期为 35 年(接触钍后),且较多发生在肝内胆管树的末梢。

8. **硬化性胆管炎恶变**　原发性硬化性胆管炎病人患胆管癌的机会也高于一般人群,亦与溃疡性结肠炎相关。

(二)病理变化

胆管癌以左右肝管汇合处最多见。大体上,肿瘤可表现为管壁局部增厚,或突入腔内呈息肉状、结节状,少数弥漫浸润胆管壁致环形狭窄。镜下,绝大多数为腺癌,包括乳头状腺癌、黏液性腺癌及伴有丰富纤维性间质的硬化性胆管癌,少数为腺鳞癌或鳞癌。肿瘤细胞异型性明显,可侵及间质及周围神经。癌细胞常有黏液和 CEA 的表达,邻近上皮见鳞状上皮化生或异型增生,癌细胞可伴神经内分泌分化(如小细胞神经内分泌癌)。

(三)临床诊疗及预后

胆管癌病人早期多与胆囊结石炎症并存而出现右上腹不适,继之出现持续性隐痛或钝痛,

Note

有时伴阵发性剧痛并向右肩放射。常有消化不良、厌油、嗳气、胃纳不佳等症状。黄疸往往在病程晚期出现,癌组织侵犯胆管引起黄疸,皮肤、黏膜黄染,伴皮肤瘙痒,同时伴消瘦、乏力甚至出现恶病质。部分病人可有发热。肿瘤迅速增长阻塞胆管使胆囊肿大,右上腹或上腹部可出现肿块。肿瘤侵及肝、胃、胰也可出现相应部位包块。

B超是首选检查方法。ERCP对于能够显示出胆囊的胆管癌诊断率可达73%~90%。但ERCP检查有半数以上不能显示胆囊。CT、MRI、核素显影扫描、血管造影均有助于胆管癌的诊断。直接取活检或抽取胆汁可查找癌细胞,但细胞学检查的阳性率不高,结合影像学检查可对半数以上胆管癌病人作出诊断。肿瘤标本的CEA免疫组化研究报告显示胆管癌的CEA阳性率为100%。进展期胆管癌病人血清CEA值可达9.6ng/ml,但在早期诊断无价值。CA19-9、CA125、CA15-3等肿瘤糖链抗原仅能作为胆管癌的辅助检查。

胆管癌的化疗和放疗效果不肯定,主要采取手术治疗,各部位手术方式不尽相同。应尽可能争取作根治性切除,即使姑息性切除也比单纯引流疗效好。

胆管癌预后极差,术后平均生存期一般为21个月,5年生存率为17.7%;单纯引流无手术者,平均生存期为12.4个月;非手术者平均生存期为6~7个月,很少超过1年。

(郭晓霞　戴冀斌　许文燮　富冀枫　谭红梅　杨景　魏云巍　吕毅　董卫国)

本章小结

肝和胆是由胚胎期的肝憩室发育而来。前肠末端腹侧壁内胚层上皮增生形成肝憩室,肝憩室分为头、尾两支。头支为肝的原基,其上皮细胞增殖形成肝索,进而形成肝板和界板。原始横膈内的卵黄静脉和脐静脉分支,在肝板间形成肝血窦。肝板和肝血窦围绕中央静脉形成肝小叶。原始横膈内的间充质形成肝内结缔组织和肝被膜。头支近端分化为肝管和小叶间胆管,尾支发育为胆囊管和胆囊。

肝是消化系统最大的腺体,主要位于右季肋区和腹上区,呈楔形,可分为膈面和脏面。膈面借韧带连于膈,脏面对向下后方,此面的肝门为诸多结构出入肝的门户。肝门部的结缔组织随门静脉、肝动脉、肝静脉和肝管的分支伸入肝实质,将其分成许多肝小叶。肝小叶是肝的基本结构单位,由中央静脉、肝板、肝血窦和胆小管组成。肝小叶之间呈三角形或椭圆形的结缔组织小区为门管区,内有小叶间静脉、小叶间动脉和小叶间胆管。肝内的管道系统形成肝静脉系和Glisson系统。基于Glisson系统可以将肝分为左右两半肝、5叶、8段。这种划分对肝脏外科手术有指导意义。肝胆汁分泌功能是肝脏最重要的功能。肝细胞产生的胆汁出肝门后经肝外胆道输送到十二指肠。肝外胆道由肝左管、肝右管、肝总管、胆囊、胆囊管和胆总管组成。胆囊的功能是贮存和浓缩胆汁,胆汁从肝细胞分泌经肝胆管进入胆囊贮存,需要的时候经胆总管排入十二指肠后壁。胆总管与胰管汇合,穿入十二指肠壁处,局部扩大形成壶腹,此处的环形肌增厚,形成壶腹括约肌,其舒缩作用控制了胆汁和胰液的排出。肝脏除了参与消化外,还有很多生理功能,如参与糖、脂肪、蛋白质和维生素代谢以及能量代谢,肝脏还有解毒、防御和合成凝血因子等多种功能,是维持生命活动必不可少的重要器官。

肝脏常见疾病包括脂肪性肝病、肝脓肿、肝炎、肝硬化、原发性肝癌等,应注意肝脏疾病常互相影响、层层递进的发展关系。

脂肪性肝病主要包括酒精性肝病和非酒精性脂肪性肝病,二者病变过程相似,均经历了脂肪肝、肝炎、肝纤维化和肝硬化的发展过程。

常见的肝脓肿有细菌性、阿米巴性肝脓肿,前者形成充满脓液的腔,后者呈破絮状外

Note

观,腔内为血液与液化坏死的肝组织的果酱色混合物,脓肿壁内可见阿米巴滋养体。

　　病毒性肝炎是由多种肝炎病毒引起,以肝脏损害为主的一组全身性传染病,其发病率高、传染性强、传播途径复杂。各型肝炎病变基本相同,都是以肝细胞的变性、坏死为主(包括肝细胞水肿、脂肪变、点状或灶状坏死、碎片状坏死、桥接坏死和亚大块坏死等),同时伴有不同程度的炎症细胞浸润、肝细胞再生和间质纤维组织增生。

　　肝硬化是由一种或多种病因长期或反复作用所导致的弥漫性肝损害。结合病因、病变特点以及临床表现主要分为门脉性、坏死后性、胆汁性、寄生虫性肝硬化等。肝硬化因肝脏结构重建和假小叶形成而引起门脉高压,重者出现肝衰竭、发生肝性脑病。

　　原发性肝癌是我国常见恶性肿瘤之一,根据病理形态学分为肝细胞癌、胆管细胞癌和混合性肝癌。我国原发性肝细胞癌大部分遵循肝炎—肝硬化—肝癌三部曲发展规律。

　　肝性脑病是肝功能不全晚期常见的临床综合征。临床上以肝硬化病人发生肝性脑病最多见,约占70%。肝性脑病发病机制复杂,一般认为是多因素综合作用的结果,氨中毒学说在肝性脑病的发病机制中仍占主导地位。胆囊炎、胆石症是胆道的常见病、多发病。急性胆囊炎反复发作常发展为慢性胆囊炎,重症可发展为坏疽性胆囊炎。胆石症等引起胆道梗阻和胆管内化脓性炎症可导致急性梗阻性化脓性胆管炎。胆道反复感染和炎症可致胆管癌。注意胆囊炎、胆石症、急性梗阻性化脓性胆管炎、胆管癌等胆道疾病之间的相互关系和相互影响。

思考题

　　1. 肝和胆的原基是什么? 如何分化演变?

　　2. 试述肝小叶的结构和功能。

　　3. 肝位于何处? 如何描述肝的形态?

　　4. 何谓肝的 Glisson 系统? 有何临床意义?

　　5. 肝外胆道系统是如何构成的?

　　6. 试述胆汁的成分、性质和作用及其分泌调控。

　　7. 肝脏的代谢等消化以外的主要功能有哪些?

　　8. 从肝炎、肝硬化、肝癌、肝性脑病的发展过程思考肝脏疾病的发病机制。

　　9. 为什么说血浆氨基酸失衡学说是假性神经递质学说的补充和发展?

　　10. 简述肝炎—肝硬化—肝癌的病理发展过程。

　　11. 从肝炎到肝硬化的过程中,肝脏是如何发生结构改建、血流动力学变化导致门脉高压的? 后者有哪些临床表现和并发症?

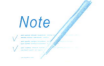

第八章　胰腺的结构功能与病理

第一节　胰腺的发生

第 4 周末,前肠末端近肝憩室尾缘,内胚层细胞向腹侧和背侧增生,形成腹胰芽(ventral pancreatic bud)和背胰芽(dorsal pancreatic bud)。背胰芽出现较早,位置稍高。腹胰芽和背胰芽末端反复分支,形成各级导管和腺泡,分别形成腹胰(ventral pancreas)和背胰(dorsal pancreas)。它们各有一条贯穿腺体全长的导管,分别称腹胰管和背胰管。第 5 周,当肝憩室基部伸长形成胆总管时,腹胰管便成了胆总管上的一个分支。由于胃和十二指肠的旋转及肠壁的不均等生长,腹胰经右侧转向背胰的下方并与之融合,形成胰腺。腹胰形成胰头的下份,背胰形成胰头的上份、胰体和胰尾。腹胰管与背胰管远侧段接通,形成主胰导管,与胆总管汇合后,共同开口于十二指肠乳头。背胰管近侧段大多退化消失,如未退化,则形成副胰管,开口于十二指肠副乳头。第 3 个月时,部分上皮细胞游离进入间充质,分化形成胰岛,第 5 个月开始行使内分泌功能(见图 7-1)。

第二节　胰的形态结构

胰(pancreas)是人体非常重要的腺体,由外分泌部和内分泌部两部分组成。胰的外分泌部分泌胰液,内含多种消化酶,有分解消化蛋白质、糖类和脂肪的功能。胰液经主胰管和副胰管收纳后,输送排放到十二指肠降部。胰的内分泌部即胰岛,散在分布于胰的实质内。内分泌部分泌多种激素进入血液或淋巴,主要调节糖代谢。

一、胰的位置和毗邻

胰位于腹后壁的腹膜后间隙内,是一个狭长的腺体结构,呈灰红色,长 17~20cm,宽 3~5cm,厚 1.5~2.5cm,重约 82~117g。横置于腹上区和左季肋区,约平对第 1~2 腰椎体。其前面隔网膜囊与胃后壁相邻,后面有下腔静脉、胆总管、肝门静脉和腹主动脉重要结构经过。胰的右端被十二指肠环抱,左端抵达脾门。由于胰的位置较深,加之前方有胃、横结肠和大网膜等结构覆盖,故胰在病变早期阶段时,腹壁体征往往不明显。

二、胰的分部和形态

胰可以分为头、颈、体、尾四个部分,各部分之间无明显界限。头部和颈部在腹部正中线的右侧,体部和尾部则在正中线的左侧。

胰头(head of pancreas)是胰右侧端的膨大部分,对向十二指肠形成的"C"形陷凹内,其右侧端以及上、下方均为十二指肠肠管包绕。胰头恰在第 2 腰椎体的右前方。在胰头的下部有一突向左后上方向的块状结构,称为钩突(uncinate process)(图 8-1)。在钩突与胰颈之间夹有肝门静脉的起始部和肠系膜上动、静脉,这些血管的右侧构成胰头的主体部分。因此当胰头肿大时,可压迫肝门静脉影响其血液回流,引发腹水、脾大等症状。在胰头右后方与十二指肠降部之间有

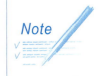

Note

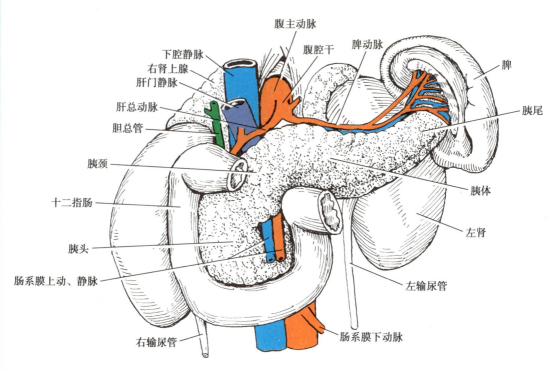

图 8-1　胰的分部和毗邻

胆总管下行。当胰头肿大压迫胆总管时,可影响胆汁的排放,发生阻塞性黄疸。

　　胰颈(neck of pancreas)是位于胰头和胰体之间的狭窄扁薄部分,长约 2~2.5cm。胰颈的前上方毗邻胃幽门,其后方有肠系膜上静脉和肝门静脉起始部通过。

　　胰体(body of pancreas)是胰颈与胰尾之间的部分,略呈三棱柱状,占胰的大部分。胰体恰横位于第 1 腰椎体前方,故稍微向前凸起。胰体的前面隔网膜囊与胃后壁相邻,因此胃后壁的穿孔常与胰体发生粘连。

　　胰尾(tail of pancreas)为胰体向左上方延伸的末端,较细,位于左季肋区,在脾门下方与脾的脏面相接触。胰尾各面均有腹膜包被,而胰体只是前面有腹膜被覆。胰尾常常与进出脾门的血管一起被脾肾韧带的两层腹膜包被,故行脾切除结扎脾血管时应注意勿伤及胰尾。

三、胰管

　　胰管(pancreatic duct)是位于胰实质内的管道系统,稍偏向背侧,其走行与胰的长轴一致,从胰尾经胰体走向胰头,沿途接受大量小叶间导管汇入,最后在十二指肠降部的后内侧壁内与胆总管汇合形成肝胰壶腹,开口于十二指肠大乳头。胰管到达胰头时,有一小管从主胰管分出,行于胰头处主胰管上方,向右侧开口于十二指肠小乳头。该小管称为副胰管(accessory pancreatic duct),主要引流胰头前上部的胰液(见图 7-12)。

四、胰腺的组织结构

　　胰腺表面覆以薄层结缔组织被膜,结缔组织伸入腺内将实质分隔为许多小叶。胰腺实质由外分泌部和内分泌部(胰岛)组成(图 8-2)。

(一) 外分泌部

胰腺外分泌部主要由浆液性复管泡状腺组成。

　　1. 腺泡　由一层锥体形胰腺泡细胞(pancreatic acinar cell)组成,细胞底部位于基膜上。每个腺泡约含 40~50 个胰腺泡细胞,无肌上皮细胞。细胞核圆形,靠近基部,核仁明显。具有合成蛋白质的细胞结构特点,基部胞质内含有丰富的粗面内质网和核糖体,故在 HE 染色切片中,此处胞质呈嗜碱性。顶部胞质因含酶原颗粒而呈嗜酸性,酶原颗粒数量因细胞功能状态不同而异,饥饿时增多,进食后颗粒减少。胰腺腺泡腔内常见染色较浅的扁平或立方形细胞,称泡心细胞(centroacinar cell),胞核圆形或卵圆形。泡心细胞是延伸入腺泡腔内的闰管起始部上皮细胞。胰腺泡细胞分泌多种消化酶,如胰蛋白酶原、胰糜蛋白酶原、胰淀粉酶、胰脂肪酶、核酸酶等,分别消化食物中的各种营养成分。

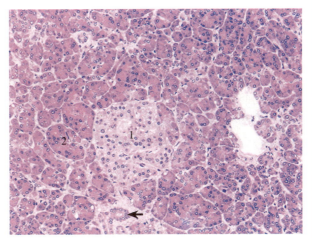

图 8-2　胰腺光镜图
1. 胰岛;2. 腺泡;←小叶内导管(首都医科大学供图)

2. **导管**　由闰管、小叶内导管、小叶间导管和主导管(胰管)组成。闰管细而长,管壁为单层扁平或立方上皮,其伸入腺泡的一段由泡心细胞组成。闰管远端逐渐汇合形成小叶内导管。小叶内导管在小叶间结缔组织内汇合成小叶间导管,后者再汇合成一条主导管。从小叶内导管至主导管,管腔渐增大,上皮由单层立方逐渐变为单层柱状,主导管为单层高柱状上皮,上皮内可见杯状细胞。胰腺导管上皮细胞可分泌水和碳酸氢盐等多种电解质。

(二)内分泌部(胰岛)

胰岛(islet of pancreas)是由内分泌细胞组成的球形细胞团,分布于腺泡之间,HE 染色浅,易辨认。成人胰腺约有 100 万个胰岛,约占胰腺体积的 1.5%,以胰尾部较多。胰岛大小不等,直径约 75~500μm,大的由数百个细胞组成,小的仅有十几个细胞。胰岛细胞间有丰富的有孔型毛细血管。人胰岛主要有 A、B、D、PP 四种细胞,HE 染色不易区分各种细胞,目前主要用免疫组织化学法进行鉴别。

1. **A 细胞**　又称甲细胞、α 细胞,约占胰岛细胞总数的 20%。细胞体积较大,多分布在胰岛周边部。A 细胞分泌高血糖素,使血糖浓度升高。

2. **B 细胞**　又称乙细胞、β 细胞,数量较多,约占胰岛细胞总数的 70%,主要位于胰岛的中央部。B 细胞分泌胰岛素,使血糖降低。

3. **D 细胞**　又称丁细胞、δ 细胞,数量少,约占胰岛细胞总数的 5%。D 细胞分散于胰岛周边部,A、B 细胞之间,并与 A、B 细胞紧密相贴,细胞间有缝隙连接。D 细胞分泌生长抑素,以旁分泌方式或经缝隙连接直接作用于邻近的 A 细胞、B 细胞或 PP 细胞,抑制这些细胞的分泌功能。

4. **PP 细胞**　数量很少,主要存在于胰岛的周边部,也可见于外分泌部的导管上皮内及腺泡细胞间。PP 细胞分泌胰多肽,抑制胃肠运动、胰液分泌及胆囊收缩。

第三节　胰腺的功能

胰腺是消化系统重要的腺体之一,具有外分泌和内分泌两种功能。由腺细胞和导管细胞产生胰液,主要成分是碳酸氢盐和多种消化酶。胰腺内胰岛是大小不一、形状不定的细胞集团,散布在腺泡间,包含多种内分泌细胞。胰岛中 B 细胞产生胰岛素,A 细胞产生胰高血糖素,G 细胞产生促胃液素,D1 细胞产生胰血管活性肠肽。此外,还有产生抑生长激素、胰多肽、5- 羟色胺等物质的细胞,本章节主要介绍胰腺的外分泌功能。

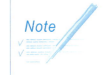

Note

胰液的分泌

消化系统中胰腺是最重要的腺体之一,由外分泌腺和胰岛两部分组成。胰岛内分泌功能主要与糖代谢的调节相关,涉及内分泌的内容见《内分泌系统》相关章节。外分泌腺可分泌含有多种消化酶的胰液,由胰腺的腺泡细胞和小导管上皮细胞分泌,在食物消化中具有重要的作用。

(一)胰液的性质和成分

胰液(pancreatic juice)是无色、无味的碱性液体,pH 为 7.8~8.4,渗透压与血浆相等,成人每日分泌量为 1~2L。胰液成分中除含有大量水分和 HCO_3^- 等无机盐以及 Na^+、K^+、Cl^- 等无机离子外,主要含有多种消化酶主要包括胰淀粉酶、胰蛋白酶原、糜蛋白酶原、胰脂肪酶、羧基肽酶、核糖核酸酶和脱氧核糖核酸酶等。

(二)胰液的作用

1. HCO_3^- 胰液中最多的无机盐是由胰腺小导管上皮细胞分泌的 HCO_3^-,当胰腺外分泌增加时,其浓度在胰液中最高可达 145mmol/L,是血浆的 5 倍,因此胰液呈碱性(图 8-3)。HCO_3^- 的作用包括:①中和进入十二指肠的盐酸,保护肠黏膜免受盐酸的侵蚀;②为小肠内的多种消化酶活动提供最适的 pH 环境(pH 7~8)。

2. 消化酶 胰腺的腺泡细胞分泌多种消化酶,例如消化蛋白的酶、消化脂肪的酶、消化淀粉的酶以及消化核酸的酶等。

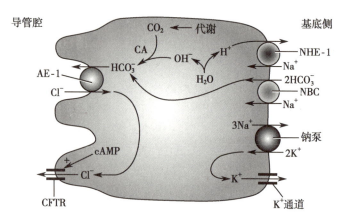

图 8-3　胰腺导管上皮细胞上的离子转运通路
AE-1:阴离子交换体;CA:碳酸酐酶;NHE-1:Na^+/H^+ 交换体 -1;NBC:Na^+/HCO_3^- 共转运体;CFTR:囊性纤维化跨膜调节因子(一种 Cl^- 通道)

(1)消化蛋白质的酶:胰腺分泌的主要消化蛋白质相关的酶包括胰蛋白酶原(trypsinogen)、糜蛋白酶原(chymotrypsinogen)和羧基肽酶原(procarboxypeptidase),还有少量的弹性蛋白酶原(proelastase),均以不具有活性的酶原形式存在于胰液中,随胰液进入十二指肠后,小肠液中的肠激酶(enterokinase)迅速激活胰蛋白酶原等蛋白质分解酶原,使其被水解掉一个小分子的肽,转变为有活性的胰蛋白酶,此外,胃酸、胰蛋白酶本身以及组织液也能使胰蛋白酶原激活(图 8-4)。胰蛋白酶进一步活化糜蛋白酶原,使之转变为糜蛋白酶。胰蛋白酶和糜蛋白酶都能水解蛋白质为多肽,但两者同时作用时,可将蛋白质水解为小分子的多肽和氨基酸,多肽在羧基肽酶的作用下被分解成氨基酸。

(2)胰淀粉酶:胰腺分泌的主要消化淀粉的酶是 α- 淀粉酶,对淀粉的水解效率都很高。胰淀粉酶(pancreatic amylase)将食物中的碳水化合物如淀粉、糖原等分解成二糖或少量的三糖。

(3)消化脂肪的酶:胰腺分泌的主要消化脂肪的酶是胰脂肪酶(pancreatic lipase),其最适 pH 为 7.5~8.5。胰脂肪酶可将甘油三酯分解为脂肪酸、甘油一酯和甘油,而胰脂肪酶只有在胰腺分泌的另一种小分子蛋白质——辅脂酶(colipase)存在的条件下才能发挥作用。辅脂酶与胆盐有较强的亲和力,可以形成胰脂肪酶 - 辅脂酶 - 胆盐复合物,可以使胰脂肪酶锚定于脂滴表面并防止胆盐将其从脂肪表面清除,因此,有利于胰脂肪酶分解脂肪。胰液中还有胆固醇酶和磷脂酶 A_2,能分别水解胆固醇和磷脂。

除上述消化酶外,胰腺还分泌消化核酸的酶,主要包括核糖核酸酶和脱氧核糖核酸酶,分别水解核酸为单核苷酸。

Note

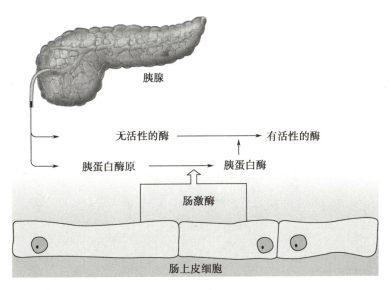

图 8-4　胰酶激活示意图

在正常生理条件下,胰腺分泌的各种消化酶不会消化胰腺自身组织。因为胰液中的消化酶在释放入小肠之前以无活性的酶原形式存在,另外,胰液中还含有从胰腺腺泡细胞分泌的少量的胰蛋白酶抑制物(trypsin inhibitor),可以使胰蛋白酶失活。由于胰液中的很多消化酶包括糜蛋白酶、各种脂肪酶等都是在胰蛋白酶的作用下激活,因此,正常生理条件下一般不会发生胰液中的消化酶消化自身组织的现象。但是如果某种原因导致胰蛋白酶激活异常增多时,如暴饮暴食引起的胰液分泌过度、胆总管或胰管痉挛导致的胰液排出受阻,引起胰管内压力升高,胰腺腺泡细胞损伤,胰液中的消化酶渗入胰腺组织被组织液激活引起消化自身组织,即引起急性胰腺炎。

胰液中含有水解三大营养物质的消化酶,是在所有消化液中消化力最强和最重要的。如果胰液分泌障碍,将导致食物消化不良,特别是蛋白质和脂肪的消化和吸收障碍。由于大量的蛋白质和脂肪随粪便排出,产生胰性腹泻。脂肪吸收障碍可影响脂溶性维生素的吸收。

(三) 胰液分泌的调节

胰液的分泌在消化间期,其分泌量少仅占最大分泌量的 10%~20%,且表现出每 60~120 分钟的周期性分泌高峰,其峰值接近餐后的最大分泌量,同时伴有胃酸和胆汁分泌增加。胰液分泌周期与胃肠消化间期运动周期同步,这对消化间期清除残留在肠腔的食物残渣、脱落上皮细胞和细菌具有一定的意义。

开始进食后胰液分泌受神经、体液因素的调节,食物从口腔到小肠的过程中,成为胰液分泌的机械和化学刺激,反射性地引起胰液分泌。食物刺激消化道不同部位引起的胰液分泌,可以人为分为头期、胃期和肠期(图 8-5)。

1. 头期胰液分泌　头期胰液分泌为食物的形象、气味以及食物对口腔黏膜的直接刺激和咀嚼与吞咽动作均可以通过条件和非条件反射引起胰液分泌。食物对头面部感受器刺激传入神经是迷走神经,中枢是延髓迷走神经核,传出神经纤维释放的递质是乙酰胆碱(acetylcholine,ACh)。ACh 主要作用于胰腺腺泡细胞,而对胰腺导管上皮细胞的作用较弱,因此,迷走神经兴奋引起的胰液分泌特征是胰液中酶含量丰富,而水和碳酸氢盐含量少。此外,迷走神经通过促进胃窦和小肠黏膜释放促胰液素,间接引起胰液分泌。头期胰液分泌的量为消化期胰液分泌量的 20% 左右。

2. 胃期胰液分泌　进入胃内的食物对胃产生机械和化学刺激,如扩张胃刺激以及蛋白质分解产物对胃黏膜的刺激等。这些机械和化学刺激通过迷走 - 迷走反射(vago-vagal reflex)引起胰

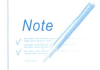

Note

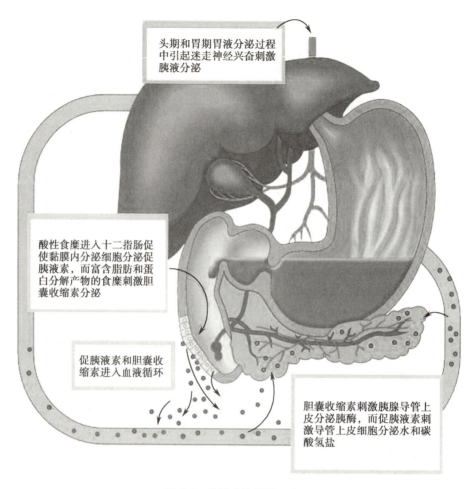

图 8-5　胰液分泌调节示意图

液分泌,也可以通过刺激胃窦黏膜 G 细胞分泌促胃液素,间接引起胰液分泌。消化期胰腺碳酸氢盐的分泌取决于胃排空时进入十二指肠内的胃酸量,因此胃内食糜成分可以改变胰腺分泌碳酸氢盐的量。胃期胰液分泌的量仅占消化期胰液分泌量的 5%~10%。

3. 肠期胰液分泌　经胃排空进入十二指肠的食糜主要通过食物分解产物的化学刺激引起肠期胰液分泌。此期胰液分泌占整个消化期胰液分泌的 70%,而且分泌消化酶量多,水和碳酸氢盐的量也多,此为胰液分泌最重要的时期。食糜中蛋白质和脂肪的水解产物通过刺激小肠黏膜分泌和释放促胰液素和缩胆囊素,具有很强的刺激胰液分泌作用。此外,食物的消化产物刺激小肠黏膜,通过迷走 - 迷走反射促进胰液分泌。

(1) 促胰液素:促胰液素(secretin)为 27 个氨基酸残基组成的直链多肽,由小肠上段 S 细胞分泌。引起促胰液素分泌的最强的刺激物是盐酸,其次是蛋白质和脂肪分解产物,糖类几乎没有刺激作用。促胰液素主要作用于胰腺导管上皮细胞,刺激水分和碳酸氢盐分泌,但对腺泡细胞的作用弱,因此胰酶分泌作用弱。此外,促胰液素还可以促进胆汁分泌,抑制胃酸和促胃液素分泌。

(2) 缩胆囊素:缩胆囊素(cholecystokinin,CCK)为 33 个氨基酸残基组成的多肽,由小肠黏膜 I 细胞分泌。引起 CCK 分泌的最强刺激物是蛋白分解产物,其次是脂肪分解产物,胃酸较弱,糖类几乎没有作用。CCK 的主要作用是引起很强的胆囊收缩,增加胆汁排出,同时刺激胰腺腺泡细胞合成和分泌胰酶,故也曾称为促胰酶素(pancreozymin)。另外,CCK 对于胰腺腺泡细胞起营养作用,即促进胰腺组织蛋白质和核糖核酸的合成。CCK 不仅通过腺泡细胞膜上的 CCK 受体起作用,也通过迷走 - 迷走反射刺激胰酶分泌。

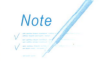

Note

促胰液素和CCK通过细胞内不同信号通路起作用,例如促胰液素以cAMP为第二信使,而CCK以IP_3为第二信使通过细胞内钙起作用。促胰液素与CCK之间存在协同作用,即一种激素可以增强另一激素的作用。

第四节 胰腺常见疾病的病理生理与病理变化

一、急性胰腺炎

急性胰腺炎(acute pancreatitis)是多种病因导致胰酶在胰腺内被激活后消化胰腺及其周围组织所引起的急性炎症,好发于中年男性,发作前多有暴饮暴食或胆道疾病史,主要表现为胰腺呈炎性水肿、出血及坏死,故又称急性出血性胰腺坏死。急性胰腺炎临床上分为轻症急性胰腺炎(mild acute pancreatitis,MAP)、重症急性胰腺炎(severe acute pancreatitis,SAP)和中度重症急性胰腺炎(moderately SAP,MSAP)。多数病人表现为轻症型,呈自限性,预后好;20%~30%的病人为重症型,病情重;少数病人还可伴发多器官功能障碍,甚至死亡。本病在不同国家发病率为(19.7~45.1)/10万人,死亡率为5%~13.6%,并呈现逐年上升趋势。

(一)病因

引起急性胰腺炎的病因甚多(表8-1),其主要发病因素是胆道疾病和酗酒,约占所有病例的80%;另外10%~20%发病原因不清,称为特发性急性胰腺炎。急性胰腺炎的病因存在地区差异,我国半数以上由胆道疾病引起;在西方国家,除胆石症外,酗酒亦为主要原因。

表8-1 急性胰腺炎病因

类型	病因
代谢性	酗酒、高脂血症、高钙血症、某些药物、遗传性
机械性	胆道结石、手术与创伤
血管性	休克、血栓栓塞、结节性多动脉炎
感染性	腮腺炎病毒、柯萨奇病毒、肺炎支原体

(二)发病机制

急性胰腺炎的发病机制中胰蛋白酶的异常激活起重要作用。正常情况下所有的胰酶均以酶原的形式储存和分泌,只有到达十二指肠时在肠液内肠激酶的作用下,才被激活而成为有活性的酶。急性胰腺炎时胰酶在排出胰腺之前被激活,而导致胰腺炎的发生。胆道结石和酒精等可影响肝胰壶腹括约肌的舒缩功能而容易形成胆汁和十二指肠液的反流,酒精对胰腺腺泡细胞有直接的毒性作用,造成腺泡损伤,还可以增加胰腺的分泌,使胰管内压升高、小胰管破裂、胰液进入组织间隙。反流的胆汁或十二指肠液以及进入组织间隙的胰液均可激活胰蛋白酶,进而激活胰腺及其他酶类,如脂肪酶、弹力蛋白酶、磷脂酶A和血管缓激肽等,分别造成胰腺内外甚至全身其他部位脂肪组织的坏死、血管壁的破坏出血、细胞膜破坏引起细胞坏死、血管舒缩功能障碍引起组织水肿甚至休克。

(三)病理类型及其病变特点

急性胰腺炎的病理类型主要包括急性水肿性(间质性)胰腺炎(acute edematous pancreatitis)和急性出血性胰腺炎(acute hemorrhagic pancreatitis),二者的病变各有特点。

1. **急性水肿性(间质性)胰腺炎** 较多见,为早期或轻型急性胰腺炎。主要病变为胰腺肿大、变硬;间质充血、水肿,伴中性粒细胞及单核细胞浸润。间质可有局限性脂肪坏死。此型可反复发作,少数病例可转变为急性出血性胰腺炎。

2. 急性出血性胰腺炎　此型发病急骤,病情危重,以广泛出血坏死为特征。

大体观,胰腺肿大、质软、无光泽;颜色暗红或蓝黑;原分叶状结构模糊、消失;胰腺、大网膜及肠系膜等处可见散在分布的黄白色钙皂斑点(脂肪被酶分解为甘油和脂肪酸后与组织液中的钙离子结合而成)和小灶状脂肪坏死(从坏死的胰腺组织溢出的胰液所引起的脂肪组织酶解性坏死)。

镜下,胰腺组织大片凝固性坏死,局部出见间质小血管壁坏死所致的片状出血;胰腺内外均可见脂肪坏死(图8-6),坏死灶周围可见轻度炎性细胞浸润。病人如幸免于难,度过危急关头,炎性渗出及出血均可吸收,或可纤维化痊愈,或转为慢性胰腺炎。

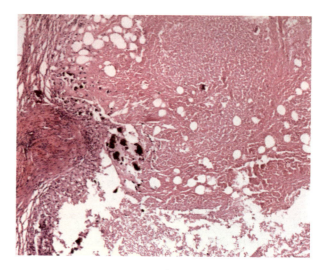

图 8-6　脂肪坏死
急性胰腺炎时脂肪坏死

(四) 临床诊疗及预后

急性胰腺炎起病时多伴恶心、剧烈频繁发作地呕吐,呕吐物为胃内容物、咖啡渣样液体或胆汁,呕吐后腹痛不能缓解。腹痛为主要临床症状,多在饮酒或饱餐后突发,初为间歇性,继而转为持续性反复发作的上腹痛,疼痛剧烈持久并可向腰背部放射、侧卧蜷曲、弯腰或前倾坐位时疼痛可缓解,平卧位时加重。胰腺分泌物扩散后,可出现下腹及全腹痛。少数病人(多为年老、体弱病人)无腹痛,可突发休克或猝死,常为重症急性胰腺炎终末期表现。腹水通过横膈淋巴管进入胸腔,可引起胸腔积液和肺炎。

轻症急性胰腺炎病人可有轻、中度发热或无发热,而胆源性胰腺炎伴胆道梗阻者,常伴黄疸、寒战和高热。重症急性胰腺炎病人可出现皮肤苍白、湿冷、烦躁不安、脉搏细弱等低血压或休克表现。重症急性胰腺炎病人体温常在 39~40℃,持续数周不退,可伴有谵妄,可有 Grey-Turner 征或 Cullen 征,系由胰酶、血液及坏死组织沿组织间隙到达皮下,溶解皮下脂肪,毛细血管破裂出血使局部皮肤呈青紫色,出现在两侧腰部称为 Grey-Turner 征,脐周则称为 Cullen 征。

实验室检查血清淀粉酶常于起病后 2~12 小时开始升高,48 小时后开始下降,并持续 3~5 天。血清脂肪酶多于起病后 1~3 天开始升高,可持续 7~10 天。两者均需超过正常值 3 倍才有诊断意义,数值高低与疾病严重程度无明显相关。血清胰腺非酶分泌物如胰腺相关蛋白、尿胰蛋白酶原活性肽、胰腺特异蛋白及血清非特异性标志物如 C- 反应蛋白等,可反映急性胰腺炎病理生理变化。病人血清中钙、钾、钠离子水平下降。

腹部 B 超常作为入院 24 小时内的初筛检查,尤其是胆源性胰腺炎。探测肝、胆、胰、脾情况,有助于发现腹腔积液、胆囊结石、胰腺钙化、假性囊肿等。腹部平片可排除胃肠穿孔、肠梗阻等疾病。CT 是诊断急性胰腺炎最敏感的检查方法,对诊断和评估病情意义重大,肾功能不全、造影剂过敏病人禁用。超声造影与 CT 均可评价胰腺坏死程度,还可发现胰腺脓肿和假性囊肿等并发症,适用于对 CT 增强剂过敏病人。

急性胰腺炎应与胃肠穿孔、急性肠梗阻、急性胆石症、急性心肌梗死、消化性溃疡等疾病相鉴别。女性病人还应与异位妊娠、卵巢囊肿蒂扭转等急腹症相鉴别。鉴别诊断主要依据心电图、胸腹部 CT 等检查并结合既往病史。

急性胰腺炎轻症病人主要采取监护、支持治疗,以补充水、电解质为主,短期禁食直至肠鸣音恢复正常,腹痛等症状明显缓解或消失。腹痛严重病人可服用解痉镇痛药,如哌替啶,慎用胆碱能受体拮抗剂及吗啡。怀疑并发感染时可使用抗生素。重症病人除给予监护、补液及营养支持治疗外，还应静脉注射抗生素和给予肠内营养以预防感染，维持肠道正常菌群，保持大便通畅。可给予药物抑制胰酶活性和胰腺外分泌。出现以下指征者需行手术治疗：①胰腺坏死感染；②胰腺脓肿；③早发性重症急性胰腺炎；④腹腔间隔室综合征；⑤胰腺假性囊肿。内镜治疗适用于胆源性重症急性胰腺炎病人（<24 小时）。

急性胰腺炎程度越轻，预后越好。急性水肿型病人死亡率约为 1%~3%，重症病人预后差，死亡率约为 15%，经积极救治得以幸存的病人亦可遗留不同程度的胰岛功能不全。部分病人病情反复发作，可演变为慢性胰腺炎。

二、胰腺癌与壶腹周围癌

胰腺有内分泌和外分泌两种功能，也就有内分泌和外分泌两种细胞。两种细胞均会发生癌变，来源自内分泌细胞的癌，叫神经内分泌癌；来自外分泌细胞的癌，即胰腺癌（pancreatic carcinoma），是一种恶性程度比较高的肿瘤。多发于 45~65 岁人群，以男性多见，男女之比为 1.58∶1，但绝经后女性发病率与男性相仿。2013 年西方致死性肿瘤中胰腺癌位居第四，具有诊断率低、治愈率低的特点。壶腹周围癌（peri-ampullar carcinoma）指乏特壶腹、胆总管下端、胰管开口处、十二指肠乳头及其附近的十二指肠黏膜等处的恶性上皮性肿瘤。这些来源不同的肿瘤，由于其所在的特殊解剖部位，有着相同的临床表现，手术时也难以将其截然分开，故常作为一个类型，统称为壶腹周围癌。多见于 40~70 岁男性，恶性度较低，预后好。

（一）病因与发病机制

1. 胰腺癌　其病因与发病机制至今仍不清楚。慢性胰腺炎被视为胰腺癌的高危因素，不健康的生活方式（如吸烟、饮酒等），长期接触某些物理、化学致癌物质等多种因素长期共同作用下，导致一系列基因突变，包括癌基因（K-ras）的活化、抑癌基因（p53、p16、DPC4、BRCA2）失活、细胞表面受体 - 配体系统表达异常等。遗传性胰腺炎常伴高胰腺癌发病率，表明遗传因素与胰腺癌的发病也有一定关系。

很多胰腺癌病人在确诊时发现糖尿病或在确诊后短时间内发生糖尿病，证明糖尿病与胰腺癌的发生密切相关。但是，糖尿病到底是导致胰腺癌的一个危险因素还是因胰腺癌造成的一个后果，目前尚无定论。

2. 壶腹周围癌　壶腹周围癌的病因和发病机制目前尚不清楚，可能与饮食、饮酒、环境、胆道结石或慢性炎症等因素相关，也可能系该处良性肿瘤恶变所致。壶腹周围癌扩散方式主要是沿胆管及胰管或十二指肠黏膜扩散，由于肿瘤的恶性程度低，转移少，因此病程较长。

（二）病理变化

1. 胰腺癌　胰腺癌可发生于胰头（60%）、胰体（15%）、胰尾（5%）或累及整个胰腺，约 20% 为多灶性。

大体上，胰腺癌为质硬韧、边界不清的黄白色肿块（图 8-7），有时可因出血、坏死和囊性变而夹杂有红褐色斑点和条纹。癌周组织纤维化以致整个胰腺变硬，剖腹探查时甚至难以与慢性胰腺炎相鉴别。胰头癌侵及胆总管和胰管后可造成管腔狭窄甚至闭塞，近端胰管扩张，晚期浸润、穿透十二指肠壁在肠腔内形成菜花样肿物或不规则溃疡。

镜下，80%~90% 为导管腺癌，以中到高分化腺癌为主。常见组织学类型还有囊腺癌、黏液癌及实性癌，也可见未分化癌或多形

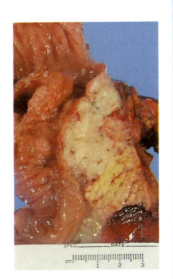

图 8-7　胰头癌
肿瘤呈黄白色，边界不清，已侵犯十二指肠壁

性癌,少见鳞状细胞癌或腺鳞癌。肿瘤间质含有丰富的Ⅰ和Ⅳ型胶原及纤连蛋白,70%的胰腺癌可侵袭周围神经丛(图8-8)。

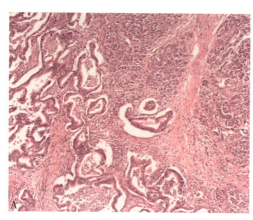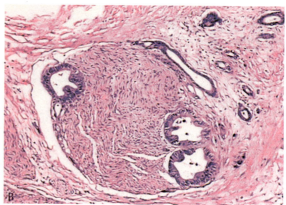

图8-8　胰腺高分化导管腺癌
A.肿瘤由分化好的腺样结构构成;B.可见癌组织侵袭周围神经丛

胰头癌早期可直接蔓延至邻近组织和器官,稍后转移至胰头上、下及胆总管旁淋巴结。经门静脉肝内转移最为常见,尤以体尾部癌为甚,进而侵入腹腔神经丛周淋巴间隙,远处转移至肺、肾上腺、肾、骨、脑等处。由于肿瘤间质巨噬细胞分泌 TNF、IL-1、IL-6 以及癌细胞本身分泌的促凝因子共同作用,约 1/4 胰腺癌伴有多发性静脉血栓形成。

临床上,胰头癌早期因胆总管梗阻而出现无痛性、进行性黄疸。胰体癌、胰尾癌的主要症状则为腹腔神经丛受累所产生的深部疼痛、癌组织侵犯门静脉产生腹水以及压迫脾静脉发生脾大。胰腺癌预后极差,绝大部分病人确诊后 1 年内死亡。

2. 壶腹周围癌　一般体积较小,直径多为 1~2cm,很少大于 3.5cm。癌肿可呈乳头状,易坏死、脱落和出血,常引起间歇性梗阻;或呈结节状或肿块型,浸润性生长,可形成溃疡或呈坚硬肿块,压迫邻近组织。

早期壶腹癌局限于壶腹腔内,外观不甚明显,称壶腹内癌;部分肿瘤环绕壶腹,呈边界不清的灰白色肿块,称壶腹周围癌;或以壶腹内和壶腹周围两种方式生长。光镜下,几乎所有的壶腹癌均为腺癌,多为低分化,肿瘤可见绒毛状及管状腺瘤背景,基底部发生浸润。此外,也见有小细胞神经内分泌癌。

壶腹癌主要通过直接蔓延累及邻近的十二指肠、胰腺以及胆总管,并浸润神经组织。部分病例出现局限性淋巴结转移。肿瘤浸润性生长首先阻塞胆管、胰管开口,引起阻塞性黄疸及消化不良等症状;当癌肿坏死脱落后,可缓解黄疸及梗阻症状,但可引发上消化道出血;呈肿块性生长的肿瘤阻塞肠腔则可引起十二指肠梗阻。

(三) 临床诊疗及预后

胰腺癌病人多呈进行性加重的中上腹痛,后期多伴腰背部放射痛,仰卧、脊柱伸展及进食后疼痛加重,蜷膝侧卧、弯腰前倾坐位或蹲位时缓解。壶腹癌病人多呈右上腹胀痛,夜间及进食后加重。胰腺癌和壶腹癌病人早期即可出现黄疸,可由于肿瘤生长呈进行性加重,也可由于肿瘤坏死脱落,继而迅速生长出现波动性黄疸,伴皮肤瘙痒,小便呈茶色,大便陶土色。由于胆汁、胰液缺乏,肠道消化吸收功能紊乱,可出现食欲减退、饱胀、腹泻等症状。粪便呈陶土色,肿瘤组织糜烂、坏死可出现黑便。胆道感染或肿瘤破溃可引起发热,伴寒战。常伴有贫血,明显体力、体重下降,呈恶病质。

实验室检查可有轻度贫血,血清胆红素升高(256.5~342μmol/L),CA19-9、CA125 升高;尿胆红素阳性,尿胆原阴性;粪胆原减少。十二指肠可引流出棕色液体,脱落细胞学检查可发现癌细胞。X 线钡餐在十二指肠外上方见胆囊压迹,乳头处黏膜充盈缺损,降部内侧呈"反 3"征象。B 超可发现直径超过 2cm 的肿瘤病灶,作为初步筛查。CT 是诊断胰腺癌和壶腹癌的首选检查方式,可鉴别壶腹癌和胰头癌,癌细胞同时侵犯胰头和胆总管时出现双环影。经内镜逆行性胰胆管造影术(endoscopic retrograde cholangiopancreatography,ERCP)可观察十二指肠内部情况,并取活检做病理检查。适用于病史不典型,CT 无法明确诊断的病人。超声内镜(endoscopic ultrasonography,EUS)可发现直径不足 2cm 的肿瘤病灶,提高早期诊断率。

由于壶腹、胰头、胆总管下端三者具有相邻的解剖学位置,导致三种肿瘤的临床表现类似,若出现以腹痛、消化不良、伴或不伴黄疸为主要表现的,应与慢性胰腺炎和胆总管癌等相鉴别。鉴别诊断主要依靠 CT、ERCP、EUS 等影像学检查。

胰腺癌病人应争取早期手术治疗,提高治愈率。手术治疗包括根治术和姑息性手术。根治性手术主要有 Whipple 术、扩大根治术,适用于早期胰腺癌病人。已发生明显转移的胰腺癌病人采用姑息性手术。术前放、化疗可以有效提高手术切除率。壶腹癌病人可行胰十二指肠切除术或保留幽门的胰十二指肠切除术(PPPD)治疗,辅以化疗和免疫治疗。若发生转移,可行胆肠吻合术或放置内支架。

胰腺癌恶性度高,预后极差,5 年生存率仅为 6%,手术联合化疗可使 5 年生存率提高至20%。壶腹癌预后较胰腺癌好,5 年生存率可达 50%。

(郭晓霞　戴冀斌　许文燮　富冀枫　谭红梅　杨景　李晓斌　吕毅　董卫国)

本章小结

胰腺是消化系统重要的腺体之一,具有外分泌和内分泌两种功能。外分泌部分泌的胰液含有多种消化酶。其内分泌部主要分泌胰岛素,参与糖代谢的调节。

胰腺来自背、腹胰芽。胰腺实质由外分泌部和内分泌部(胰岛)组成。胰腺外分泌部为浆液性复管泡状腺;导管由闰管、小叶内导管、小叶间导管和主导管组成。内分泌部是由内分泌细胞组成的球形细胞团,主要有 A、B、D、PP 四种细胞。

作为消化系统的胰主要指其外分泌部分,由腺细胞和导管细胞产生胰液,主要成分是碳酸氢盐和多种消化酶,包括胰蛋白酶、胰脂肪酶、胰淀粉酶等,可以消化蛋白质、脂肪和碳水化合物等。胰液的分泌受神经、体液因素的控制。

临床上,胰腺炎和胰腺癌是胰腺的常见病。急性胰腺炎是胰酶消化胰腺及其周围组织所引起的急性炎症,其主要发病因素是胆道结石和酗酒,主要表现为胰腺呈炎性水肿、出血及坏死,故又称急性出血性胰腺坏死,好发于中年男性,发作前多有暴饮暴食或胆道疾病史。急性胰腺炎的发病机制中胰蛋白酶的异常激活起重要作用。病理类型主要包括急性水肿性和急性出血性胰腺炎,后者以胰腺组织大片凝固性坏死伴出血、脂肪组织酶解性坏死为特征,是外科常见的急腹症,痊愈后转为慢性胰腺炎。胰腺癌为消化道高度恶性肿瘤,癌组织常侵犯周围神经丛引起深部疼痛,阻塞胆道导致进行性黄疸。壶腹周围癌常引起梗阻性黄疸。

思考题

1. 胰腺的外分泌部和内分泌部(胰岛)在结构和功能上有何不同?
2. 试述胰液的成分、性质和作用及其分泌调控。
3. 试述急性胰腺炎对机体的影响(病理生理改变)。
4. 试分析比较急性水肿性胰腺炎和出血性胰腺炎临床、病理表现的异同。

Note

第九章　腹膜的结构功能与病理

第一节　腹膜的发生

一、原始系膜的形成

人胚第 3 周末,随着原始消化管的形成,紧贴内胚层的脏壁中胚层包绕原始消化管,并在其背侧和腹侧逐渐向中线靠拢相贴形成双层膜状结构,称原始系膜(primitive mesentery)。原始系膜将原始消化管悬系在背侧和腹侧体壁之间,背侧者为背系膜,腹侧者称腹系膜。系膜两面的体腔上皮将发育成浆膜。

二、原始系膜的演变

原始系膜形成后,各段发生复杂的演变。下文主要阐述与腹膜发生相关的系膜演变。

(一)腹系膜的演变

由于咽和食管上段无体腔,故无系膜发生。十二指肠中部以下的腹系膜,在胚胎发育早期即退化消失,故腹系膜只存在于食管中下段、胃及十二指肠上段。

在胚发育早期,胃和十二指肠腹侧即出现明显的系膜,其内包有肝。胃和十二指肠上段的腹系膜分别为胃腹系膜(ventral mesogastrium)和十二指肠腹系膜(ventral mesoduodenum)。此段系膜可分为两部分,位于肝和胃、十二指肠之间的部分称小网膜(lesser omentum),位于肝和腹侧体壁之间的部分,由膈的原始横膈部延伸至脐,称镰状韧带。在小网膜中,位于肝和胃之间的部分称肝胃韧带,位于肝和十二指肠之间的部分称肝十二指肠韧带。肝的上面与膈紧密相贴,为肝裸区。在其边缘,腹系膜反折形成冠状韧带和左右三角韧带。

(二)背系膜的演变

1. 食管背系膜　食管背系膜演变成纵隔的背侧部和膈的一部分。

2. 胃背系膜　胃背系膜的演变过程比较复杂。人胚 4 周时,胃背系膜发育为突向左侧的网膜囊(omental bursa)。当胃的纵轴从头尾方向转为由左上斜向右下时,网膜囊继续向胚体尾侧延伸,越过横结肠腹侧面向下悬垂,覆盖小肠。网膜囊的背侧壁和腹侧壁分别称背叶和腹叶,合称为大网膜(greater omentum)。网膜囊与腹膜腔交通处称网膜孔(epiploic foramen,omental foramen),其上界为肝尾叶,下界为十二指肠上部,前界为肝十二指肠韧带,后界为覆盖于下腔静脉表面的腹膜。胚胎第 3 个月,网膜囊的背叶在腹后壁的附着点由正中移向左侧,覆盖左肾和左肾上腺的一部分;在横结肠腹侧,其背叶与横结肠系膜融合;在横结肠以下,其背、腹叶融合,囊腔消失。脾发生于胃背系膜头段,由于胃背系膜突向左侧和胃的旋转,脾移向腹膜腔的左侧。脾将胃背系膜分为两部分,脾与胃之间的部分称胃脾韧带,与左肾之间的部分称脾肾韧带。

3. 肠背系膜　肠背系膜的演变也很复杂。人胚早期,肠背系膜连于肠管与背侧体壁中线之间。以后,肠管增长、弯曲并旋转,肠背系膜也随之扩大并扭转。当肠管从脐腔退回腹膜腔后,部分区段的肠背系膜与腹后壁融合而消失,肠背系膜根的附着处随之发生变化。

(1)十二指肠背系膜:十二指肠背系膜由正中迁移至右侧,并与腹后壁融合,故十二指肠大

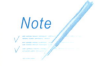

部固定于腹后壁,成为腹膜外器官。胰芽随十二指肠转位突入十二指肠背系膜和大网膜背叶内,此处系膜与腹后壁融合,胰变为腹膜外器官。

(2) 空肠和回肠背系膜:空肠和回肠背系膜随着空肠和回肠的增长和盘曲而增宽,并形成许多皱褶,使空肠和回肠在腹膜腔内保持活动状态。由于肠的旋转,回盲部位于右侧,后降至右髂窝,同时十二指肠和升结肠背系膜与腹后壁融合,空肠和回肠背系膜从背正中线变为从十二指肠空肠曲斜向右下至回盲部。

(3) 结肠系膜:升结肠和降结肠的背系膜与腹后壁融合而消失,故该段肠管位置比较固定。横结肠系膜大部分保留,但其在腹后壁的附着线从纵列变为横行。阑尾系膜和乙状结肠系膜保留。直肠背系膜完全消失,故直肠呈固定状态。

经过上述复杂演变,十二指肠上段、空肠和回肠、横结肠大部分和乙状结肠的系膜不同程度地保留,使这些肠管有不同程度的活动度。其余肠管,如十二指肠降部和下部、升结肠、降结肠和直肠的系膜与腹后壁融合,固定于腹后壁。

第二节　腹膜的形态结构

一、概述

腹膜(peritoneum)为衬覆于腹腔壁和盆腔壁内面以及被覆于腹腔和盆腔脏器表面的一层薄而光滑的半透明浆膜。衬覆于腹、盆腔壁内面的部分为壁腹膜(parietal peritoneum)或腹膜壁层,被覆于腹、盆腔脏器表面的部分为脏腹膜(visceral peritoneum)或腹膜脏层。脏、壁两层腹膜在特定部位相互移行延续,所围成的不规则的潜在性腔隙称为腹膜腔(peritoneal cavity)(图9-1)。男性的腹膜腔是完全封闭的,女性的腹膜腔则借输卵管腹腔口经输卵管、子宫和阴道与外界相通。

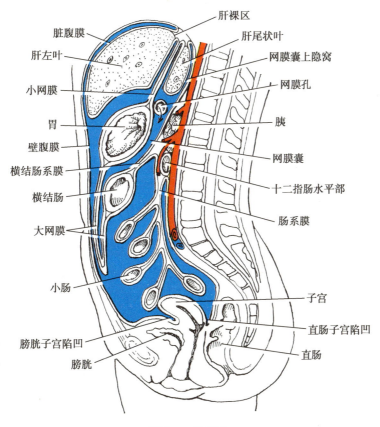

图 9-1　腹膜腔

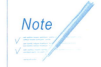

壁腹膜较厚,其与腹、盆壁之间充有一层疏松结缔组织,称腹膜外组织(extraperitoneal tissue)。脏腹膜较薄,紧贴脏器表面不易剥离。实际上脏腹膜不论从组织结构上还是从功能上看,都应该将其视为脏器的组成部分。许多脏器最外层的浆膜即为脏腹膜。

腹腔是一个与腹膜腔在解剖学含义上完全不同的概念。腹腔通常是指由体壁围成的体腔,为膈以下小骨盆上口以上由腹壁围成的体腔,与位于骨盆内的盆腔相通连,故有腹盆腔这一概念。

腹膜具有分泌、吸收、保护、修复和支持等功能。正常情况下,腹膜分泌少量浆液,湿润脏器表面,以此减少摩擦,保护脏器。腹膜形成的韧带和系膜等结构还有固定和支持脏器的作用。在病理情况下,腹膜可分泌、渗出过多,产生腹水积存于腹膜腔内。

二、腹膜与脏器的关系

根据腹膜被覆程度的不同,腹、盆腔内的器官可以分为 3 类(图 9-2)。

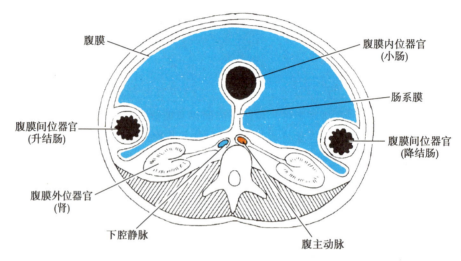

图 9-2   腹膜与脏器的关系示意图

(一)腹膜内位器官

属于这一类的器官各面均为腹膜所包裹,故其移动性较大。胃、十二指肠、空肠、回肠、盲肠、阑尾、横结肠、乙状结肠、脾、卵巢和输卵管属于此类器官。

(二)腹膜间位器官

此类器官的三面或表面的大部分被腹膜所包被,故其移动性小,位置较固定。肝、胆囊、升结肠、降结肠、直肠上段、子宫和充盈的膀胱属于此类器官。

(三)腹膜外位器官

腹膜外位器官是指仅仅一面或表面少许部分为腹膜所包被的器官,其位置固定,不能移动。十二指肠降部和水平部,直肠中、下段,胰,肾,肾上腺,输尿管和空虚的膀胱等属于此类器官。

三、腹膜形成的结构

腹膜从腹、盆腔体壁的内面移行到脏器的表面,或从一个器官的表面移行到另一个器官表面,其移行部分往往形成一些双层或多层的腹膜结构。此结构不仅对体腔内的器官起连接和固定作用,而且也多是血管和神经进出相应脏器的途径。腹膜形成的结构主要有网膜、系膜和韧带等。

(一)网膜

网膜是指与胃相连的腹膜结构,主要连接在胃大弯和胃小弯处,包括小网膜和大网膜(图 9-3)。

Note

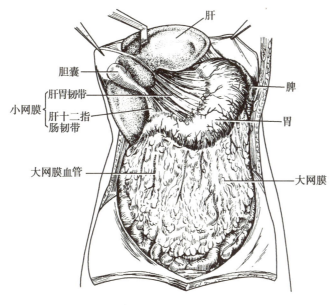

图 9-3　网膜

1. 小网膜　小网膜(lesser omentum)是从肝门右下移行至胃小弯和十二指肠上部的双层腹膜结构。其左侧连于肝门和胃小弯之间的部分称为肝胃韧带(hepatogastric ligament),内含胃左血管、胃右血管、淋巴结和内脏神经等结构。右侧连接肝门与十二指肠上部的部分称为肝十二指肠韧带(hepatoduodenal ligament),内含位于右前方的胆总管,左前方的肝固有动脉和两者后方的肝门静脉。两韧带之间并无明显分界。小网膜的右侧缘游离,其后方为网膜孔,经过此孔可进入后方的网膜囊。

2. 大网膜　大网膜(greater omentum)为连于胃大弯与横结肠之间的双层腹膜结构。起始于胃大弯和十二指肠上部一侧的双层腹膜一直向下垂至耻骨联合平面稍上方,转折向上行于下垂的双层腹膜后方,最后附着并包裹横结肠,于是形成一片似围裙状下垂,遮盖在大部分空、回肠前面的4层腹膜结构。自胃和十二指肠上部向下走行的大网膜前叶(前两层腹膜)到达横结肠水平面时,不完全地附着于横结肠前面,此双层腹膜又称为胃结肠韧带(gastrocolic ligament)。大网膜前叶与后叶(后两层腹膜)之间的间隙为网膜囊的下份,但是儿童大网膜的前叶与后叶的腹膜往往粘连愈着,故网膜囊的下份不存在。大网膜较薄,多呈筛孔状,在胃大弯处的双层腹膜中含有胃网膜左、右血管等结构。

3. 网膜囊　网膜囊(omental bursa)是位于小网膜和胃后壁与腹后壁腹膜之间的一个扁窄而不规则的间隙(图9-4),属于腹膜腔的一部分。由于该间隙相对独立,仅通过网膜孔与腹膜腔相交通,故又称小腹膜腔。而小腹膜腔以外的脏、壁腹膜之间的间隙则称为大腹膜腔。网膜囊基本为一盲囊,其上壁为肝尾状叶和膈下面的腹膜;前壁由上至下依次为小网膜、胃后壁腹膜和大网膜前叶;下壁为大网膜前、后叶愈着处;后壁由下至上依次为大网膜后叶、横结肠及其系膜以及覆盖胰、左肾、左肾上腺等处的腹膜;左侧界为脾、胃脾韧带和脾肾韧带;右侧有网膜孔(Winslow孔)与大腹膜腔相交通。网膜孔为网膜囊与大腹膜腔唯一的交通途径,大小可容纳2个手指,其上界为肝尾状叶;下界为十二指肠上部;前界为肝十二指肠韧带右侧缘;后界为覆盖下腔静脉的腹膜。网膜囊位置较深,与周围结构交通路径不多,因此胃后壁穿孔时,胃内容物常局限于囊内,难于流向其他部位。

(二)系膜

系膜是指将肠管或其他腹、盆脏器连接固定于腹后壁的双层腹膜结构,系膜既是脏器的固定结构,也是腹后壁血管、神经和淋巴管的通道。

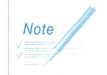

Note

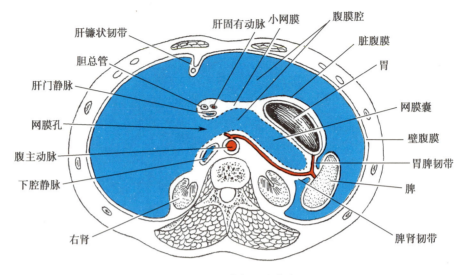

图 9-4　网膜囊和网膜孔

1. 肠系膜　肠系膜（mesentery）是指将空肠和回肠系连固定于腹后壁的双层腹膜结构,整体呈扇形,系连的肠管范围较大。包裹整个小肠肠管的双层腹膜逐渐向后集中附着于腹后壁长约 15cm 的条形区域,此处称为肠系膜根（radix of mesentery）,自第 2 腰椎左侧斜向右下方至右骶髂关节前方,但是与此系膜相对应的肠缘则长达 6~7m,因此肠系膜形成许多腹膜皱襞。肠系膜从肠缘到系膜根的长度较长,故空、回肠的活动性大,便于消化活动的进行,但较易发生肠扭转。肠系膜的双层腹膜中含有肠系膜上血管及其分支和属支、内脏神经丛、淋巴管和淋巴结以及大量脂肪组织（图 9-5）。

2. 阑尾系膜　阑尾系膜（meso-appendix）是一片将阑尾系连于肠系膜下端的三角形双侧腹膜,进出阑尾的血管、神经和淋巴管行于系膜的游离缘内（图 9-5）。

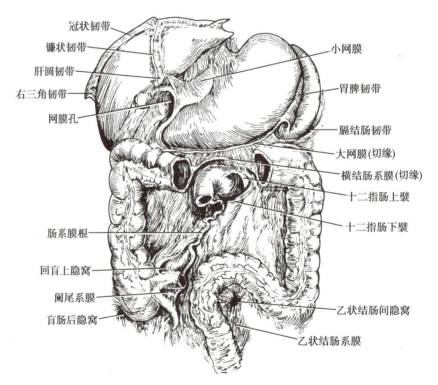

图 9-5　腹膜形成的结构

Note

　　3. 横结肠系膜　横结肠系膜(transverse mesocolon)是将横结肠系连于腹后壁的横位走行的双层腹膜结构,与大网膜后叶的双层腹膜有续延关系。横结肠系膜根是结肠左曲和结肠右曲之间的一条狭长区域,自右向左横行跨过右肾中部、十二指肠降部、胰等腹腔脏器的前面达左肾前方,最后终于结肠左曲。横结肠系膜的双层腹膜中含有中结肠血管及其分支、淋巴管和淋巴结以及内脏神经丛等结构。

　　4. 乙状结肠系膜　乙状结肠系膜(sigmoid mesocolon)是将乙状结肠系连固定于左下腹的双层腹膜结构,系膜根附着于左髂窝和骨盆左后壁。系膜的双层腹膜中含有乙状结肠血管、直肠上血管、淋巴管和淋巴结以及内脏神经丛等结构。该系膜较长,因此乙状结肠的活动度较大,易发生肠扭转(见图9-5)。

(三) 韧带

　　腹膜在腹腔内从体壁移行到脏器,或从一个脏器移行到另一个脏器时,均会形成或长或短的双层腹膜结构,称为韧带,对体腔内脏器起固定作用。某些韧带内还含有血管和神经丛。腹膜形成的韧带多在腹腔重要器官的周围分布,在肝、脾和胃的周边有较多的韧带分布。

　　1. 肝的韧带　肝上方有移行于膈与肝上面的腹膜韧带,即镰状韧带、冠状韧带和左、右三角韧带。肝下面有从肝移行至胃小弯的双层腹膜结构,即肝胃韧带和肝十二指肠韧带。

　　(1) 镰状韧带:镰状韧带(falciform ligament)是膈下面和腹前壁上份的壁腹膜向下连于肝上面的双层腹膜结构,呈矢状位,稍偏前正中线的右侧,侧面观呈镰刀状。该韧带的下缘游离且肥厚,内含由脐连至肝门的脐静脉,又称静脉索,或称肝圆韧带(ligamentum),是胚胎时期脐静脉闭锁后留下的遗迹(见图7-2)。

　　(2) 冠状韧带:冠状韧带(coronary ligament)是由膈下面的壁腹膜向下移行至肝上面所形成的双层腹膜结构,前层向前与镰状韧带相续延。前层腹膜与后层腹膜之间间隔较大,在肝表面形成一个无腹膜覆盖的区域称肝裸区。韧带整体呈冠状位。在冠状韧带的两端,前、后层腹膜彼此粘连增厚形成左、右三角韧带(left, right triangular ligament)(见图7-2)。

　　2. 脾的韧带　脾与胃、与左肾、与膈的下面之间有双层腹膜结构形成的韧带,即胃脾韧带、脾肾韧带和膈脾韧带。

　　(1) 胃脾韧带:胃脾韧带(gastrosplenic ligament)是连于胃底和脾门之间的双层腹膜结构,其中含有胃短血管和胃网膜左血管的起始段。

　　(2) 脾肾韧带:脾肾韧带(splenorenal ligament)是自脾门连至左肾前面的双层腹膜,两层腹膜之间有进出脾门的脾血管和胰尾。

　　(3) 膈脾韧带:膈脾韧带(phrenicosplenic ligament)是从脾肾韧带向上延至膈下面的腹膜结构,将脾上极固定于膈下面。

　　部分人可能出现脾结肠韧带(splenocolic ligament),该韧带将脾的下极与结肠左曲系连在一起。

　　3. 胃的韧带　胃与周围脏器,如肝、脾、结肠和膈之间也有腹膜形成的韧带,即肝胃韧带、胃脾韧带、胃结肠韧带和胃膈韧带等。其中前三条韧带已经述及,胃膈韧带(gastrophrenic ligament)是由胃的贲门右侧和腹段食管连于膈下面的腹膜移行部分构成。

　　除以上述韧带之外,还有膈结肠韧带(phrenicocolic ligament),此韧带为膈与结肠左曲之间的腹膜结构,可固定结肠左曲,并从下方承托脾。

四、腹膜形成的皱襞、隐窝和陷凹

　　腹膜衬贴在腹腔和盆腔的内面,而体腔的内面并不是平坦的,腹前壁有多条近乎上下走行的血管或条管状结构,腹后壁有较多脏器贴邻,腹、盆腔的下壁(盆底)承托的脏器大小不一,高

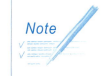
Note

低不平,腹膜覆盖在这些结构的表面就会出现明显的皱襞、陷凹和隐窝。皱襞多在脏器与腹壁或脏器与脏器之间,往往是腹膜覆盖血管或条管状结构形成的。皱襞之间或皱襞与腹、盆壁之间的较小凹陷称为隐窝,较大的隐窝则称为陷凹。

(一) 腹后壁的皱襞和隐窝

十二指肠空肠曲、盲肠和乙状结肠系膜等结构邻近腹后壁,周围常有若干皱襞和隐窝,其大、小、深、浅差别较大,偶尔小肠肠管可突入隐窝内形成内疝。

1. 十二指肠空肠隐窝　十二指肠空肠曲附近常见的隐窝有十二指肠上隐窝和十二指肠下隐窝。十二指肠上隐窝(superior duodenal recess)位于十二指肠升部的左侧,十二指肠上壁的深面,腔隙较隐蔽,开口向下。十二指肠上壁为十二指肠升部连至腹后壁的半月形腹膜皱襞。上隐窝的下方有三角形的十二指肠下壁,其上缘游离,深面有十二指肠下隐窝(inferior duodenal recess),隐窝开口向上。

2. 盲肠后隐窝　盲肠后隐窝(retrocecal recess)恰位于盲肠后方,盲肠后位的阑尾常位于此隐窝内。

3. 乙状结肠间隐窝　乙状结肠间隐窝(intersigmoid recess)位于乙状结肠左侧后方,在乙状结肠系膜左侧下面与腹后壁之间,隐窝底腹膜深面有左输尿管经过。

4. 肝肾隐窝　肝肾隐窝(hepatorenal recess)位于肝右叶下方与右肾之间,也即右肝下间隙。该隐窝为网膜孔通入大腹膜腔的部位。仰卧位时此隐窝为腹膜腔最低点,是渗出液易于积存的部位。

(二) 盆腔的陷凹

腹膜覆盖在盆底脏器上面会随脏器与脏器之间的间隙向下伸入,形成腹膜陷凹。

1. 直肠膀胱陷凹　直肠膀胱陷凹(rectovesical pouch)为男性盆腔内膀胱与直肠之间的腹膜陷凹,凹的底部距肛门约7.5cm,为站立时腹膜腔的最低点。

2. 直肠子宫陷凹和膀胱子宫陷凹　直肠子宫陷凹(rectouterine pouch)和膀胱子宫陷凹(rectouterine pouch)为女性盆腔内子宫后方和前方的两个腹膜陷凹。直肠子宫陷凹位于直肠与子宫之间,也称 Douglas 腔,较深,凹底距肛门约3.5cm,与阴道后穹间仅隔薄层的阴道壁,为站立位或半卧位时腹膜腔的最低处。经阴道后穹穿阴道壁可进入该陷凹,穿刺抽吸陷凹内的积液。

(三) 腹前壁的皱襞和隐窝

腹前壁的腹腔面有 5 条管状上、下走行的结构,腹膜覆盖其上,因此形成 5 条腹膜皱襞(图9-6)。

1. 脐正中襞　脐正中襞(median umbilical fold)位于腹前壁正中线上,在脐与膀胱尖之间,深面为脐尿管闭锁后形成的脐正中韧带。

2. 脐内侧韧带　脐内侧韧带(medial umbilical fold)在脐正中襞的两侧,左、右各有一条,自脐连至膀胱两侧的盆壁,内有脐动脉闭锁后形成的脐内侧韧带。

3. 脐外侧韧带　脐外侧韧带(lateral umbilical fold)位于脐内侧韧带的外侧,左、右各有一条,内含发自髂外动脉的腹壁下动脉。

在腹股沟韧带的上方,上述隔襞的基底处,由内侧向外侧依次排列着 3 个腹膜形成的浅凹,分别为膀胱上窝、腹股沟内侧窝和腹股沟外侧窝。膀胱上窝位于脐正中襞两侧;腹股沟内侧窝在脐内、外侧襞之间,恰与腹股沟管浅环的位置相叠,此窝的下方隔着腹股沟韧带有一陷凹处,称为股凹,正在股环上方;腹股沟外侧窝位于脐外侧襞的外侧,与腹股沟管深环的位置相叠。

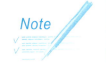

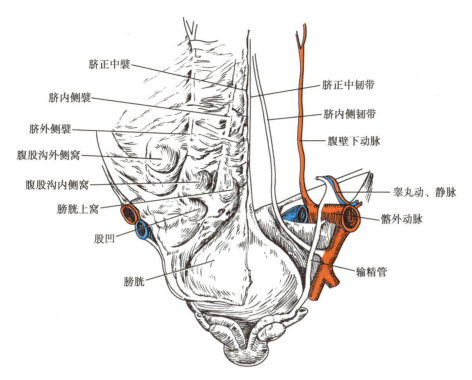

图 9-6　腹前壁内面的腹膜皱襞和隐窝

脐正中襞
脐内侧襞
脐外侧襞
腹股沟外侧窝
腹股沟内侧窝
膀胱上窝
股凹
膀胱

脐正中韧带
脐内侧韧带
腹壁下动脉
睾丸动、静脉
髂外动脉
输精管

第三节　腹膜的功能

腹膜具有透析功能,在腹腔内腹膜交换血管与透析液之间充当天然屏障。从解剖学上,腹膜由三层结构所组成,包括由扁平状间皮细胞连续排列所构成的一道单层结构、间皮细胞下结缔组织以及两者之间一层基底膜。腹膜中各种细胞以及细胞外基质均具有较多生理功能。

(一)间皮细胞

间皮细胞(mesothelial cells)除了充当机械屏障作用外还具有其他生理功能,其结构与功能的完整性对腹透的效能均具有重要作用。

1. 润滑作用　间皮细胞可以伸展出许多微绒毛并分泌润滑剂,如透明质酸、小分子硫酸肝素黏多糖,以减少由肠蠕动及呼吸运动所引起的脏器间的摩擦。

2. 屏障和物质转运功能　虽然间皮细胞层本身对物质的转运并无明显阻力,但它仍被认为在毛细血管内大小物质向腹膜腔转运过程中起到机械屏障作用。也有研究认为,间皮细胞可以通过其外胞浆膜上的众多小孔参与物质的转运。

3. 调节腹膜纤维蛋白溶解　生理条件下完整的间皮细胞本身具有明显的促进纤维蛋白溶解的功能,可以防止壁、脏腹膜之间发生粘连。研究发现,在间皮细胞层有两种纤维蛋白溶酶原活化物质存在,即组织型纤维蛋白溶酶原活化物(tissue plasminogen activator,t-PA)和尿激酶型纤维蛋白溶酶原活化物(urokinase type plaminagen activator,u-PA)。这些酶都具有激活纤维蛋白溶酶原介导的纤溶反应。研究还发现,间皮细胞还可以分泌一些纤维蛋白溶解抑制物,如Ⅰ型和Ⅱ型纤维蛋白溶酶原抑制物(PAI-1 和PAI-2)。因此,间皮细胞促进和抑制纤维蛋白分解完全取决于其纤维蛋白溶解活化因子和抑制因子两者生成与降解之间的平衡状况。此平衡又受多种因素影响,如在炎症状态下以及手术后,纤维蛋白溶解抑制因子的产生明显增加,纤维蛋白溶解活性可以完全被抑制。

4. 促凝血活性　近来的研究发现,间皮细胞经培养后其表面很容易检测出组织因子(tissue

factor)及某些细胞因子,如 TNF-α 等,氧自由基还能够促进间皮细胞表达组织因子,由此可认为间皮细胞参与腹膜的凝血作用。

5. 产生和重建细胞外基质　间皮细胞还具有很强的腹膜修复功能,这与其能够直接或间接地产生和重建细胞外基质相关。当腹膜受损时,间皮细胞可以通过分泌化学趋化性蛋白,如纤连蛋白、内皮素 -1 等,吸引成纤维细胞等基质产生细胞,聚集在受损腹膜周围。其次,间皮细胞还可以分泌具有合成和降解细胞外基质的蛋白质,如转化生长因子 -β(transforming growth factor beta,TGF-β)参与这些过程。此外,间皮细胞也可以分泌黏多糖、透明质酸、弹力蛋白以及Ⅰ、Ⅲ、Ⅳ型胶原等,直接构建细胞外基质。在此过程中,间皮细胞也可以合成和分泌一些能够降解细胞外基质的酶,参与腹膜的修复。总之,间皮细胞维持细胞外基质结构稳定,调节修复腹膜所需胶原沉积与纤维蛋白过度沉积之间的平衡。

6. 参与宿主的防御功能　间皮细胞不仅充当机械屏障,而且还可以通过以下途径参与机体的防御机制。

(1)白细胞趋化作用:研究表明,间皮细胞经一些细胞因子,如 IL-1、TNFα、IL-13 刺激后,可以分泌 IL-1、IL-6、IL-8、巨噬细胞化学趋化蛋白 -1,能够促进 T 淋巴细胞表达并分泌细胞因子。由此认为,间皮细胞可能在腹膜炎症反应中起重要的作用,如分泌多种中性和单核细胞特异性化学趋化因子活化腹膜炎症反应。

(2)表达黏附分子:研究发现,微生物能通过各种方式黏附于间皮细胞,如金黄色葡萄球菌能够通过纤连蛋白黏附于间皮细胞表面。腹膜炎时,间皮细胞可以表达一些黏附分子,如白细胞间黏附分子 -1(intercellular cell adhesion molecule-1,ICAM-1)、血管细胞黏附分子 -1(vascular cell adhesion molecule 1,VCAM-1)和血小板内皮细胞黏附因子(platelet-endothelial cell adhesion molecule-1,PECAM-1)等。

(3)吞噬细菌:间皮细胞能吞噬并消化细菌而直接参与腹膜防御机制。微生物进入腹腔,首先可以被间皮细胞所吞噬,再通过其趋化作用促进巨噬细胞、淋巴细胞及腹腔内调理素等直接杀灭细胞或抑制其繁殖。间皮细胞这种能力因细菌种类不同而异。有些细菌被吞噬后不影响间皮细胞的活力,一些细菌则导致间皮细胞生存活力明显下降。研究表明,革兰阳性菌被吞噬后可以在间皮细胞胞质内生存下来,不影响间皮细胞活力;而革兰阴性大肠埃希菌则可以导致间皮细胞死亡。所以有些革兰阴性菌感染时,间皮细胞无法诱导其他炎症效应细胞来控制炎症,因此临床上一些革兰阴性细菌性腹膜炎较葡萄球菌性腹膜炎更难控制。

(二)间皮下基底层

间皮下基底层为一道天然的选择性细胞屏障,它可以选择性地阻止基膜下结缔组织中的成纤维细胞与间皮细胞相接触,而不影响其他类型的细胞穿透基膜。此外,对腹膜损伤后的修复起着重要作用,若是间皮细胞受损,周围的基膜可以在损伤细胞的边缘形成新的支架,使周围完好的间皮细胞沿着支架移行至受损区直至创面修复。但基膜受损,间皮细胞因失去支撑支架而无法按原样修复。

(三)间皮下细胞外基质

大量研究证实,间皮下细胞外基质(submesothelial extracellular matrix,ECM)蛋白质是许多细胞维持其正常生理功能的重要介质及场所,例如 ECM 参与细胞增殖、分化、黏附、游走以及基因表达和细胞凋亡等过程。此外,ECM 还可以协调炎症后创面修复及组织重建的各个环节。由于 ECM 是许多细胞因子及生长因子重要的储藏器,在一些情况下它可以选择性地在局部蓄积或释放这些因子,调节和减轻各种生物学反应。

(四)ECM 中细胞成分

ECM 内还有很多细胞与维持腹膜功能相关。

1. 成纤维细胞　近来的研究证明,腹膜的成纤维细胞可以分泌前炎症细胞因子(pro-

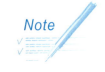

inflammatory cytokines)IL-6 及 IL-8。因此,成纤维细胞与间皮细胞一样,发生腹膜感染时,活化和调节腹膜的防御机制。成纤维细胞也能够产生一些与合成 ECM 相关的大分子物质,直接或间接影响了 ECM 的类型、胶原纤维排列特点等。因此,成纤维细胞在腹膜损伤后的修复过程中起非常关键的作用。

2. 组织巨噬细胞　这类细胞主要驻留在腹膜间皮细胞基底膜下及小血管周围,构成机体防御系统的第一道防线。此外,组织巨噬细胞还被认为能生成多种细胞因子 TGF-β、血小板源性生长因子(platelet-derived growth factor,PDGF)和 TNF 等,在腹膜损伤的部位分泌相关的细胞因子,调节腹膜纤维增殖反应。

3. 肥大细胞　腹膜肥大细胞被认为是与腹腔感染关系密切的细胞,腹膜炎症时,首先由它发出免疫刺激及化学趋化信号。如免疫复合物介导的腹膜炎中,它可释放白三烯(leukotriene)趋化中性粒细胞浸润,还可释放组胺来改变腹膜的通透性。因此,肥大细胞的功能状态也与腹膜的损伤及修复关系密切。

(五) 血管

腹膜血管的功能除吸收营养物质及从组织中带走代谢产物外,一些直径在 5~6μm 的毛细血管及直径在 7~20μm 的毛细血管后静脉,具有物质交换的作用。壁腹膜中的微小血管具有交换功能,而脏层微小血管对尿素、肌酐、葡萄糖等物质的透出作用甚微。

研究发现,在腹膜毛细血管及毛细血管后静脉的内皮细胞上存在跨膜通道蛋白(channel-forming transmembrane protein),即水孔蛋白(aquaporin-1,AQP-1),主要参与调节膜水的通透。免疫电子显微镜观察也进一步证实,水孔蛋白表达于毛细血管内皮细胞浆膜的腔侧面及基底侧。

(六) 淋巴管

在脏层和壁腹膜均有呈网状分布的淋巴管,参与腹膜腔的液体转运。正常状态下,这些部位的淋巴管仅转运少量的液体。大量的透析液是经过横膈下胃底部特殊的淋巴管所转运。淋巴管也是宿主防御体系的第一道防线,它可以清除进入腹腔的外源性物质。

第四节　腹膜常见疾病的病理生理与病理变化

一、腹膜炎

腹膜炎(peritonitis)是腹腔壁腹膜和脏腹膜的炎症,可由细菌、化学、物理损伤等引起。按发病机制可分为原发性腹膜炎和继发性腹膜炎。急性化脓性腹膜炎累及整个腹腔称为急性弥漫性腹膜炎。

(一) 病因和发病机制

1. 原发性腹膜炎　原发性腹膜炎临床上较少见,是指腹腔内无原发病灶,病原菌经由血液循环、淋巴途径或女性生殖道等途径侵入腹腔所引起的腹膜炎,致病菌多为溶血性链球菌,多见于体质衰弱,严重肝病病人或机体抵抗力低下的情况。

2. 继发性腹膜炎　继发性腹膜炎是临床上最常见的急性腹膜炎,继发于腹腔内的脏器感染、坏死穿孔,外伤引起的腹壁或内脏破裂,以及手术污染等。常见病因有阑尾炎穿孔、胃及十二指肠溃疡急性穿孔、急性胆囊炎透壁性感染或穿孔、伤寒肠穿孔、急性胰腺炎、女性生殖器官化脓性炎症或产后感染等含有细菌的渗出液进入腹腔引起腹膜炎。绞窄性肠梗阻和肠系膜血管血栓形成引起肠坏死,细菌通过坏死肠壁进入腹腔,导致腹膜炎。其他如腹部手术污染腹腔,胃肠道吻合口漏,以及腹壁严重感染,均可导致腹膜炎。

正常胃肠道内有各种细菌,进入腹腔后绝大多数均可成为继发性腹膜炎的病原菌,大肠埃希菌最为多见,其次为厌氧杆菌、链球菌、变形杆菌等,还有肺炎双球菌、淋病双球菌、铜绿假单

Note

胞菌。但绝大多数情况下为混合感染。多种细菌的同时存在可产生协同的病理作用,极大地增加了感染的严重性,故毒性剧烈。

(二)病理生理改变

腹膜受到各种病因刺激后发生充血水肿,并失去固有光泽,随之产生大量浆液性渗出液。一方面可以稀释腹腔内毒素及消化液,以减轻对腹膜的刺激;另一方面也可以导致严重脱水,蛋白质丢失和电解质紊乱。渗出液中逐渐出现大量中性粒细胞、吞噬细胞,可吞噬细菌及微细颗粒。加之坏死组织、细菌和凝固的纤维蛋白,渗出液变混浊,继而成为脓液。病变严重,治疗不恰当、不及时则感染可迅速扩散而形成弥漫性腹膜炎,此时腹膜严重充血、广泛水肿、炎性渗出不断增加,血容量急骤减少,腹腔内可积存数千毫升脓液。肠管浸泡在脓液中,胃肠壁也高度充血水肿,肠管内充满大量液体和气体,肠管高度膨胀,肠蠕动减弱或消失,形成麻痹性肠梗阻。由于腹膜吸收了大量毒素以致发生中毒性休克。膨胀的肠管可迫使膈肌升高,从而影响心肺功能。下腔静脉回流受阻,回心血量进一步减少,气体交换也受到一定影响。各种病理生理改变加深恶化,最后可导致多器官衰竭。

(三)病理变化

1. 细菌性腹膜炎　常因腹膜腔脏器的急性炎症蔓延扩散、腹腔脏器穿孔引起感染,或细菌经血道蔓延所致。前两者早期常为局限性,继发感染、扩散后成为急性弥漫性腹膜炎。大体观,急性腹膜炎可见充血、水肿的腹膜有纤维素或脓性、甚至血性渗出,腹腔内可形成多少不等的积液;慢性者渗出物机化,腹膜粘连,可见灶性或斑块状增厚,形成局限性积脓或脓肿。光镜下,各种细菌感染所致急性腹膜炎的基本病理变化相似,表现为腹膜组织内血管显著充血、扩张,大量以中性粒细胞为主的炎症细胞浸润,间皮细胞变性、坏死、脱落,伴有浆液、纤维素渗出,形成化脓性、浆液纤维素性或浆液纤维素化脓性炎症。

结核性腹膜炎是慢性腹膜炎中最常见的类型,包括干性和湿性两型。干性腹膜炎常见广泛而显著的腹膜、肠管、腹壁、大网膜等相互粘连并伴有纤维化和变形,腹膜上见散在或融合的灰白色结节状病灶。光镜下见结核结节(图9-7),淋巴、单核细胞浸润及纤维组织增生。湿性腹膜炎以腹膜密布结核结节和大量草黄色腹水形成为主要表现。

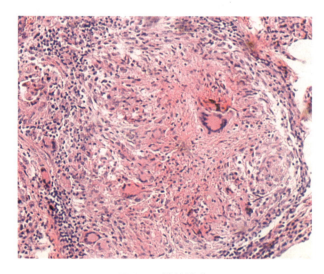

图9-7　结核结节

光镜下结核结节内见Langhans巨细胞、上皮样细胞以及淋巴细胞和成纤维细胞

2. 化学性腹膜炎　临床常见,胃液、胆汁、胰液、胎便、造影剂均可引起。胰液引起的腹膜炎,可见钙皂沉积、脂肪坏死。如因腹腔大量出血或坏死分解析出胆固醇引起胆固醇性腹膜炎,其炎症渗出物中可见胆固醇脂类物质和胆固醇性肉芽肿形成。

(四)临床诊疗及预后

腹膜炎早期临床表现为腹膜刺激征,如腹痛、腹肌紧张和反跳痛等。后期由于感染和毒素吸收,主要表现为全身感染中毒症状。腹痛是腹膜炎最主要的症状,疼痛剧烈,难以忍受,且呈持续性。深呼吸、咳嗽、转动身体时均可加剧疼痛。故病人不愿变动体位,疼痛多自原发灶开始,炎症扩散后蔓延至全腹,但仍以原发病变部位较为显著。恶心、呕吐是腹膜炎早期出现的常见症状。早期因腹膜受刺激引起反射性的恶心、呕吐,呕吐物为胃内容物。后期出现麻痹性肠梗

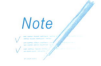

阻,呕吐物转为黄绿色,甚至为棕褐色粪样肠内容物。突发的腹膜炎开始时体温可以正常,之后逐渐升高。老年衰弱的病人,体温不一定随病情加重而升高,但脉搏通常随体温的升高而加快。腹膜炎进入严重阶段时,常出现高热、口干、脉速、呼吸浅促等全身中毒表现。后期由于吸收大量毒素,病人则出现表情淡漠、面容憔悴、眼窝凹陷、口唇发绀、肢体冰冷、舌黄干裂、皮肤干燥、呼吸急促、脉搏细弱、体温剧升或下降、血压下降甚至休克以及酸中毒等。腹部体征常表现为腹式呼吸减弱或消失,并伴明显腹胀。持续性压痛、反跳痛是腹膜炎的主要体征。实验室检查白细胞计数增高,但病情严重或机体反应低下时白细胞计数并不高,仅有中性粒细胞比例升高或出现毒性颗粒。腹部 X 线检查可见肠腔普遍胀气,并有多个小气液面等肠麻痹征象;胃肠穿孔时多数可见膈下游离气体,诊断时具有重要意义。

肺炎、胸膜炎、心包炎、冠心病等均可引起反射性腹痛,疼痛也可因呼吸运动而加重。急性胃肠炎、中毒性痢疾、肠梗阻、胰腺炎等也有急性腹痛、恶心、呕吐、高热、腹部压痛等症状,易误诊腹膜炎。其他如急性肾盂肾炎、泌尿系结石症、腹膜后炎症、糖尿病酮症酸中毒、尿毒症等均有不同程度的急性腹痛、恶心、呕吐等症状,应与腹膜炎相鉴别。通过病史、实验室检查、腹部 X线、腹腔穿刺结合临床观察往往可以明确诊断。

腹膜炎的治疗原则是积极消除病因,并彻底清洗吸尽腹腔内存在的脓液和渗出液,或促使渗出液尽快吸收,或通过引流而消除。为达到上述目的,应根据不同的病因、病变阶段、病人体质,而采取不同的治疗措施。非手术治疗包括无休克时病人应取半卧位,便于引流处理。半卧位时要经常活动双下肢,改换受压部位,以防发生静脉血栓和压疮。胃肠道穿孔病人必须绝对禁食,以减少胃肠道内容物继续漏出。胃肠减压可以减轻胃肠道膨胀,改善血运循环,减少胃肠内容物通过破口漏入腹腔。腹膜炎禁食病人必须通过输液以纠正水电解质和酸碱平衡紊乱。对严重衰竭病人应多输血和血浆、白蛋白以补充因腹腔渗出而丢失的蛋白,防止低蛋白血症和贫血。腹膜炎早期应立即选用大量广谱抗生素,之后再根据细菌培养结果选择敏感的抗生素,如氯霉素、克林霉素、甲硝唑、庆大霉素、氨苄西林等。对革兰阴性杆菌败血症者可选用第三代头孢菌素,如头孢曲松等。手术治疗时清除感染源越早,病人预后愈好,消除病因后,应尽可能吸尽腹腔内脓汁、清除腹腔内食物残渣、粪便、异物等。引流的目的是使腹腔内继续生成的渗液通过引流管排出体外,以便残存的炎症得到控制、局限和消失,防止腹腔脓肿的形成。弥漫性腹膜炎手术后只要清洗干净,一般无须引流。但在下列情况下必须放置腹腔引流:①坏死病灶未能彻底清除或有大量坏死物质无法清除者;②手术部位出现较多的渗液或渗血者;③已形成局限性脓肿者。

由于诊断和治疗水平的进步,急性腹膜炎的预后已较过去明显改善,但病死率仍在5%~10%。在肝硬化腹水基础上发生的原发性腹膜炎病死率甚至高达40%。因延误诊断治疗较晚、小儿、老人及伴心、肺、肾疾病与糖尿病病人预后差。

二、腹膜肿瘤

腹膜肿瘤(peritoneal tumor)即发生于腹膜的肿瘤。可分为原发性及继发性肿瘤,原发性腹膜肿瘤罕见,以间皮瘤(mesothelial tumour)最为多见,与发生于胸腔的间皮瘤性质相似,组织来源为腹膜间皮细胞。此外,腹膜原发性肿瘤还有平滑肌肿瘤、起源未定的促纤维增生性小圆细胞肿瘤、腹膜癌等。腹膜继发性肿瘤可来自卵巢和胚胎性癌、肠系膜或肠壁的淋巴肉瘤,并由腹内或其他任何器官原发癌转移至腹膜。

(一)病因和发病机制

腹膜范围颇广,上达横膈,下至盆膈。腹膜肿瘤可来源于其中的脂肪、结缔组织、筋膜、肌肉、血管、神经、淋巴管和胚胎残留组织等,因此,腹膜肿瘤的病理分类甚多。其病因和发病机制不清。

(二)病理变化

以下主要介绍腹膜间皮瘤。间皮瘤根据生物学行为和病理形态特点主要分为良性间皮瘤(包

Note

括多囊性间皮瘤和腺瘤样瘤）和恶性间皮瘤，后者相对多见。

1. 恶性间皮瘤　多见于老年男性，流行病学调查显示部分病人有石棉接触史。肿瘤呈高度侵袭性，预后差，也有部分病例临床呈相对惰性过程。

大体观，典型者为多发性结节或斑块，结节直径常<1.5cm，与癌的腹膜播散难鉴别。光镜下最重要的特征为瘤组织浸润其他脏器和脂肪组织。恶性间皮瘤组织学构象多样，根据 WHO 恶性间皮瘤组织学分类标准分为上皮样间皮瘤、肉瘤样间皮瘤、促纤维增生型间皮瘤和双向分化型间皮瘤四型，以上皮样型最常见。瘤细胞胞质丰富，嗜酸性，排列呈乳头状、管状乳头状、片状结构（图9-8）；肉瘤样型瘤细胞呈梭形，交织成束状，如纤维肉瘤。免疫组化标记 CK5/6、WT1（wilms tumour gene-1，WT1）阳性。

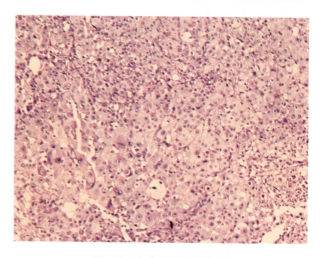

图9-8　上皮样恶性间皮瘤

肿瘤细胞呈上皮样，胞质丰富红染，异型性明显，弥漫排列呈片状

2. 多囊性间皮瘤　多囊性间皮瘤（multicystic mesothelioma）少见，主要发生于青、中年女性。临床呈惰性，少数可复发，进展为恶性间皮瘤。大体观，典型者为多囊性、体积较大的肿块，常沿浆膜如成簇葡萄样生长，为多发性、半透明、充满液体的肿块。光镜下见肿瘤呈囊性，内衬一层或多层间皮细胞，瘤细胞异型性不明显（图9-9）。

3. 腺瘤样瘤　罕见，是起源于间皮并形成腺样结构的腹膜良性肿瘤。临床上常无明显症状，广泛切除后罕见复发。大体观，肿瘤多为孤立性灰白色肿块，直径常<2cm。光镜下为内衬单层柱状或扁平上皮样细胞的囊腔。

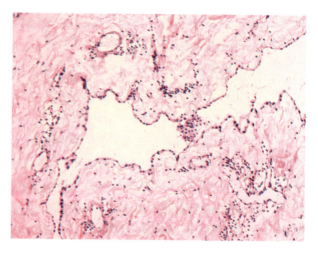

图9-9　多囊性间皮瘤

（三）临床诊疗及预后

腹膜肿瘤一般症状为腹胀、腹痛、恶心、呕吐、消瘦及发热等。腹膜肿瘤常为腹膜后肿瘤，由于包膜张力增大或压迫刺激神经，表现为腰背痛、会阴部痛或下肢痛。腹膜后肿瘤部位深，早期多无症状，当肿瘤发展到一定程度产生压迫及胀痛时始发现腹部包块，良性者增长缓慢，恶性者发展迅速，肿块多偏一侧。胃肠道受压时可出现恶心呕吐及饱胀感；直肠受压时可有大便次数增多及肛门部胀感，甚至出现大便变形及排便困难；泌尿系统受压常见症状为尿频、尿急、排尿困难或血尿；输尿管受压可致肾盂积水；血管受压为下肢水肿。腹膜肿瘤多伴有腹水，常为渗出液，血性液体为主。

X线腹部平片、胃肠钡剂造影和肾盂造影对了解肿瘤与腹腔内及腹膜后脏器的位置关系及明确诊断意义重大。胃肠道钡剂造影可见胃肠道外压迫征象。选择性腹主动脉造影或数字减影血管造影对确定肿瘤的位置、大小、血供及良恶性的判断有指导性意义。CT 或 MRI 检查对肿瘤的定位、定性均有帮助。也可行 B 超或 CT 引导下腹膜穿刺活检。腹腔镜检查和腹膜活检，能明确肿块来源及性质以指导治疗。腹腔穿刺可得血性腹水，涂片发现癌细胞可协助诊断。

腹膜肿瘤需与多种疾病相鉴别。与结核性腹膜炎鉴别时应注意病人是否有发热、PPD 阳性、血沉增快等，其中腹水发现结核杆菌有显著的鉴别诊断意义。与腹部脏器内肿瘤相鉴别时，可借助内镜、X 线钡剂造影、腹盆腔超声和 CT、腹腔镜等确定肿瘤的部位。

原发性腹膜肿瘤以保守治疗为主。临床上尚无有效治疗方法，放疗和化疗效果均不满意，但术前诱导化疗和术后辅助化疗可提高病人存活率。继发性腹膜肿瘤可采用化疗、放疗和一般支持疗法。化疗时，尽量采用多种药物联合化疗。放射性腹腔注射可部分缓解病情，恶性腹膜肿瘤预后极差，平均生存时间为 10 个月。

（郭晓霞　戴冀斌　许文燮　谭红梅　杨景　李晓斌　董卫国）

本章小结

腹膜为衬覆于腹腔壁和盆腔壁内面以及被覆于腹腔和盆腔脏器表面的一层薄而光滑的半透明浆膜。分为壁腹膜和脏腹膜。脏、壁两层腹膜在特定部位相互移行延续，所围成的不规则的潜在性腔隙称为腹膜腔。腹膜起源于原始系膜。原始系膜将原始消化管悬系在背侧和腹侧体壁之间，背侧者称背系膜，腹侧者称腹系膜。腹系膜存在于食管中下段、胃及十二指肠上段。食管背系膜演变成纵隔的背侧部和膈的一部分。胃背系膜发育为网膜囊。肠背系膜连于肠管与背侧体壁中线之间。

腹膜的疾病以腹膜炎和腹膜肿瘤最为常见。腹膜炎可分为原发性与继发性，其中继发性腹膜炎是最常见的腹膜炎。腹腔内脏器穿孔、外伤引起的腹壁或内脏破裂、手术污染等，是继发性腹膜炎最常见的原因。腹膜炎也可分为细菌性和化学性腹膜炎，其中引起腹膜炎的致病菌以大肠埃希菌最多见，其次为厌氧杆菌、链球菌、变形杆菌等，但绝大多数情况下为混合感染。腹膜炎的病理表现因病因不同而有所区别。原发性腹膜肿瘤以间皮瘤最多见，其中恶性间皮瘤呈高度侵袭性，预后差，可由多囊性间皮瘤发展而来；良性间皮瘤罕见。

思考题

1. 试述腹膜中的各种细胞成分及其生理功能。
2. 试述继发性腹膜炎的主要病因和致病菌。
3. 简述腹膜间皮瘤的病理形态特征。

第十章　食物的消化与吸收

第一节　食物的消化

人体摄入的食物必须在消化道内被加工处理分解成小分子物质后才能进入体内,这个过程称为消化。消化有两种方式:一种是通过机械作用,把食物由大块变成小块,称为机械消化;另一种是在消化酶的作用下,把大分子变成小分子,称为化学消化。通常食物的机械消化与化学消化同时进行。

机械消化是食物在消化道机械力的作用下磨碎、搅拌等过程,如口腔内咀嚼运动所致的磨碎、胃肠平滑肌运动引起的磨碎和搅拌过程等。食物的消化从口腔开始,食物在口腔内以机械性消化,即食物被磨碎为主,唾液中除了唾液淀粉酶外无更多的消化酶,因此口腔的化学消化很微弱。食物在口腔内经牙齿咀嚼后与唾液混合成团,在舌的协助下送到咽后壁,经咽与食管进入胃后,即受到胃壁肌肉的机械性消化和胃液的化学性消化双重作用。此时,食物中的蛋白质被胃液中的胃蛋白酶初步分解,胃内容物变成粥样食糜,少量多次通过幽门向十二指肠推送,便于小肠进行有效的消化。因此,胃的主要功能是暂时储存食物,化学消化微弱,但为下一步小肠内消化创造良好条件。食糜由胃进入十二指肠后,开始了小肠内的消化,小肠是消化、吸收的主要场所。食物在小肠内受到胰液、胆汁和小肠液的化学性消化以及小肠的机械性消化,包括蠕动、分解运动和紧张性收缩,使食糜和消化液充分混合,以利于化学消化。在小肠内,各种营养成分逐渐被分解为简单的可吸收的小分子物质,绝大部分在小肠内被吸收。因此,食物通过小肠后,消化过程已基本完成,只留下难以消化的食物残渣,从小肠进入大肠后形成大便排出体外。

第二节　食物的吸收

消化道除对食物进行消化外,其另一个重要的生理功能就是吸收(absorption)。吸收是指食物的成分或其消化后的产物、水分、无机盐和维生素通过消化道黏膜的上皮细胞进入血液和淋巴液的过程。人体每天完成各种活动,消耗许多能量,需要通过进食补充各种被消耗的营养物质、水分和电解质等。但是食物中的糖、脂肪和蛋白质等营养物质必须先经过消化、分解才能被吸收,所以吸收是在消化的基础上进行的。

由于消化道不同部位的组织结构不同,食物在消化道各部位内被消化程度以及停留时间也不同,故消化道的不同部位具有不同的吸收能力和吸收速度。在口腔和食管,食物几乎不被吸收,胃组织无典型的绒毛样吸收膜,且上皮细胞之间都是紧密连接,仅能吸收少量水分和一些高度脂溶性物质(如酒精)等,吸收功能很弱。大肠内可被吸收的营养物质已很少,因而,主要吸收水和无机盐。据估计,大肠可吸收其内容物中80%的水分和90%的 Na^+ 和 Cl^-。小肠是营养物质的主要吸收场所。这是因为小肠吸收面积大、食物在小肠内停留时间长、食物在小肠内已被彻底消化为小分子、小肠有丰富的毛细血管和毛细淋巴管等,其组织结构和功能特点非常有利于吸收进行,因此,消化的绝大部分营养物质均在小肠吸收。小肠的不同肠段对营养物质的吸收速度不同,单糖、双糖、甘油、脂肪酸、氨基酸和 Na^+、Fe^{2+} 等电解质及胆盐、维生素 B_{12} 等均在小肠内被吸收(图 10-1)。

一、小肠吸收的形态学基础

1. **黏膜皱襞、绒毛和微绒毛增加吸收面积**　小肠之所以具有很强的吸收营养物质的能力,与其具有很大的吸收面积密切相关。小肠黏膜形成许多环形皱襞(folds of Kerckring)、绒毛(villi)和微绒毛(microvilli),增加了吸收面积(图 10-2)。

小肠绒毛内有毛细血管、毛细淋巴管、平滑肌纤维及神经纤维网等结构。在空腹时,绒毛不活动,进食时则可引起绒毛产生节律性伸缩和摆动,能促进绒毛内血液和淋巴液的流动,有利于吸收。小肠绒毛的运动受神经体液因素调节。肠内容物对肠黏膜的机械性和化学性刺激,可引起局部反射,加强绒毛运动。刺激内脏神经也有此作用,而刺激迷走神经则对绒毛运动无明显影响。小肠黏膜释放一种胃肠激素——缩肠绒毛素(villikinin),对绒毛运动有增强作用。

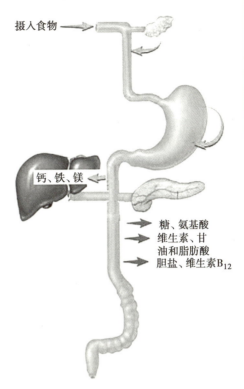

图 10-1　消化道吸收示意图

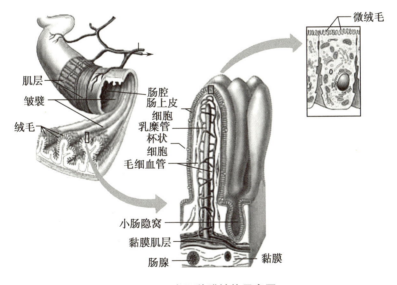

图 10-2　小肠黏膜结构示意图

2. **绒毛上皮高度分化**　小肠绒毛上皮细胞的顶端膜不仅形成许多微绒毛,还具有许多与吸收功能相关的转运蛋白质,有的蛋白质作为载体参与 Na^+、葡萄糖或氨基酸的转运。上皮细胞内的许多细胞器也参与对被吸收物质的加工、贮存、代谢和转运。例如粗面内质网和高尔基复合体共同参与脂肪吸收后的转运过程。

二、吸收的途径和方式

在消化道,营养物质、电解质和水可通过两条途径进入血液或淋巴液:一条是通过绒毛柱状上皮细胞腔面膜进入细胞内,再经细胞的基底 - 侧膜进入细胞间隙,再进入血液或淋巴,称为跨

Note

细胞途径(transcellular pathway);另一条是通过细胞间的紧密连接(tight junction)进入细胞间隙,再进入血液或淋巴,称为旁细胞途径(paracellular pathway)。

营养物质通过细胞膜的方式有三种:主动转运,被动转运(包括扩散、渗透和滤过)和入胞、出胞。值得注意的是,有些物质需经几种方式配合才被吸收(如 Na^+ 从肠腔进入上皮细胞是经被动转运,而从细胞进入组织液和血液是经主动转运)。另一方面,一种物质(如水或某些小离子)可同时经两条途径被吸收。

三、主要营养物质的吸收

(一) 水的吸收

正常情况下,人的胃肠道每日可吸收摄入水 1.5L 和消化腺分泌液 7L,而随粪便排出的水仅为 0.1~0.2L。消化道内大部分的水在小肠上段即被吸收,在回肠和大肠吸收的水量较少。水依从渗透定律,通过扩散方式被吸收。当肠腔内的食糜较稀时,水以渗透方式通过小肠黏膜进入绒毛的血液。另一方面,当高渗透性内容物从胃流入十二指肠时,水能从血浆转运入肠腔食糜。数分钟内,通过渗透,足量的水可使食糜与血浆等渗。

各种溶质,特别是 NaCl 的主动转运造成的渗透梯度,是水吸收的主要动力。由于细胞膜和细胞间的紧密连接对水的通透性都很大,所以,水可以同时通过跨细胞和旁细胞两条途径而被吸收。

(二) 无机盐的吸收

1. 钠的吸收　正常人每天约摄入 5~8g 钠,另外,每天约有 20~30g 钠被分泌到小肠液;故小肠每天必须吸收约 25~35g 钠,约相当于体内总钠量的 14%。

小肠对钠的吸收是主动的。肠上皮细胞的底膜、侧膜存在钠泵,由于钠泵的活动将胞内的 Na^+ 主动转运入血液,使胞内 Na^+ 浓度降低,而且细胞内的电位也较细胞外低。在小肠黏膜上皮细胞上存在多种钠载体和通道,肠腔内的 Na^+ 借助于纹状缘上的载体,通过易化扩散的形式进入细胞内(图 10-3)。由于单糖或氨基酸的转运往往也是借助转运钠的载体,因此,钠的吸收为

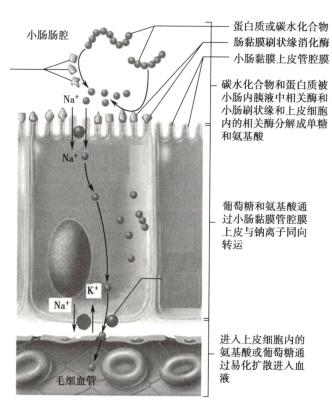

图 10-3　钠离子与葡萄糖或氨基酸协同转运示意图

单糖和氨基酸的吸收提供动力。相反,单糖和氨基酸的存在也促进 Na^+ 吸收。另外,一部分钠是同时与氯离子一起经细胞间隙被吸收的。醛固酮对钠的重吸收具有重要作用。

2. 铁的吸收　铁主要的吸收发生在十二指肠和空肠。每日膳食中约含铁 10~15mg,但仅有 1/10(约 1mg)的铁被小肠吸收。吸收过程分为上皮细胞对肠腔中铁的摄取和向血浆的转运两个过程,且都需消耗能量。肠上皮细胞释放的转铁蛋白(transferrin)在铁吸收的过程中起重要的作用。转铁蛋白在肠腔内与铁离子结合为复合物后,通过以受体介导的入胞方式进入细胞;在胞内转铁蛋白受体从复合物中被释放,进入受体再循环;而转铁蛋白也在释放出与其结合的 Fe^{2+} 后,再分泌到肠腔,进入下一个吸收铁的过程,进入胞内的铁有两个去处:一部分从细胞的底膜侧膜通过主动转运进入血液,其余部分则与胞内的铁蛋白结合,保留在细胞内,避免铁被过量吸收。转铁蛋白对亚铁转运率高于三价铁(Fe^{3+}),这也是食物中的铁不易被吸收,需还原为亚铁(Fe^{2+})后才能被吸收的原因。维生素 C 能使 Fe^{3+} 还原为 Fe^{2+},其造成的酸性环境使铁易于溶解,也可促进铁的吸收。慢性萎缩性胃炎或胃大部分切除病人,常因胃酸减少而易并发缺铁性贫血。食物中的植酸、草酸、磷酸等可与铁形成不溶性的化合物而妨碍铁的吸收。小肠对铁的吸收与机体对铁的需要等因素密切相关。缺铁性贫血、急性失血等因素所导致人体缺铁时,铁的载体表达增多,小肠吸收铁的能力增强,并与转铁蛋白结合成为铁蛋白而储备起来。

3. 钙的吸收　食物中的钙只有小部分被吸收。钙盐只有在水溶液状态才能被吸收。影响钙吸收的因素有:①机体对钙的需求:儿童、孕妇和乳母因对钙的需要量增多而使钙被吸收增多;②维生素 D:能促使小肠对钙的吸收;③肠腔内的酸度:由于钙易溶于酸性液体,因此,肠内容物的 pH 为 3 时,钙呈离子状态,最易被吸收;④胆汁酸:可将脂肪酸与钙结合生成的钙皂变为水溶性复合物,促进钙的吸收;⑤磷酸盐:可与钙形成不溶性的磷酸钙而阻碍钙的吸收。

钙的吸收主要位于十二指肠,黏膜上皮细胞的微绒毛上存在一种钙结合蛋白(calcium-binding protein,CaBP)与 Ca^{2+} 有很强亲和力。每 1 分子 CaBP 一次可运载 4 个 Ca^{2+} 进入细胞,然后由其黏膜上皮细胞基底侧膜上的钙泵将胞内钙通过钠-钙交换机制转运出细胞,再进入血液,钙的吸收是主动转运过程。另外 Ca^{2+} 也可以通过上皮细胞顶端膜上的钙通道进入细胞,或通过细胞旁途径吸收。

4. 负离子的吸收　肠腔内容物中的主要负离子 Cl^- 和 HCO_3^- 是依靠肠腔内的正离子(主要是 Na^+)主动转运产生的电位差,向细胞内移动而被吸收。负离子也可被单独转运。

5. 糖的吸收　糖类要分解为单糖才能被小肠上皮细胞吸收。葡萄糖是膳食中量最大的碳水化合物最终消化产物,约占吸收总量的 80%。其余的单糖几乎完全是半乳糖和果糖。不同单糖吸收速度不同。己糖吸收较快,戊糖吸收较慢。己糖中,又以半乳糖和葡萄糖吸收最快,果糖其次,甘露糖最慢。形成这种差别的主要原因是转运单糖载体的种类和糖对载体的亲和力。所有单糖的吸收是通过主动转运或继发性主动转运。葡萄糖基本上是通过一种与钠共同转运的机制,即通过钠依赖载体(sodium dependent carrier)而被吸收。钠的主动转运又分两个过程:首先,肠上皮细胞的基底侧膜上的 Na^+ 泵将胞内的 Na^+ 主动转运出胞,导致胞内 Na^+ 浓度较低,然后使肠腔内的 Na^+ 以易化扩散的方式通过肠上皮细胞的纹状缘进入胞内。在这此过程中,载运钠的转运蛋白必须与葡萄糖等物质结合后(以单糖+2 个 Na^+ 载体三者复合物的形式)才具有转运钠的能力,因此,葡萄糖便与钠同时被同一个转运蛋白转运入胞内。一旦葡萄糖进入胞内,非钠依赖性葡萄糖转运蛋白和酶便使葡萄糖以易化扩散的形式通过细胞的基底侧膜出胞。可见,钠的主动转运为葡萄糖的转运提供了动力,钠和钠泵对葡萄糖的吸收是必需的。钠泵的抑制剂毒毛花苷 G(哇巴因,ouabain)能抑制糖的吸收。半乳糖的吸收机制与葡萄糖相似。果糖的吸收则与葡萄糖略有不同,它通过纹状缘上的另一种非钠依赖性载体介导入胞,然后再经载体转运出胞。果糖的吸收是不耗能的被动过程。

6. 蛋白质的吸收　食物的蛋白质经过消化分解为寡肽和氨基酸后才能被小肠吸收。氨基酸的吸收机制与葡萄糖的相同,也是通过钠依赖性转运系统,以继发性主动转运的方式进入小肠上皮细胞内。但也有非钠依赖性的氨基酸转运系统。不同种类的氨基酸有不同的载体转运系统,这些载体在转运过程中大多需要钠、钾、氯等离子参与,并且大多依赖跨膜电位的存在。在小肠黏膜内存在着选择性地转运中性、碱性、酸性氨基酸以及亚氨基酸和甘氨酸的转运系统。不同的转运系统转运氨基酸的速度也不同,其中中性氨基酸转运系统的转运速度比酸性及碱性氨基酸快。研究表明,小肠的纹状缘上存在能继发性主动转运二肽和三肽的钠依赖性转运系统,如 H^+- 肽转运系统,它可顺浓度梯度由肠腔向细胞内转运 H^+,同时也可逆浓度梯度将寡肽带入细胞内。这表明在蛋白质的消化产物中,除了氨基酸外,二肽和三肽也可被小肠上皮细胞完整地吸收。在细胞的胞质内,二肽和三肽分别被二肽酶和三肽酶分解为氨基酸,再经氨基酸载体转运出细胞,转运入血液。这一过程需要钠泵活动来维持 Na^+ 跨膜势能,进而维持 H^+ 浓度差。研究还表明,二肽和三肽转运系统的转运效率高于氨基酸转运系统。此外,还有少量完整的蛋白质通过入胞和出胞方式被小肠上皮细胞吸收进入血液,成为抗原而引起过敏反应。

7. 脂肪的吸收   膳食中的脂肪多为甘油三酯。在肠腔中,甘油三酯被胰脂肪酶水解为甘油、脂肪酸和甘油一酯。由于含有 10~12 个碳原子以上的长链脂肪酸和甘油一酯不是水溶性的,所以不能直接进入血液,而是通过淋巴途径被吸收(图 10-4)。

脂肪吸收的淋巴途径:在肠腔内,长链脂肪酸、甘油一酯都是脂溶性物质,必须与胆盐结合形成水溶性混合微胶粒,然后透过小肠绒毛膜面的非流动水层到达微绒毛。在该处,脂肪酸和甘油一酯从混合微胶粒中释放,透过微绒毛的脂蛋白膜进入黏膜细胞。而胆盐因不能通过细胞膜,一部分留在肠腔内被再利用,另一部分在回肠经主动转运入血液。进入上皮细胞内的长链脂肪酸和甘油一酯,在滑面内质网内被重新合成为甘油三酯,并与载脂蛋白和磷脂结合,形成乳糜微

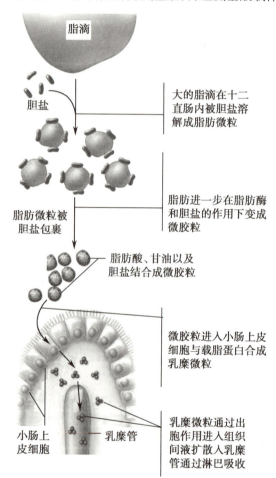

图 10-4 脂肪吸收示意图

（图中标注）
脂滴
胆盐
大的脂滴在十二直肠内被胆盐溶解成脂肪微粒
脂肪微粒被胆盐包裹
脂肪进一步在脂肪酶和胆盐的作用下变成微胶粒
脂肪酸、甘油以及胆盐结合成微胶粒
微胶粒进入小肠上皮细胞与载脂蛋白合成乳糜微粒
小肠上皮细胞
乳糜管
乳糜微粒通过出胞作用进入组织间液扩散入乳糜管通过淋巴吸收

粒(chylomicron)。乳糜微粒又进入高尔基复合体被进一步处理,许多乳糜微粒被包裹在一个囊泡里。囊泡离开高尔基复合体移行到细胞的基底侧膜,乳糜微粒以出胞的形式释放到组织间隙,再进入淋巴(见图 10-4)。食物植物油中以长链脂肪酸为多,故以淋巴途径吸收为主。由于中、短链的脂肪酸及其甘油一酯是水溶性的,在十二指肠和空肠,可通过直接扩散出细胞基底膜,再进入门静脉血液。

8. 胆固醇的吸收   肠腔的胆固醇主要分为来自胆汁的游离胆固醇和来自食物的酯化胆固醇,此外还有一小部分来自脱落的上皮细胞,总量为每天 1~2g。只有游离的胆固醇才能被吸收。消化液中存在胆固醇酯酶,将酯化的胆固醇水解为游离的胆固醇。游离胆固醇的吸收机制与长链脂肪酸及其甘油一酯类似,均以混合微粒胶的方式进入黏膜细胞,在胞内被酯化成胆固醇,再形成乳糜微粒,经淋巴途径而被吸收。胆固醇通过纹状缘进入细胞内的过程过去一直认为是单

纯扩散,但是,现代研究提示其可能是载体中介的主动过程。

体内有不少因素可以影响胆固醇的吸收。膳食中的胆固醇含量越多,吸收胆固醇也越多,但有一定限度,二者不存在直线关系。大多数人具有防止高胆固醇引起的高脂血症的能力。食物中的脂肪和脂肪酸也可促进胆固醇的吸收。血液中的胆固醇含量过高,会导致动脉粥样硬化,诱发心、脑血管疾病。为预防此类疾病发生,应注意食物的搭配,少摄食高脂肪、高胆固醇的食物,适当多进食含维生素多的或含植物固醇丰富的食物,因为纤维素和各种植物固醇均可减少胆固醇的吸收。但是食物缺乏脂肪,则胆固醇几乎不能吸收,这是因为胆固醇在纯胆盐微胶粒中很难溶解。此外,胆盐和肠黏膜载脂蛋白含量减少及植物固醇增多均可减少胆固醇吸收。

(许文燮　富冀枫)

本章小结

人体摄入的食物必须在消化道内被加工处理分解成小分子物质后才能进入体内,这个过程称为消化。消化有两种方式:一种是通过机械作用,把食物由大块变成小块,称为机械消化;另一种是在消化酶的作用下,把大分子变成小分子,称为化学消化。通常食物的机械消化与化学消化同时进行。化学消化是把食物最终分解成可吸收小分子物质的关键,因为小肠内有小肠液、胰液和胆汁等,含有丰富的消化酶,因此小肠是化学消化发生的主要场所。

吸收是指食物的成分或其消化后的产物、水分、无机盐和维生素通过消化道黏膜的上皮细胞进入血液和淋巴液的过程。不同的物质在消化道内的吸收部位和吸收方式是不同的:胃只吸收少量水分和一些高度脂溶性的物质(如酒精)等,吸收功能很弱;大肠主要吸收水和无机盐;小肠是营养物质的主要吸收场所,这是因为小肠的组织结构和功能特点非常有利于吸收进行,例如小肠吸收面积大、食物在小肠内停留时间长、食物在小肠内已被彻底消化为小分子、小肠含丰富的毛细血管和毛细淋巴管等。

思考题

1. 试述食物在消化道进行消化和吸收过程中如何体现机械和化学消化。
2. 食物在消化道内吸收主要在哪里进行? 为什么?
3. 试述各类食物分解产物在消化道内被吸收的特点。

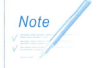

Note

第十一章　抗消化性溃疡药及消化功能调节药

第一节　抗消化性溃疡药

消化性溃疡主要发生于胃和十二指肠暴露于胃酸和胃蛋白酶的黏膜部位。当黏膜防御机制健全时，黏膜上皮能对抗胃酸和胃蛋白酶的消化作用，保持黏膜的完整。但如果胃酸分泌过多或黏膜防御机制减弱，就可能形成溃疡。研究表明，消化性溃疡是"攻击因子"（胃酸、胃蛋白酶的分泌、幽门螺杆菌感染、非甾体抗炎药物的长期应用等）增强与"防御因子"（黏液和 HCO_3^- 分泌、前列腺素的产生等）减弱所引起。消化性溃疡病人常常有以下病史：一是慢性感染幽门螺杆菌（*Helicobacter pylori*，*Hp*），二是长期使用非甾体类抗炎药（non-steroidal anti-inflammatory drugs，NSAIDs）。幽门螺杆菌的慢性感染破坏了黏膜对胃酸侵蚀的抵抗力，并且增加胃酸的分泌，与消化性溃疡密切相关。在发现这种感染与消化性溃疡的关系之前，虽然使用各种抗酸或制酸药物，但很难根治，停药后复发率很高。而明确这一病因后，消化性溃疡的治疗和预后都产生了根本性变化。控制幽门螺杆菌的感染成为消化性溃疡的主要治疗手段之一。近年来，NSAIDs 相关的消化性溃疡逐渐增多。包括阿司匹林在内的非选择性 NSAIDs 多属于酸性，对黏膜上皮有直接的侵害作用。但更为重要的是，NSAIDs 抑制环加氧酶（cyclooxygenase，COX），COX 有两种主要的同工酶：COX-1 和 COX-2。COX-1 存在于胃肠黏膜，产生前列腺素，对黏膜起保护作用，抑制 COX-1 破坏了黏膜保护机制，促进溃疡的形成。而 COX-2 广泛分布于身体各处，与炎症的发热、疼痛等相关。近年来开发出选择性 COX-2 抑制剂，在保持抗炎作用的基础上，对胃黏膜的 COX-1 抑制作用很低，在一定程度上减少了 NSAIDs 的致溃疡作用。

综上所述（图 11-1），目前临床上治疗消化性溃疡的药物主要分为 4 大类：①抗酸药；②胃酸分泌抑制药，其中包括 H_2 受体阻断药、H^+，K^+-ATP 酶抑制药（质子泵抑制药）、M 胆碱受体阻断药及促胃液素受体阻断药；③增强胃黏膜屏障功能的药物；④抗幽门螺杆菌感染药。

一、抗酸药

抗酸药（anti-acids）也称中和胃酸药，是一种能够与胃酸相互作用形成水和盐的弱碱剂。口服后在胃内直接中和胃酸，升高胃内容物 pH，从而解除胃酸对胃、十二指肠黏膜的侵蚀及对溃疡面的刺激。由于胃蛋白酶在 pH>4.0 时即失活，故抗酸药也能够降低胃蛋白酶活性。部分抗酸药如氢氧化铝、三硅酸镁等还能形成胶状保护膜，覆盖于溃疡面和胃黏膜，起保护溃疡面和胃黏膜作用。抗酸药的作用与胃内充盈度相关，当胃内为食物充盈时，抗酸药不能充分发挥作用，故抗酸药应在餐后 1~1.5 小时后和晚上临睡前服用，才能达到较好的抗酸疗效。需控制用药剂量，用量过大、中和胃酸过度，可影响胃蛋白酶的消化能力，且胃液 pH 过高可引起继发性胃酸分泌过多。

常用的抗酸药及其作用特点如下：

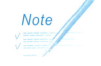

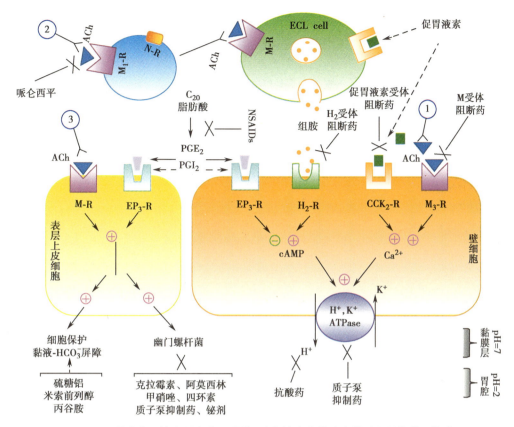

图 11-1　胃酸分泌的生理和药理调节:消化性溃疡的治疗基础和药物作用靶点

图上所示为分泌组胺的肠嗜铬样(ECL)细胞,分泌胃酸的壁细胞和分泌细胞保护因子如黏液和碳酸氢盐的表面上皮细胞之间的相互作用。生理过程以粗的黑线表示,可受激动⊕或受抑制⊖。①和③提示可能的神经节后的胆碱能纤维输入;②显示迷走神经输入。生理性激动剂和它们各自的膜受体包括乙酰胆碱(ACh),毒蕈碱(M)和烟碱(N)受体;促胃液素,胆囊收缩素受体 2(CCK₂);组胺 H₂ 受体和 PGE₂ 和 E₃ 受体。药物作用以短线表示。X 代表药理拮抗靶点。虚线短线和箭头代表模拟或增强生理过程的药理作用。NSAIDs 为非甾体类抗炎药,可诱发溃疡

1. 碳酸氢钠　碳酸氢钠(sodium bicarbonate)俗称小苏打,作用强,起效快且作用短暂。中和胃酸时产生 CO_2,可引起嗳气、腹胀,继发性胃酸分泌增加。口服后可被肠道吸收,导致碱血症和碱化尿液。

2. 氢氧化镁　氢氧化镁(magnesium hydroxide)中和胃酸作用较强,起效较快,Mg^{2+} 有导泻作用,少量吸收后经肾排出,如肾功能不良可引起血中 Mg^{2+} 浓度升高。

3. 氢氧化铝　氢氧化铝(aluminum hydroxide)中和胃酸作用较强、起效缓慢,作用持久。中和胃酸后,产生的三氯化铝具有收敛、止血和致便秘作用。长期服用可影响肠道对磷酸盐的吸收。

4. 碳酸钙　碳酸钙(calcium carbonate)抗酸作用较强、作用快而持久,可产生 CO_2 气体。进入小肠的 Ca^{2+} 可促进促胃液素的分泌,引起反跳性的胃酸分泌增加。

5. 三硅酸镁　三硅酸镁(magnesium trisilicate)抗酸作用较弱,作用慢而持久,在胃内生成胶状二氧化硅对溃疡面有保护作用。

抗酸药主要用于消化性溃疡和反流性食管炎。自 H₂ 受体阻断药、H^+,K^+-ATP 酶抑制药等抗消化性溃疡药不断出现,抗酸药的应用明显下降。由于抗酸药不能调节胃酸的分泌,仅能直接中和已经分泌的胃酸,有些甚至可能造成反跳性的胃酸分泌增加,所以抗酸药并不是治疗消化性溃疡的首选药物或是单独使用的药物。理想的抗酸药应作用迅速,持久,不吸收、不产气,不引起腹泻或便秘,对黏膜有保护作用。单一药物很难达到这一要求,故常制成复方制剂,以增

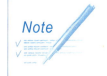

Note

强治疗效果,减少不良反应,如复方氢氧化铝片及三硅酸镁复方制剂等。各种抗酸药吸收程度不同,含有 Al^{3+} 和 Ca^{2+} 的制剂吸收较少。对肾功能不全的病人,吸收的 Al^{3+} 可能导致骨质疏松、脑病(表 11-1)。

表 11-1 常用抗酸药作用比较

	碳酸氢钠	氧化镁	氢氧化铝	碳酸钙	三硅酸镁
抗酸强度	弱	强	中	强	弱
起效时间	快	慢	慢	慢	慢
持续时间	短	久	久	久	久
溃疡面保护作用	无	无	有	无	有
收敛作用	无	无	有	有	无
碱中毒危险	有	无	无	无	无
CO_2 产生	有	无	无	有	无
排便影响	无	轻泻	便秘	便秘	轻泻

二、抑制胃酸分泌药

胃酸的分泌与调节:胃酸由壁细胞分泌,并受中枢(神经性)和外周诸多因子(内分泌性和旁分泌性)的复杂调控。其中包括肠嗜铬样细胞(enterochromaffin-like cell,ECL cell)释放的组胺、迷走神经释放的递质乙酰胆碱(ACh)和内分泌细胞释放的促胃液素。在负责分泌胃酸的胃壁细胞基底膜上存在上述调控物质相应的受体:ACh-M 受体;促胃液素 -CCK_2 受体;组胺 -H_2 受体。壁细胞内存在两条主要的信号传导系统:cAMP 依赖性途径和 Ca^{2+} 依赖性途径,两条途径均可激活壁细胞黏膜侧的 H^+,K^+-ATP 酶(质子泵)。H_2 受体被激活后,通过升高细胞内的 cAMP 浓度,激活一系列蛋白磷酸化过程,从而激活 H^+,K^+-ATP 酶。ACh-M 受体和 CCK_2 受体被激活后,胃壁细胞内的游离 Ca^{2+} 浓度升高,从而激活 H^+,K^+-ATP 酶。而 H^+,K^+-ATP 酶作为一种质子泵,向胃黏膜腔分泌 H^+,含有一个大的 α 亚基和一个小的 β 亚基,可以产生最大的 H^+ 梯度,在细胞内的 pH 为 7.3,而壁细胞分泌小管内 pH 约为 0.8。

中枢神经系统受到与食物相关刺激(例如看到食物的形象、闻到食物的味道等)后,能通过迷走神经直接释放 ACh,直接激活 M 受体,增加胃酸分泌。同时,ACh 也能激活 ECL 细胞膜上的 M 受体,促使细胞释放组胺。通常 ECL 细胞与胃壁细胞紧密相邻,其释放的组胺通过旁分泌的方式激活胃壁细胞上的 H_2 受体,促进胃酸分泌。胃窦部的 G 细胞能分泌一种多肽激素——促胃液素,其分泌受到中枢神经兴奋、胃内张力变化以及胃内容物成分变化等多种因素的调控。作为一种内分泌激素,促胃液素从 G 细胞分泌后进入血液循环,再作用于 ECL 细胞膜上的 CCK_2 受体,促使其释放组胺,通过激活胃壁细胞膜的 H_2 受体促进胃酸分泌。大量的研究证明,虽然 ACh 和促胃液素直接作用也能促进胃壁细胞的胃酸分泌,但 ECL 细胞释放的组胺是促进胃酸分泌最重要的调节途径。

因此,H_2 受体阻断药和 H^+,K^+-ATP 酶(或称质子泵)的抑制剂就成为抑制胃酸分泌药物的主要作用靶点药,而 H_2 受体阻断药和 H^+,K^+-ATP 酶抑制药是临床上最常用的抑制胃酸分泌的药物。

(一)H_2 受体阻断药

1. 药理作用及机制 H_2 受体阻断药的化学结构类似组胺,竞争性地阻断壁细胞基底膜的 H_2 受体。对基础胃酸分泌的抑制作用最强,对进食、促胃液素、迷走兴奋以及低血糖等诱导的胃酸分泌也有抑制作用,因此本类药物对于基础胃酸分泌及夜间胃酸分泌均具有良好的抑制作用。临床上应用此类药可减少夜间胃酸分泌,促进十二指肠溃疡愈合,因此成为治疗胃及十二指肠溃疡的首选药物之一。

2. 体内过程　口服吸收迅速,1~3 小时后达到血药浓度峰值。与血浆蛋白结合率较低,仅小部分药物被肝脏代谢(10%~35%)。以代谢产物或原形药物从肾脏滤过和肾小管分泌的方式排出。肌酐清除率降低的病人应减少药量。血液透析只能排出少量药物。肝、肾功能不全的病人慎用。

3. 临床应用　主要应用于胃和十二指肠溃疡的治疗,能减轻溃疡引起的疼痛,促进胃和十二指肠溃疡的愈合。此外,亦可应用于卓 - 艾综合征(Zollinger-Ellison syndrome)和无并发症的胃食管反流综合征的治疗以及预防应激性溃疡的发生。

(1) 西咪替丁:西咪替丁(cimetidine,甲氰咪胍)可口服给药,机体内广泛分布(包括乳汁和胎盘),主要从尿液排泄。每次 200~400mg,每日 800~1600mg。饭后和临睡前各服一次,亦可在睡前一次服用 800mg,疗程一般为 4~6 周。

(2) 雷尼替丁:雷尼替丁(ranitidine)的作用比西咪替丁强 5~10 倍。口服每次 150mg,每日两次,或睡前一次服用 300mg,4 周为一疗程。

(3) 法莫替丁:法莫替丁(famotidine)的作用与雷尼替丁相似,抑制胃酸分泌作用更强,约为西咪替丁的 20~160 倍,比雷尼替丁强 3~20 倍。口服每日两次,每次 20mg,4~6 周为一疗程。

(4) 尼扎替丁:尼扎替丁(nizatidine)的作用与雷尼替丁相似,但生物利用度更高。不抑制肝药酶,无抗雄激素作用,也不影响血液中催乳素浓度。

(5) 罗沙替丁:罗沙替丁(roxatidine)抑制胃酸分泌的作用是西咪替丁的 3~6 倍,雷尼替丁的2 倍,抑制胃蛋白酶的作用是西咪替丁的 1.6~6.2 倍。口服每次 75mg,每日两次;麻醉前给药:于手术前一天睡前及手术诱导麻醉前 2 小时各服 75mg。

4. 不良反应　不良反应发生率较低(<3%),以轻微的腹泻、便秘、眩晕、乏力、肌肉痛、皮疹、皮肤干燥、脱发为主。较少见中枢神经系统反应,如嗜睡、焦虑、幻觉、谵妄、语速加快、定向障碍等,可能发生于静脉注射给药之后。其他不良反应包括少数病人出现血细胞减少。长期大剂量使用西咪替丁,对内分泌系统产生影响,原因是与雄性激素受体结合,拮抗其作用,偶见男性出现精子数目减少、性功能减退、男性乳腺发育、女性溢乳等。偶见心动过缓、肝肾功能损伤、白细胞减少等。

5. 药物相互作用　西咪替丁是肝药酶抑制剂,可抑制苯二氮䓬类、华法林、苯妥英、普萘洛尔、茶碱、奎尼丁等药物在体内转化,使上述药物血药浓度升高(表 11-2)。

表 11-2　5 种 H₂ 受体阻断药的比较

药名	生物利用度(%)	相对抑酶活力	血浆半衰期(h)	疗效持续时间(h)	抑制 P450相对强度	剂量
西咪替丁	60	1	2	6	1	0.4g,每日 2 次或每餐 0.2g 加临睡前 0.4g(0.8g,每晚 1 次)
雷尼替丁	50	5	2~3	8	0.1	150mg,每日 2 次(75mg,每晚 1 次)
法莫替丁	43	40	2.5~4	12	0	20mg,每日 2 次(20mg,每晚 1 次)
尼扎替丁	90	5	2	8	0	150mg,每日 2 次(150mg,每晚 1 次)
罗沙替丁	85	6	4~8	8	0	75mg,每日 2 次(75mg,每晚 1 次)

注:剂量括号内为维持量

(二) H⁺,K⁺-ATP 酶抑制药

1. 药理作用与作用机制　胃 H^+,K^+-ATP 酶又称质子泵,位于胃壁细胞的胃黏膜腔侧,其功能是泵出 H^+(质子),使之进入胃黏膜腔,提高胃内的酸度。作为交换,将 K^+ 泵入胃壁细胞。壁细胞还存在其他离子转运系统,将 K^+ 和 Cl^- 同时排到胃黏膜腔内。总的结果是保持胃内的 HCl水平。正如本节所述,激活 H₂ 受体、M 受体和 CCK₂ 受体都能激活 H^+,K^+-ATP 酶,增加胃酸分泌。

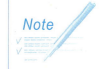

Note

因此,抑制 H^+,K^+-ATP 酶是最直接和有效的抑制胃酸产生的手段。

目前临床使用的 H^+,K^+-ATP 酶抑制药(质子泵抑制药,proton pump inhibitor,PPI)有奥美拉唑、兰索拉唑、泮托拉唑、雷贝拉唑与埃索美拉唑等。它们均属于弱酸性的苯并咪唑类化合物,pK_a 大约为 4。在酸性的胃壁细胞分泌小管内,转化为次磺酸和亚磺酰胺,后者与 H^+,K^+-ATP 酶 α 亚单位的巯基共价结合使酶失活,减少胃酸分泌。由于药物与酶的结合不可逆,因此其抑制胃酸分泌的作用强大并且持久。同时还可使胃蛋白酶的分泌减少,并具有胃黏膜保护作用。此外,体内外实验证明此类药物对幽门螺杆菌有抑制作用。由于其疗效显著,此类药物已经超过 H_2 受体阻断药,成为目前世界上应用最广的抑制胃酸分泌的药物。

2. 临床应用　临床用于治疗消化性溃疡、反流性食管炎、应激性溃疡、急性胃黏膜出血、卓 - 艾综合征及幽门螺杆菌感染等疾病。

(1) 奥美拉唑

1) 药理作用:奥美拉唑(omeprazole)具有强大而持久的抑制胃酸分泌作用。每天口服 40mg,连服 8 天,24 小时胃液 pH 平均升高至 5.3。抑制胃酸作用持久,一次口服 40mg,3 天后胃酸分泌仍部分受抑制,连续服用的效果优于单次服用。由于胃内 pH 升高,反馈性地使胃黏膜中的 G 细胞分泌促胃液素,从而使血中促胃液素水平升高。但由于本药对组胺、五肽促胃液素等刺激引起的胃酸分泌亦有明显抑制作用,所以并不影响药物作用效果。动物实验证明奥美拉唑对阿司匹林、酒精、应激所致的胃黏膜损伤有预防保护作用。体外试验证明奥美拉唑可使幽门螺杆菌数量下降。

2) 体内过程:口服易吸收,单次用药的生物利用度 35%,反复用药的生物利用度可达 60%,T_{peak} 1~3 小时,一次服用 30mg 的血药峰浓度为 0.56mg/L,若服用 60mg,峰浓度可达 1.67mg/L,胃内食物充盈时,可减少吸收,故应餐前空腹口服。

3) 临床应用:临床主要应用于消化性溃疡的治疗,每日 1 次,每次 20mg,疗程为 4 周、6 周或 8 周不等。治疗反流性食管炎疗效优于 H_2 受体阻断药。

4) 不良反应:不良反应发生率为 1.1%~2.8%,常见症状有头痛、头晕、失眠、外周神经炎等神经系统表现;在消化系统方面可见口干、恶心、呕吐、腹胀;其他可见男性乳腺发育、皮疹、溶血性贫血等。

5) 注意事项:①本药主要经 CYP2C19 和 CYP3A4 代谢,对肝药酶又有抑制作用,与华法林、地西泮、苯妥英等药合用,可使上述药物体内代谢速率减慢;②慢性肝病或肝功能减退者,用量宜酌减;③长期服用者,应定期检查胃黏膜有无肿瘤样增生。

(2) 兰索拉唑:兰索拉唑(lansoprazole)为第二代质子泵抑制药,其抑制胃酸分泌的药理作用与奥美拉唑相同,同时也有升高促胃液素、胃黏膜保护作用及抗幽门螺杆菌作用,且抑制胃酸分泌作用及抗幽门螺杆菌作用强于奥美拉唑。口服易吸收,生物利用度约 85%。

(3) 泮托拉唑与雷贝拉唑:泮托拉唑(pantoprazole)与雷贝拉唑(rabeprazole)属于第三代质子泵抑制药。口服后吸收迅速,虽然半衰期短,然而一旦抑酸作用完成,可持续很长时间。两药的抗消化性溃疡作用与奥美拉唑相似,但泮托拉唑在 pH 3.5~7 条件下较稳定。研究显示,雷贝拉唑在抗胃酸分泌能力和缓解症状、治愈黏膜损害的临床效果方面远优于其他抗酸药物,雷贝拉唑体外抗 *Hp* 作用较强。雷贝拉唑和泮托拉唑对肝脏 CYP450 酶系统的亲和力较奥美拉唑和兰索拉唑弱,大大降低对其他药物代谢的影响,使药物治疗变得更加安全。不良反应轻微,发生率约 2.5%。

(4) 埃索美拉唑:埃索美拉唑(esomeprazole)是奥美拉唑的 S- 异构体。埃索美拉唑比消旋奥美拉唑或 R- 奥美拉唑代谢速率低,导致其药时曲线下面积(area under the curve,AUC)较高,具有代谢优势。因此,埃索美拉唑生物利用度和血药浓度高于奥美拉唑,血浆蛋白结合率为 97%,血浆半衰期长,药效比奥美拉唑强而持久,抑酸能力也强于兰索拉唑或雷贝拉唑,同时还具有夜

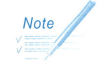

间酸抑制能力强、药效呈现时间剂量依赖性的特点。临床用于胃食管反流性疾病、糜烂性反流性食管炎的治疗,已经治愈的食管炎病人防止复发的长期维持治疗,与适当的抗菌疗法联合用药可根除幽门螺杆菌,并且能治愈与幽门螺杆菌感染相关的十二指肠溃疡,防止与幽门螺杆菌相关的消化性溃疡复发。药物不良反应和主要药物相互作用与奥美拉唑相似。

(三) M 胆碱受体阻断药

抗胆碱药物阻断胃壁细胞膜上的 M 受体,抑制胃酸分泌;也阻断 ACh 对胃黏膜中的嗜铬细胞和 G 细胞 M 受体的激动作用,减少组胺和促胃液素等物质释放,间接减少胃酸的分泌。此外,这类药物还有解痉作用。在 H_2 受体阻断药和 H^+,K^+-ATP 酶抑制药出现之前,广泛用于治疗消化性溃疡。但由于其抑制胃酸分泌的作用较弱,不良反应也较多,目前已较少用于消化性溃疡的治疗。

1. 阿托品和溴化丙胺太林　阿托品(atropine)和溴化丙胺太林(propantheline bromide)可减少胃酸分泌,解除胃肠痉挛,但不良反应较多。

2. 哌仑西平　哌仑西平(pirenzepine)主要阻断 M_1 受体,同时也有 M_2 受体阻断作用。能显著抑制胃酸分泌,减少组胺、五肽促胃液素所致胃酸分泌,抑制促胃液素分泌,对唾液腺、平滑肌和心房 M 受体亲和力低。$t_{1/2}$ 为 10~12 小时。能明显缓解溃疡病病人的疼痛症状,用于治疗消化性溃疡。不良反应以消化道症状为主,表现为口干、便秘,此外可能有视物模糊、头痛、眩晕、嗜睡等。

3. 替仑西平　替仑西平(telenzepine)与哌仑西平相似,作用较强,作用持续时间较长,$t_{1/2}$ 约14 小时,用于治疗消化性溃疡。不良反应相对较少而轻。

(四) 促胃液素受体阻断药

丙谷胺(proglumide)的化学结构与促胃液素终末端相似,可竞争性拮抗促胃液素受体,抑制胃酸分泌;同时也促进胃黏膜黏液合成,增强胃黏膜的黏液 - 碳酸氢盐屏障,从而发挥抗溃疡病作用。

三、增强胃黏膜屏障功能的药物

增强胃黏膜屏障功能的药物也称胃黏膜保护药,胃黏膜屏障包括细胞屏障和黏液 - 碳酸氢盐屏障。细胞屏障由胃黏膜细胞顶部的细胞膜和细胞间的紧密连接组成,有抵抗胃酸和胃蛋白酶的作用。黏液 - 碳酸氢盐屏障是双层黏稠、胶冻状的黏液,内含 HCO_3^- 和不同分子量的糖蛋白,疏水层位于黏液下层,主要由磷脂组成:存在于胃液中的称为可溶性黏液,位于黏膜细胞表面的称可见性黏液,可见性黏液厚度 0.2~0.6mm,覆盖于黏膜细胞表面,对黏膜细胞起保护作用。HCO_3^- 与可见性黏液相混合,在黏膜表面形成黏液不动层,构成黏液 - 碳酸氢盐屏障,黏液不动层形成 pH 梯度,接近胃壁腔面的 pH 为 1~2,而近黏膜细胞面的 pH 为 7,故能防止胃酸、胃蛋白酶损伤胃黏膜细胞。黏液和 HCO_3^- 均由胃黏膜上皮细胞分泌。胃黏膜上皮细胞的基底侧有前列腺素(PGE_2 和 PGI_2)受体。前列腺素可激活这些受体,促进黏液和 HCO_3^- 的分泌,并且能增加胃黏膜的血流量,促进溃疡面的愈合。此外,还有多种因素参与保护胃黏膜的作用,如黏膜血流量、表皮生长因子、生长抑素等。当胃黏膜屏障功能受损时,可导致溃疡病的发生。因此增强胃黏膜屏障的药物,就是通过增强胃黏膜的细胞屏障、黏液 - 碳酸氢盐屏障或两者共同增强效应发挥抗溃疡病作用,主要有前列腺素衍生物、硫糖铝、枸橼酸铋钾等。

1. 米索前列醇　米索前列醇(misoprostol)是前列腺素 E_1(prostaglandin E_1,PGE_1)的衍生物。性质稳定,口服吸收良好,进入血液后与胃壁细胞和胃黏膜上皮细胞基底侧的前列腺素受体结合,主要抑制胃壁细胞的胃酸分泌。对基础胃酸分泌,组胺、促胃液素等刺激引起的胃酸分泌均有抑制作用。同时对胃蛋白酶分泌也有抑制作用;也能增加浅表细胞的黏液和 HCO_3^- 分泌,增强黏膜细胞对损伤因子的抵抗力;增加胃黏膜血流,促进胃黏膜受损上皮细胞的重建和增殖等,

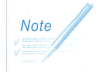

Note

增强胃黏膜细胞屏障和黏液 - 碳酸氢盐屏障,发挥抗溃疡病作用。一次应用 200μg,抑酸作用可持续 3~5.5 小时,血浆蛋白结合率达 80%~90%,$t_{1/2}$ 为 20~40 分钟,以代谢产物形式从尿和粪便中排出。临床上用于治疗胃和十二指肠溃疡,并有预防复发作用,对长期应用非甾体类抗炎药引起的消化性溃疡、胃出血,作为细胞保护药有特效。因能引起子宫收缩,尚可用于产后止血。不良反应发生率约 13%,主要表现为腹痛、腹泻、恶心、腹部不适;也有头痛、头晕等。孕妇及前列腺素类过敏者禁用。

2. **恩前列素**　恩前列素(enprostil)作用与米索前列醇相似,特点是抑制胃酸分泌作用持续时间较长,一次用药,抑制胃酸作用持续 12 小时。因能抑制促胃液素的分泌,对长期服用奥美拉唑引起的促胃液素增高有明显对抗作用。

3. **硫糖铝**　硫糖铝(sucralfate)是蔗糖硫酸酯的碱式铝盐。口服后在胃酸中解离为氢氧化铝和硫酸蔗糖复合物。前者有抗酸作用,后者为黏稠多聚体,增加黏膜表面黏液不动层厚度、黏性和疏水性,与溃疡面的亲和力为正常黏膜的 6 倍,与病灶表面带正电荷蛋白质结合,牢固地黏附在上皮细胞和溃疡基底部,形成保护膜,防止胃酸和胃蛋白酶的侵蚀,在溃疡面形成保护膜。硫糖铝还可促进胃、十二指肠黏膜合成 PGE_2,从而增强胃、十二指肠黏膜的细胞屏障和黏液 - 碳酸氢盐屏障;增强表皮生长因子、碱性成纤维细胞生长因子的作用,使之聚集于溃疡区,促进溃疡愈合。硫糖铝的另一作用是抑制幽门螺杆菌繁殖,使黏膜中的幽门螺杆菌密度降低,阻止幽门螺杆菌的蛋白酶、脂酶对黏膜的破坏。临床用于治疗消化性溃疡、反流性食管炎、慢性糜烂性胃炎及幽门螺杆菌感染。

使用硫糖铝注意事项:①硫糖铝在酸性环境中才能发挥作用,故不宜与碱性药合用,应在饭前 1 小时空腹服用,服药后 30 分钟内禁用抗酸药、胃酸分泌抑制药;②因硫糖铝在胃中形成黏液层,可影响其他药物的生物利用度,如布洛芬、吲哚美辛、氨茶碱、四环素、地高辛、西咪替丁、酮康唑等,应在服用这些药 2 小时后再服用硫糖铝;③硫糖铝可减少甲状腺素的吸收;④少量 Al^{3+} 可被吸收,肾衰竭病人慎用。

4. **胶体次枸橼酸铋**　胶体次枸橼酸铋(colloidal bismuth subcitrate,三钾二枸橼酸铋,枸橼酸铋钾)是一种稳定的胶状悬浮剂。在胃内酸性条件下能形成氧化铋胶体沉着于溃疡表面或基底肉芽组织,形成保护膜而抵御胃酸、胃蛋白酶等对溃疡面的侵袭作用。还可促进黏膜合成前列腺素,增加黏液和 HCO_3^- 分泌,增强胃黏膜屏障,降低胃蛋白酶活性,抑制幽门螺杆菌。用于治疗胃、十二指肠溃疡,疗效与 H_2 受体阻断药相似,且复发率较低。服药期间可出现黑便,系铋盐所致,停药恢复。肾功能不全者禁用,以免引起血铋过高出现脑病和骨营养不良。

5. **其他具有胃、十二指肠黏膜保护作用的药物**

(1) 十六角蒙脱石:十六角蒙脱石(smectite,思密达)系八面体氧化铝组成的多层结构,对消化道黏膜有很强覆盖能力,增加胃黏膜合成,使胃黏膜中磷脂含量增加,提高黏液层的疏水性,增强黏液屏障。促进胃黏膜上皮修复,增强胃黏膜细胞屏障,增加胃黏膜血流量。

(2) 替普瑞酮:替普瑞酮(teprenone)是萜烯类衍生物,增加胃黏液合成、分泌,使黏液层中的脂类含量增加,疏水性增强,防止胃液中 H^+ 回渗作用于黏膜细胞。不良反应轻微,极少数病人有胃肠道反应,皮肤瘙痒,丙氨酸氨基转氨酶(ALT)、天冬氨酸氨基转氨酶(AST)轻度增高。

(3) 麦滋林:麦滋林(marzulene)由 99% 的谷氨酰胺(glutamine)和 0.3% 的水溶性蒽(azulene)组成,前者增加胃黏膜前列腺素 E_2 合成,促进黏膜细胞增殖,增加黏液合成,增强黏液屏障;后者能抑制致炎物质的致炎作用,抑制胃蛋白酶活性。可减轻溃疡病症状,促进溃疡愈合。不良反应少且轻微,偶见恶心、呕吐、便秘、腹泻、腹痛及饱胀感,极少数病人出现面部潮红。

四、抗幽门螺杆菌药

在体外试验中,幽门螺杆菌对多种抗生素均非常敏感。但实际上使用单一的抗生素很难在体内根除幽门螺杆菌感染。抗幽门螺杆菌感染，除了抗消化性溃疡药中的 H^+,K^+-ATP 酶抑制药、铋制剂、硫糖铝等有弱的作用外，临床常用的抗菌药物有庆大霉素、阿莫西林、克拉霉素、呋喃唑酮、四环素和甲硝唑等。单用一种抗菌药治疗 Hp 感染效果差，且可导致耐药，常以 2~3 种药联合应用。表 11-3 列出了一些临床使用有效的多种药物合用的治疗方案，其根治率能达到 80%~90%。同时应该重视的是，已经发现幽门螺杆菌对硝基咪唑（甲硝唑）和大环内酯类（甲基红霉素）产生耐药性，但对四环素和阿莫西林的耐药性尚不多见，因此在搭配抗生素时应加以注意。

　　抗生素或其他抗菌药物应与抗胃酸分泌药联合应用才能获得理想的疗效。一些临床常用的联合应用方案如下：

　　1. 标准的 H^+,K^+-ATP 酶抑制药加阿莫西林（1500~2000mg/d）再加甲硝唑（800mg/d）或呋喃唑酮（200mg/d），分成两次服用，疗程 7~14 天。

　　2. 标准的 H^+,K^+-ATP 酶抑制药加克拉霉素（500~1000mg/d）再加阿莫西林（2000mg/d）或甲硝唑（800mg/d）或呋喃唑酮（200mg/d），分成 2 次服用，疗程 7 天。

　　3. 枸橼酸铋钾（480mg/d）加四环素或阿莫西林（1000~2000mg/d）再加甲硝唑（800mg/d）。分成 2~4 次服用，疗程 14 天。

　　4. 枸橼酸铋钾（480mg/d）加克拉霉素（500mg/d）再加甲硝唑（800mg/d）或呋喃唑酮（200mg/d）。分成两次服用，疗程 7 天。

表 11-3　根治幽门螺杆菌的常用药物

药物种类	具体药物
H^+,K^+-ATP 酶抑制药	奥美拉唑、兰索拉唑、泮托拉唑
H_2 受体阻断药	雷尼替丁、法莫替丁、尼扎替丁
铋剂	枸橼酸铋钾
硝基咪唑	甲硝唑
抗生素	克拉霉素、阿莫西林、四环素、呋喃唑酮

第二节　消化功能调节药

　　消化功能调节药用于治疗消化功能不良及肠易激综合征。包括助消化药、止吐药、胃肠促动药、泻药、止泻药与吸附药、利胆药、胆石溶解药和护肝药等内容。

一、助消化药

　　助消化药是促进胃肠道消化过程的药物。助消化药多为消化液中成分，能补充消化液的分泌不足，能促进食物消化，增进食欲。当消化液分泌不足时，可以起到替代疗法的作用。此外，有些药物可促进消化液分泌，或制止肠道过度发酵，用于消化不良的辅助治疗。

　　1. 胃蛋白酶　胃蛋白酶（pepsin）通常取自动物胃黏膜。常与稀盐酸同服，辅助治疗胃酸、消化酶分泌不足引起的消化不良和其他胃肠疾病。本药不能与碱性药物配伍。

　　2. 胰酶　胰酶（pancreatin）含蛋白酶、淀粉酶和脂肪酶。口服用于胰酶分泌不足引起的消化不良并能促进食欲。为防止胃酸破坏可制成肠溶片。

　　3. 乳酶生　乳酶生（lactasin，表飞鸣）系干燥的活乳酸杆菌制剂，能分解糖类产生乳酸，使肠道内酸性提高，从而抑制肠内腐败菌繁殖，减少发酵和产气，有促进消化和止泻作用。可用于消化不良、腹胀及小儿消化不良性腹泻。不宜与抗菌药或吸附药同时服用，以免降低疗效。

　　4. 干酵母　干酵母（dried yeast，食母生）含有丰富的 B 族维生素、氨基酸和微量元素铬。其

Note

作用基本上与复合维生素 B 相似,主要用于营养不良、消化不良、食欲缺乏及维生素 B 族缺乏症。嚼碎后服,剂量过大引起腹泻。

5. 维生素 BT　维生素 BT(carnitine,康胃素)为 DL- 盐酸肉毒碱,能促进人体消化腺体的分泌,并有增进或改善消化器官运动功能的作用,可缓解其功能失调而引起的腹胀、恶心、嗳气、便秘等。用于治疗胃酸缺乏症、消化不良、食欲减退、慢性胃炎及腹胀、嗳气等。胃酸过多或急、慢性胰腺炎病人禁用或慎用。

二、止吐药

呕吐是一种复杂的反射动作,涉及胃肠道的不随意肌,呼吸和腹壁肌肉。参与呕吐的中枢控制有呕吐中枢和化学感受触发区(chemoreceptor trigger zone,CTZ)。呕吐可由多种因素诱发,同时又是一种保护反应。刺激胃、十二指肠黏膜等内脏的感觉神经、咽部迷走神经的感觉神经末梢及视觉和内耳前庭的位置感觉改变也可诱发呕吐。药物(肿瘤化疗药等)、放射病和血液中的内源性有毒物质(如尿毒症时)等直接作用于 CTZ 也能诱发呕吐。频繁而剧烈的呕吐可引起失水、电解质紊乱、酸碱平衡失调、营养障碍等,应用止吐药可以缓解或消除恶心和呕吐。涉及呕吐的递质和受体有:H_1 受体、M 受体、多巴胺(D_2)受体、5-HT_3 受体以及阿片受体。处理呕吐时应针对病因,选用不同的药物。

1. H_1 受体阻断药　如苯海拉明(diphenhydramine)、茶苯海明(dimenhydrinate,晕海宁、乘晕宁)、美克洛嗪(meclozine)等有中枢镇静作用和止吐作用。用于预防和治疗晕动病、内耳性眩晕病等,对迷宫 / 前庭核刺激造成的和肠道局部刺激造成的呕吐有效,对 CTZ 呕吐无效。

2. M 胆碱能受体阻断药　东莨菪碱(scopolamine)、阿托品、苯海索(trihexyphenidyl,安坦)等。此类药物通过阻断呕吐中枢和外周反射途径中的 M 受体,降低迷路感受器的敏感性,抑制前庭小脑通路的传导,产生抗晕动病和预防恶心、呕吐的作用。其中以东莨菪碱的作用更明显。对 CTZ 呕吐无效。

3. 多巴胺(D_2)受体阻断药　吩噻嗪类(phenothiazines)是一类有效的止吐药,如氯丙嗪(chlorpromazine)具有阻断 CTZ 的多巴胺(D_2)受体的作用,降低呕吐中枢的神经活动,能有效减轻轻度或中度化学治疗引起的恶心、呕吐,但不能有效抑制化疗药物(如顺铂、阿霉素、氮芥等)引起的恶心、呕吐,虽增加剂量能提高止吐效果,但低血压和躁动等不良反应限制其用量。其他不良反应包括锥体外系反应和镇静作用。

(1) 硫乙拉嗪:硫乙拉嗪(thiethylperazine)属吩噻嗪类化合物,与氯丙嗪药理作用相似,均抑制 CTZ 和呕吐中枢,具有较强的镇吐作用。不仅对外科手术、全身麻醉、吗啡和哌替啶引起的呕吐有良效,且对氮芥等抗肿瘤药、放疗及细菌引起的呕吐亦有效,但不适用于防止晕动症。

(2) 甲氧氯普胺:甲氧氯普胺(metoclopramide,胃复安、灭吐灵)属苯甲酰胺类化合物,具有中枢和外周双重作用,阻断中枢 CTZ 的多巴胺(D_2)受体发挥止吐作用,较大剂量还可作用于 5-HT_3 受体,产生止吐作用。本药中枢作用可引起明显的锥体外系症状,如焦虑和抑郁等。其外周作用表现为阻断胃肠多巴胺受体,增加胃肠运动,促进胃及上部肠段的运动;提高静息状态胃肠道括约肌的张力,增加下食管括约肌的张力和收缩的幅度,使食管下端压力增加,阻滞胃 - 食管反流,加强胃和食管蠕动,并增强对食管内容物的廓清能力,促进胃的排空;促进幽门、十二指肠及上部空肠的松弛,形成胃窦、胃体与上部小肠间的功能协调,加速胃的正向排空。临床用于治疗慢性功能性消化不良引起的胃肠运动障碍,大剂量能有效控制顺铂所致的剧烈呕吐。治疗剂量时,20% 的病人出现轻微不良反应,如嗜睡、疲倦等,其他反应有锥体外系反应、男性乳房发育等。

(3) 多潘立酮:多潘立酮(domperidone)不易通过血脑屏障,主要阻断胃肠部的多巴胺(D_2)受

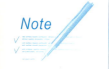
Note

体。其对胃肠运动的作用与甲氧氯普胺类似,可增加胃肠道的蠕动和张力,促进胃排空,增加胃窦和十二指肠运动,协调幽门的收缩,同时也能增强食管的蠕动和食管下端括约肌的张力,抑制恶心、呕吐。口服后吸收迅速,但生物利用度低,约15%,15~30分钟可达峰值血药浓度,分布以胃肠局部药物浓度最高,脑内几乎没有,半衰期($t_{1/2}$)为7~8小时,主要经肝脏代谢转化。用于治疗各种轻度胃瘫,加速胃排空,尤其用于慢性食后消化不良、恶心、呕吐和胃潴留的治疗;可用于偏头痛、颅外伤、放射性治疗及抗肿瘤化学治疗引起的恶心、呕吐。不良反应有头痛、促进催乳素释放及胃酸分泌等。

4. 5-HT₃ 受体阻断药 如阿洛司琼(alosetron)、昂丹司琼(ondansetron)和格拉司琼(granisetron)。此类药物能选择性阻断外周内脏传入神经纤维突触前和脑 CTZ 区的 5-HT₃ 受体,阻断呕吐反射,起止吐作用。抗肿瘤化疗药物或放射治疗可诱发小肠嗜铬细胞释放 5-HT,导致恶心、呕吐。主要用于肿瘤放疗和化疗导致的呕吐。常见的不良反应为头痛。

5. 皮质醇类 皮质醇类(corticosteroids)中的地塞米松(dexamethasone)和甲泼尼龙(methylprednisolone)均能有效对抗轻至中度的致吐性化疗药。其止吐机制未明,可能与阻断前列腺素相关。糖尿病病人用药后可出现失眠和血糖升高。

三、增强胃肠动力药

胃肠动力是指胃肠部肌肉的收缩蠕动力,包括胃肠部肌肉收缩的力量和频率。胃肠动力不足表现为早饱、嗳气、腹胀、恶心、反胃、胀满感;胃肠电图呈胃肠动力减弱征象;实验室检查显示胃排空延迟、肠传输缓慢。增强胃肠动力的药物可以改善上述症状。

1. 甲氧氯普胺 甲氧氯普胺(metoclopramide)作用于多巴胺 D₁ 和 D₂ 受体,拮抗其兴奋引起的胃肠动力的抑制作用;且能激动 5-HT₄ 受体,产生增强胃肠动力作用;抑制呕吐中枢。因它能透过血脑屏障阻断中枢的 D₂ 受体,易产生锥体外系的不良反应,故目前多用于止吐,而较少用于增强胃肠动力。

2. 多潘立酮 多潘立酮(domperidone)是多巴胺 D₂ 受体阻断药,作用基本同甲氧氯普胺,但不能透过血脑屏障,故无锥体外系的不良反应。多巴胺 D₂ 受体分布于食管和胃,因此多潘立酮常用于增强上消化道动力。

3. 西沙必利 西沙必利(cisapride)属苯甲酰胺类药物,是 5-HT₄ 受体激动药。通过激动肌间神经丛的节前和节后神经元的 5-HT₄ 受体,释放大量 ACh,促发全胃肠道平滑肌的蠕动收缩,引起腹泻。无锥体外系、催乳素释放及胃酸分泌等不良反应。口服生物利用度为 30%~40%。作为全胃肠道促动力药,可用于治疗胃肠反流性疾病、反流性食管炎、胃轻瘫、麻痹性肠梗阻和功能性便秘等。

4. 莫沙必利 莫沙必利(mosapride)为苯甲酰胺类新一代 5-HT₄ 受体激动药,作用机制同西沙必利。因其化学结构较西沙必利有所改进,与大脑神经细胞突触膜上的多巴胺 D₂ 受体、肾上腺素 α₁ 受体、5-HT₁ 及 5-HT₂ 受体无亲和力,故不会引起锥体外系综合征及心血管不良反应。作为全消化道促动力药广泛用于胃肠动力不足的各种疾病,如功能性消化不良伴有胃灼热、嗳气、恶心、呕吐、早饱、上腹胀、上腹痛等消化道症状,胃食管反流性疾病、糖尿病性胃轻瘫及胃部分切除病人的胃功能障碍。

5. 其他 替加色罗(tegaserode)属吲哚氨基胍类选择性 5-HT₄ 受体部分激动药,通过促发肠道黏膜生理反射,调节环形肌的松弛和收缩,增加肠道内容物的传递,对便秘为主的肠易激综合征腹痛、腹胀有效。氯苯氨丁酸(baclofen)为一过性下食管括约肌松弛的抑制药,为 GABA-B 受体激动药,可减少胃食管反流的发生。促胃动素(motilin)是一种胃肠激素,与胃和小肠快速运动相关。红霉素及其类似物能与胃肠道神经和平滑肌上的促胃动素受体结合,增强胃肠道收缩,促进胃排空。与红霉素的抗菌作用无关。

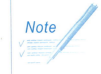

四、泻药

泻药是一类能刺激肠蠕动或增加肠内水分,润滑肠道或软化粪便而促进粪便排出的药物,按作用机制可分刺激性泻药、渗透性泻药和润滑性泻药三类。

(一) 刺激性泻药

刺激性泻药(contactcathartics)又称接触性泻药,与肠黏膜直接接触后,增加黏膜通透性,使水、电解质向肠腔内扩散,增大肠腔容积,刺激结肠推进性蠕动,从而产生泻下作用。

1. 酚酞   酚酞(phenolphthalein,果导)属二苯甲烷类,是一种 pH 指示剂,在碱性环境中呈红色。口服后酚肽与碱性肠液形成可溶性钠盐,刺激结肠肠壁蠕动,同时有抑制肠内水分吸收作用。服药后 6~8 小时排出软便,作用温和,适用于慢性便秘。口服后 15% 被吸收后经肾排泄,如尿液呈碱性,将变成粉红或红色。部分吸收药物随胆汁排泄,并有肝肠循环现象,从而一次服药作用可维持 3~4 天。高敏病人可发生皮炎等反应,偶致肠绞痛、紫癜以及心、肺、肾损害;长期使用可致水、电解质丢失和结肠功能障碍。

2. 比沙可啶   比沙可啶(bisacodyl)与酚酞同属二苯甲烷类刺激性泻药,口服或直肠给药后,迅速被肠道和细菌的酶转换成有活性的代谢物,在结肠产生较强刺激作用。一般口服 6 小时内,直肠给药后 15~60 分钟生效,排软便。有较强刺激性,可致腹痉挛、直肠炎等。

3. 其他类   蒽醌类(anthraquinones):大黄(rhubarb)、番泻叶(senna)、芦荟等植物含有蒽醌苷类和鞣酸等物质,蒽醌苷可被大肠内细菌分解为蒽醌,刺激结肠推进性蠕动和减少水和电解质的净吸收。用药后 4~8 小时可排软便或引起腹泻。因其仅作用于大肠,对小肠吸收功能无影响,故可用于急、慢性便秘。大黄制剂应用后有时产生继发性便秘,是所含鞣质的收敛作用所致。丹蒽醌(danthron)是游离的蒽醌,作为蒽醌苷类配体,无需被结肠内细菌代谢,口服后 6~12 小时排软便或半流体粪便。

(二) 渗透性泻药

渗透性泻药(osmotic laxatives)又称容积性泻药,口服后肠道很少吸收,增加肠容积而促进肠道推进性蠕动,产生泻下作用。

1. 硫酸镁和硫酸钠   硫酸镁(magnesium sulfate)和硫酸钠(sodium sulfate)又称盐类泻药。大量口服后其硫酸根离子、镁离子在肠道难被吸收,在肠腔内形成高渗,抑制肠内水分的吸收,水分保留在结肠内,增加肠腔容积,刺激肠道蠕动。此外,硫酸镁还有利胆作用,主要用于外科术前或内镜检查前排空肠内容物;辅助排除一些肠道寄生虫或肠内毒物。大约 20% 的镁离子可能被肠道吸收,肾功能不全或中枢抑制的病人可能发生毒性反应,宜选用硫酸钠。妊娠妇女、月经期妇女、体弱和老年病人慎用,因为易刺激盆腔充血和失水。硫酸钠导泻机制同硫酸镁,且无硫酸镁引起的不良反应,更为安全。充血性心力衰竭病人禁用硫酸钠。

2. 乳果糖   乳果糖(lactulose)是合成的双糖,口服不吸收,到结肠后被细菌降解成乳酸,在结肠内发挥局部渗透作用,引起粪便容积增加,并刺激肠道蠕动而促进排便。乳酸在结肠内趋向于酸性,可阻止结肠对氨的吸收,并使血液向肠内排氨,故有降低血氨作用,常用于便秘,尤适于肝性脑病病人的便秘。过量腹泻剧烈时,应注意预防电解质的丢失,防止肝性脑病进一步恶化。

3. 甘油和山梨醇   甘油(glycerol)有轻度刺激性导泻作用,直肠内给药后,通过局部刺激润滑和吸水软化大便作用,排出软性大便。山梨醇(sorbitol)口服或直肠给药从胃肠道吸收少,在肝脏内转化为果糖。开塞露是含有甘油和山梨醇制剂,作用迅速,几分钟即引起排便,适用于老年体弱的和小儿便秘病人。

4. 纤维素类   纤维素类(celluloses)包括植物纤维素、甲基纤维素(methylcellulose)等,口服后不被肠道吸收,增加肠腔内容积,保持粪便湿度,产生良好的通便作用。

(三)润滑性泻药

润滑性泻药(surface-active agents)通过局部润滑并软化粪便发挥作用。如液体石蜡(liquid paraffin)有明显润滑作用,阻止肠内水分吸收,软化大便。此外,甘油、纤维素类等也有润滑作用。

五、止泻药与吸附药

腹泻是由于肠黏膜分泌旺盛、吸收障碍与肠蠕动过快,致排便频率增加,粪质稀薄并伴有异常成分。长期剧烈腹泻会导致维生素缺乏、水、电解质失调和酸碱平衡紊乱,降低身体的抵抗力及贫血,甚至发生营养不良性水肿。纠正水及电解质平衡失调,供给充足营养,改善营养状况,避免机械性及化学性刺激,使肠管得到适当休息,有利于改善腹泻症状及后果。对于腹泻病人的治疗应以对因治疗为主,但对腹泻剧烈而持久的病人,可适当给以止泻药物。阿片制剂和抗胆碱药物可减轻肠蠕动,但并不经常使用。人工合成的地芬诺酯和洛哌丁胺很少进入中枢,只作用于胃肠道的 μ 阿片受体,且作用强于天然阿片类物质并具有减少分泌的作用。临床用于急、慢性功能性腹泻,可减少大便的频率。

1. **阿片制剂**　阿片制剂(opium preparation)包括天然的阿片酊(opium tincture)、复方樟脑酊(tincture camphor compound)和人工合成药物地芬诺酯、洛哌丁胺。阿片制剂的止泻作用机制是对肠道动力(μ受体)、肠分泌(δ受体)或吸收(μ和δ受体)的激动作用,从而增强肠平滑肌张力,减低胃肠推进性蠕动,使粪便干燥而止泻。不能滥用,如腹泻早期或腹胀者不宜使用。可用于较严重的非细菌感染性腹泻或慢性消耗性腹泻。

2. **地芬诺酯**　地芬诺酯(diphenoxylate,苯乙哌啶)为人工合成的哌替啶衍生物,在体内的代谢物为地芬诺辛(diphenoxylic acid),其止泻作用较母体强 5 倍。对肠道的作用与阿片制剂相似,激动 μ 阿片受体,减少胃肠推进性蠕动,主要作用于外周,较少引起中枢神经系统作用。临床用于急、慢性功能性腹泻。不良反应少而轻,可表现为嗜睡、恶心、呕吐、腹胀和腹部不适。大剂量长期应用可引起依赖性,过量时也可引起严重中枢抑制甚至昏迷,不宜与巴比妥类、阿片类等中枢抑制药合用。

3. **洛哌丁胺**　洛哌丁胺(loperamide,易蒙停)是氟哌啶醇衍生物,有类似哌啶的结构。约90% 经首过消除,几乎不进入全身血液循环。主要作用于胃肠道的 μ 阿片受体,止泻作用较吗啡强 40~50 倍。洛哌丁胺与钙调蛋白结合,降低许多钙依赖性酶的活性,还可阻止乙酰胆碱和前列腺素释放,拮抗平滑肌收缩而抑制肠蠕动和分泌,止泻作用快、强、持久。临床用于治疗各种原因引起的非感染性急、慢性腹泻。洛哌丁胺也增加肛门括约肌张力,可用于肛门失禁病人。不良反应较少,除消化道症状外,可见皮疹、头痛等。大剂量对中枢有抑制作用,过量中毒可用纳洛酮治疗。禁用于 2 岁以下儿童及伴有高热和脓血便的菌痢病人。

4. **考来烯胺**　考来烯胺(cholestyramine)、考来替泊(colestipol)和考来维仑(colesevalam),均属于胆汁酸多价螯合剂,能有效结合胆酸和一些细菌毒素。考来烯胺用于治疗胆盐引起的腹泻,如切除远端回肠的病人。这些病人中,胆盐的正常肝肠循环有部分障碍,使结肠内胆盐浓度过高而刺激水、电解质分泌。考来烯胺可减轻胆道部分阻塞和原发性胆汁性肝硬化病变引起的瘙痒。回肠切除过度的病人可能发生净胆盐耗竭,因缺乏脂肪吸收所需的微胶粒而致脂肪泻,考来烯胺会加重病人腹泻。

5. **奥曲肽**　奥曲肽(octreotide)是生长抑素的辛肽衍生物,可有效抑制有胰和胃肠道激素分泌性肿瘤所致的严重分泌性腹泻。其作用机制与抑制激素分泌相关,如 5-HT、促胃液素、血管活性肠肽、胰岛素、胰泌素等。奥曲肽对其他形式的腹泻,如化疗引起的腹泻、HIV 相关性腹泻、糖尿病性腹泻以及一些经胃部手术和幽门成形术后发生"倾倒综合征"的病人有不同程度的疗效。

6. **鞣酸蛋白**　鞣酸蛋白(tannalbin)属收敛剂(astringents),含鞣酸50% 左右,口服后在肠内分解释放出鞣酸,使肠黏膜表面蛋白质凝固、沉淀,从而减轻刺激,降低炎性渗出物,发挥收敛、止泻作用。临床用于急性肠炎、非细菌性腹泻的治疗。

7. 次水杨酸铋　次水杨酸铋(bismuth subsalicylate)、次碳酸铋(bismuth subcarbonate)为铋化合物，有抗分泌、抗炎和抗菌作用，也有收敛作用，用于治疗非特异性腹泻；与抗生素合用可治疗与幽门螺杆菌感染相关的消化性溃疡。服用后可能引起便秘，舌面和大便颜色可变成灰黑色。

8. 十六角蒙脱石　十六角蒙脱石(smectite，思密达)系双八面体蒙脱石，从天然蒙脱石中提取。对消化道内的病毒、细菌及其产生的毒素具极强的固定、抑制作用；覆盖于消化道黏膜，增强黏膜屏障。临床用于：①成人及儿童的急、慢性腹泻，对儿童急性腹泻尤佳；②胃、食管反流、食管炎、胃炎及结肠炎；③功能性结肠病的症状治疗；④肠道菌群失调症。治疗急性腹泻应注意纠正脱水。如需服用其他药物，应间隔一段时间。

9. 消旋卡多曲　消旋卡多曲(racecadotril)是第一个应用于腹泻的脑啡肽酶抑制剂，具有较高的特异性抗分泌作用。可选择性、可逆性的抑制脑啡肽酶，从而保护内源性脑啡肽免受降解，延长消化道内源性脑啡肽的生理活性。在外周组织中，口服的消旋卡多曲快速水解为更有效的脑啡肽抑制剂醋托芬。醋托芬对脑啡肽酶的抑制作用增加了阿片物质的利用，激活了肠道的阿片受体，导致肠黏膜 cAMP 水平降低，从而减少水和电解质的过度分泌。且该药作用于外周脑啡肽，不影响中枢神经系统的脑啡肽酶活性，并对胃肠道蠕动和肠道基础分泌无明显影响，显效快，服用安全。主要用于 1 个月以上婴儿和儿童的急性腹泻。

10. 吸附剂　药用炭(medical charcoa，又称活性炭，activated charcoal)、白陶土(kaolin)以及复方的矽炭银(agysical)均为吸附剂(adsorbents)，口服不吸收，能吸附肠道内气体、毒物等，具有止泻和阻止毒物吸收的作用。

六、利胆药

利胆药是具有促进胆汁分泌或胆囊排空的药物。胆汁的基本成分是胆汁酸，胆汁酸的主要成分是胆酸、鹅去氧胆酸和去氢胆酸，占 95%；次要成分为石胆酸和熊去氧胆酸。胆汁酸具有多种生理功能：反馈性抑制胆汁酸合成；调节胆固醇合成与消除；促进脂质分解和脂溶性维生素吸收；并可将过饱和的胆汁转变为不饱和的胆汁，引起胆汁流动，增加胆固醇的运转能力，还能溶解结石表面的胆固醇等。胃肠道正常功能有赖于胆汁酸适当的合成，胆汁酸分泌过少或胆固醇分泌增加，胆汁胆固醇可沉淀形成结石，反之，过量的胆汁酸进入结肠能降低水的吸收，引起腹泻。常用的许多利胆药的作用涉及胆汁酸。

1. 去氢胆酸　去氢胆酸(dehydrocholic acid)系半合成的胆酸氧化的衍生物，具有利胆、促进胆汁分泌的作用，增加胆汁中的水分含量，不增加胆盐总含量和色素的分泌，因而使胆汁稀释，胆汁流动性增加，发挥胆道内冲洗作用。可用于胆石症、急慢性胆道感染和胆囊术后。禁用于胆道完全梗阻和严重肝肾功能减退者。

2. 熊去氧胆酸　熊去氧胆酸(ursodeoxycholic acid)可降低胆汁中胆固醇含量，降低胆固醇在胆汁的相对浓度，即降低胆汁的胆固醇饱和指数，促进胆固醇从结石表面溶解。熊去氧胆酸溶胆石机制是通过在结石表面形成卵磷脂 - 胆固醇液态层，促使结石溶解；抑制肠道吸收胆固醇，降低胆固醇分泌，进入胆汁中的胆固醇量减少，它不抑制胆固醇合成，但减弱胆固醇降低时正常补偿的合成。熊去氧胆酸的不良反应发生较鹅去氧胆酸少且轻，剂量相关的和过敏相关的血清转氨酶和碱性磷酸酶升高现象少见，少于 5% 的病人可发生明显的腹泻。

3. 鹅去氧胆酸　鹅去氧胆酸(chenodeoxycholic acid)为天然的二羟胆汁酸，作用类似熊去氧胆酸。可抑制胆固醇合成(抑制 HMG-CoA 还原酶)，减少胆固醇分泌，因而降低胆汁中胆固醇含量和促进胆固醇结石溶解。主要用于胆固醇或以胆固醇为主的混合型胆石症。治疗剂量时常引起腹泻，可减半量使用。长期应用时有些病人可出现转氨酶活性升高(可逆的)。妊娠、哺乳期妇女禁用。

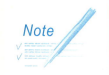

4. **硫酸镁**　硫酸镁(magnesium sulfate)作为利胆药,口服或将硫酸镁溶液灌入十二指肠,药物刺激十二指肠黏膜,分泌缩胆囊素(cholecystokinin,有刺激分泌和运动作用),反射性引起胆总管括约肌松弛、胆囊收缩,促进胆道小结石排出。临床用于治疗胆石症、胆囊炎、十二指肠引流检查。

5. **桂美酸**　桂美酸(cinametic acid,利胆酸)为苯丙酸型利胆药。能促进胆汁排出,利胆作用显著而持久;并能松弛胆道口括约肌,有良好的解痉止痛作用;因其能促进血中胆固醇分解成胆酸,故尚有降低血中胆固醇作用。用于胆石症、慢性胆囊炎或作胆道感染的辅助用药,也可用于高胆固醇血症治疗。不良反应轻微,少数病人有轻度腹泻。

6. **牛胆酸钠**　牛胆酸钠(sodium tauroglycocholate)是从牛胆汁或猪胆汁提取制成的胆盐混合物(由胆酸、牛磺酸、甘氨酸等结合而成)。口服吸收后能刺激胆汁分泌,分泌的主要成分为固体,能促进脂肪消化和吸收,对脂溶性维生素的吸收也有促进作用。用于胆囊瘘管长期引流及胆汁缺乏、脂肪消化不良、慢性胆囊炎等病人。

7. **茴三硫**　茴三硫(anethol trithione)为胆汁成分分泌促进药。能促进胆汁排出,使胆酸、胆色素及胆固醇等固体成分的分泌量显著增加,特别是增加胆色素分泌;能明显增强肝脏谷胱甘肽水平,显著增强谷氨酰半胱氨酸合成酶、谷胱甘肽还原酶等活性,增强肝脏解毒功能;还可促进肝细胞活化,减轻肝脏病变;有催涎、促消化作用,对抗精神病药物引起的唾液减少;促进胃肠道蠕动和肠管内气体排出,可迅速消除腹胀、便秘、口臭、恶心、腹痛等消化不良症状;还有分解胆固醇和解毒作用,能促进体内醇类物质快速代谢而消除,降低血中胆固醇含量,对酒精、药物、食物等引起的中毒具有很好的解毒和抗过敏作用;促进尿素的生成和排泄,有明显的利尿作用。用于胆石症、胆囊炎、急慢性肝炎、初期肝硬化等。不良反应有腹胀、腹泻、皮疹、发热等,可发生过敏反应,如出现荨麻疹样红斑,停药后可消失。长期大剂量应用可引起甲状腺功能亢进。胆道完全梗阻者禁用。

七、保肝药

保肝药又叫护肝药,是一类用于保护肝脏功能的药物。保肝药的特点是促进受损的肝细胞再生,促进肝细胞修复,保护肝细胞免于损伤或减轻损伤。目前保肝药物种类繁多,作用各有特点,大致可分为基础代谢类药物、解毒保肝药、抗炎保肝药、降酶保肝药、利胆保肝药、肝细胞膜保护药和治疗肝性脑病药等。

(一) 基础代谢类药物

此类药物能促进肝细胞能量代谢,保持代谢所需各种酶的正常活性。在肝细胞受到损伤时无论是在维持自身功能方面还是在其自身修复方面均需要维生素和辅酶类的参与。主要的药物包括维生素类、酶和辅酶类等。

1. **维生素类**　主要是各种水溶性维生素和少数脂溶性维生素,如维生素 C、复合维生素 B(含维生素 B_1、维生素 B_2、维生素 B_6、烟酰胺、泛酸钙)、维生素 E 和维生素 K 等。维生素 C 具有可逆的还原性,在体内形成单独的还原系统,起到递氢作用,参与氧化还原反应,减轻肝细胞的脂肪变性,促进肝细胞再生及肝糖原合成。复合维生素 B 是糖代谢、组织呼吸、脂质代谢、蛋白质代谢所需辅酶的重要组成成分。维生素 E 有促进肝细胞再生作用。维生素 K 是肝脏合成凝血因子 Ⅱ、Ⅶ、Ⅸ、Ⅹ 的必需物质,缺乏时可造成凝血障碍。

2. **酶和辅酶类**　是生物催化剂,可纠正人体的功能失调,恢复机体的正常代谢。辅酶 A(coenzyem,CoA)为体内乙酰化反应的辅酶,能激发三羧酸循环,对糖、脂肪、蛋白代谢有重要的作用。辅酶 Q_{10}(coenzyem Q_{10},CoQ_{10})可使肝脏组织超氧化物歧化酶的活性升高,增强肝脏组织对自由基的清除能力从而起到保护肝脏的作用。三磷酸腺苷(adenosine triphosphate ATP)是含有高能磷酸键的物质,是体内器官活动的信使或递质,能供给机体生理生化反应所需要的能量。

Note

肌苷进入细胞后转变为肌苷酸,进而变为三磷酸腺苷参与细胞代谢。

(二)解毒保肝药

此类护肝药物可为肝脏提供巯基或葡糖醛酸,增强肝脏的氧化、还原、水解、合成等一系列化学反应,将有毒物质转变成易溶于水的化合物,并通过尿和胆汁排泄出体外,从而减轻有害因素对肝脏的持续损害。

1. 葡糖醛酸内酯　葡糖醛酸内酯(glucuronolactone,葡醛酯、肝泰乐)进入体内,在酶的催化下内酯环被打开,转变成葡糖醛酸而发挥作用。葡糖醛酸是体内重要解毒物质之一,能与肝内或肠内含有酚基、羟基、羧基和氨基的代谢产物、毒物或药物结合,形成无毒的葡糖醛酸结合物而排出;同时,还可降低肝淀粉酶的活性,阻止糖原分解,使肝糖原增加,减少脂肪在肝内沉积。

2. 还原型谷胱甘肽　还原型谷胱甘肽(reduced glutathione)由谷氨酸、半胱氨酸和甘氨酸组成,结构中含有活性的—SH 基团(GSH),在体内 γ- 谷氨酰基循环中提供谷氨酰基以维持细胞的正常代谢和膜的完整性,能激活多种酶,如体内的巯基酶、辅酶等,从而促进糖类、脂肪及蛋白质代谢,并能影响细胞的代谢过程,是一种细胞内重要的调节代谢物质。还原型谷胱甘肽,能参与体内氧化还原过程,在谷胱甘肽转移酶的作用下,可和过氧化物及自由基相结合,对抗氧化剂对巯基的破坏,保护细胞膜中含巯基的蛋白质和酶不被破坏,同时还可对抗自由基对重要脏器的损害。即使大剂量、长期使用亦较少出现不良反应。罕见突发性皮疹。不应与维生素 B_{12}、甲萘醌、泛酸钙、乳清酸、抗组胺制剂、磺胺药及四环素等混合使用。

3. 硫普罗宁　硫普罗宁(tiopronin)结构中的游离巯基具有还原性,有对抗脂质过氧化和清除自由基的作用,参与三羧循环中糖代谢和脂肪酸氧化,促进乙醇和乙醛的排泄和降解,抑制甘油三酯在肝脏的蓄积,治疗酒精性脂肪肝有明显效果。对硫代乙酰胺、四氯化碳(CCl_4)所造成急性肝损伤中血清 ALT 和 AST 升高有降低作用,对慢性肝损伤引起的甘油三酯的蓄积有抑制作用;可以促进肝糖原合成,抑制胆固醇增高,有利于血清白蛋白 / 球蛋白比值回升。用于改善各类急慢性肝炎的肝功能;脂肪肝、酒精肝、药物性肝损伤的治疗及重金属的解毒;可降低放化疗的毒副反应,并可预防放化疗所致的外周白细胞减少和二次肿瘤的发生。不良反应:偶有瘙痒、皮疹、皮肤发红等情况,食欲不振、恶心、呕吐、腹痛、腹泻等症状发生,味觉异常罕见;出现上述情况时减量或暂时停服可以恢复。不应与具有氧化作用的药物合并使用。

4. 水飞蓟素　水飞蓟素(silymarin)是从菊科植物水飞蓟果实中提取的一种黄酮类化合物,主要含有水飞蓟宾(silybin)、异水飞蓟宾(isosilybin)、水飞蓟亭(siliehristin)和水飞蓟宁(silidinain)四种同分异构体。水飞蓟素具有清除自由基、抑制 5'- 脂氧酶、抗脂质过氧化、保护肝细胞膜、促进受损肝细胞合成 DNA 及结构蛋白、免疫调节和抗肝纤维化等药理作用,其中以水飞蓟宾的含量最高,活性也最强。水飞蓟宾具有很强的抗氧化作用,能对抗脂质过氧化、增强谷胱甘肽的活性、清除肝细胞内的活性氧自由基,稳定肝细胞膜,保护肝细胞;此外,水飞蓟宾还可抑制肝星状细胞的活性和转化生长因子 -β(TGF-β)、肿瘤坏死因子(TNF)等细胞因子的表达而具有抗炎、抗纤维化作用。主要用于治疗急慢性肝炎和中毒性肝损伤。

5. 青霉胺　青霉胺(penicillamine)是青霉素的代谢产物,可通过水解青霉素制备。青霉胺能络合铜、铁、汞、铅、砷等重金属,形成稳定和可溶性复合物由尿排出,避免大量的重金属在肝脏沉积,保护肝细胞。

(三)抗炎保肝药

尽管引起肝脏损伤的原因复杂多样,肝脏炎症反应却是肝病的主要病理学基础,因此抗炎保肝药临床广泛应用于各种肝病。此类药物主要是甘草酸制剂,有抑制激素降解酶,增加内源性激素,具有抗炎、抗毒、抗过敏、类固醇样、免疫调节及保护肝细胞的作用,可以减轻肝脏的非特异性炎症。

1. 甘草甜素　甘草甜素(glycyrrhizin)是从甘草根茎中提取出来的一种高甜度、低热值混合

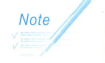

物质的通称。在化学结构上与醛固酮的类固醇环相似,可阻碍可的松与醛固酮的灭活,产生激素样作用,但无皮质激素的不良反应,可以减轻肝脏的非特异性炎症。其保肝作用机制包括:①肾上腺皮质激素样作用;②抑制肥大细胞释放组胺;③抑制细胞膜磷酸酶 A_2 和前列腺素 E_2 的产生;④促进胆色素的代谢,减少 ALT 和 AST 的释放;⑤抑制自由基和过氧化脂质的产生和形成。以甘草甜素为主要成分制成的各种保肝药物,被广泛用于治疗各种肝脏疾病。

2. 甘草酸单铵 甘草酸单铵(potenline)是由中药甘草中提取的一个活性成分,具有抗肝中毒,降低谷丙转氨酶,恢复肝细胞功能,防止脂肪性变等作用;促进胆色素代谢和退黄及解毒作用,减少胶原纤维增生,防止肝硬化等。主要用于慢性迁延性肝炎、慢性活动性肝炎、肝中毒、早期肝硬化等的辅助治疗。应注意:①个别病人偶尔出现胸闷、口渴、低血钾或血压升高,一般停药后即消失;②长期应用应监测血钾,血压等变化。

3. 甘草酸二铵 甘草酸二铵(diammonium glycyrrhizinate)是中药甘草有效成分的提取物,可减轻 CCl_4、硫代乙酰胺和 D- 半乳糖胺引起的转氨酶升高;减轻 D- 半乳糖胺和免疫因子对肝脏的慢性损伤;有一定的抗炎、保护肝细胞膜及改善肝功能的作用。适用于伴有 ALT 升高的急、慢性病毒性肝炎。因其具有类固醇样作用,可引起水钠潴留,所以以严重低钾血症、高钠血症、高血压、心力衰竭、肾衰竭病人禁用。治疗过程中应定期检测血压、血清钾、钠浓度,如出现高血压、血钠潴留、低血钾等情况应停药或适当减量。

(四)降酶保肝药

此类保肝药主要是对细胞色素 P450 酶活性有显著的诱导作用,从而加强对 CCl_4 及某些致癌物的解毒作用,减轻肝脏的病理损伤,改善肝功能。主要的药物有联苯双酯、双环醇等。

1. 联苯双酯 联苯双酯(bifendate)是我国创制的肝炎治疗药物,是合成的五味子丙毒的一种中间产物。对细胞色素 P450 酶活性有明显诱导作用,对 CCl_4 所致的肝脏微粒体脂质过氧化有抑制作用,并降低 CCl_4 代谢过程中还原型辅酶Ⅱ及氧的消耗,从而保护肝细胞生物膜的结构和功能。也可降低泼尼松诱导的肝脏 ALT 升高,能促进部分肝切除小鼠的肝脏再生。用于急、慢性肝炎及长期单项 ALT 异常者,对肝区痛、乏力、腹胀等症状起改善作用。停药后部分病人 ALT 反跳,但继续服药仍有效。因此,治疗后肝功能恢复正常时应逐渐减量停药,合用肌苷可减少本品的降酶反跳现象。不良反应轻微,偶可见轻度恶心症状。

2. 双环醇 双环醇(bicyclol)与联苯双酯结构相似。动物试验结果显示,双环醇对 CCl_4、D- 半乳糖胺、对乙酰氨基酚引起的小鼠急性肝损伤的氨基转移酶升高、小鼠免疫型肝炎的氨基转移酶升高有降低作用,肝脏组织病理形态学损害有不同程度的减轻。体外试验结果显示,双环醇对肝癌细胞转染人乙肝病毒的 2.2.15 细胞株具有抑制 HBeAg、HBVDNA、HBsAg 分泌的作用。用于治疗慢性肝炎所致的氨基转移酶升高。

(五)利胆保肝药

此类保肝药物能促进胆汁分泌,减轻胆汁淤滞。代表药物有熊去氧胆酸、茴三硫和腺苷甲硫氨酸等(详见利胆药中相关部分)。

1. 熊去氧胆酸 熊去氧胆酸(ursodeoxycholic acid)是正常胆汁成分的异构体,可以刺激肝细胞及胆管上皮细胞分泌胆酸,并抑制其重吸收,抑制肝脏胆固醇的合成,减少脂肪肝的形成,松弛 Oddi 括约肌,促进胆汁排出,减轻胆汁淤积。此外,熊去氧胆酸还有清除自由基、抑制炎性反应及免疫调节等功能,从而改善受损的肝功能。

2. 茴三硫 茴三硫(anethol trithione)为胆汁成分分泌促进药。能促进胆汁排出,使胆酸、胆色素及胆固醇等固体成分的分泌量显著增加,特别是增加胆色素分泌;含有高单位有机活性硫,具有解毒和抗过敏作用;参与体内重要生化反应,有效地促进微循环、增加血流量、改善肝功能、促进受损肝细胞的恢复;具有保护肝细胞膜,促进肝细胞代谢、解毒、消除自由基及胆汁排泄等功能。

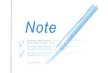

3. 腺苷甲硫氨酸

腺苷甲硫氨酸(ademetionine)作为甲基供体和生理性巯基化合物的前体参与体内的重要的生化反应,通过使细胞膜磷脂甲基化功能的增强,活化了细胞膜磷脂的生物转移反应,恢复了胞质膜动力学特征和胞质膜的流动性,使 Na^+,K^+-ATP 酶的功能恢复,对于肝细胞摄入和分泌胆盐起着重要作用。退黄作用显著,同时有促进肝功能恢复的作用。用于治疗非梗阻性肝内胆汁淤积性肝炎。

(六) 促肝细胞再生药

此类保肝药物能加速修复肝细胞,使受损的肝功能和酶活力恢复正常,从而促进肝细胞再生。代表药有促肝细胞生长因子和多烯磷脂酰胆碱等。

1. 促肝细胞生长因子

促肝细胞生长因子(hepatocyte growth promoting factors)系从乳猪新鲜肝脏中提取的小分子量多肽类活性物质,能刺激正常肝细胞 DNA 合成,促进损伤的肝细胞线粒体、粗面内质网恢复,促进肝细胞再生。改善肝脏库普弗细胞的吞噬功能,防止来自肠道的毒素对肝细胞的进一步损害,抑制肿瘤坏死因子(TNF)活性和 Na^+,K^+-ATP 酶活性抑制因子活性,从而促进肝坏死后的修复。同时具有降低转氨酶、血清胆红素和缩短凝血酶原时间的作用。对 CCl_4 诱导的肝细胞损伤有较好的保护作用,对 D- 半乳糖胺诱导的肝衰竭起明显的提高存活力的作用。主要用于亚急性重症肝炎等的辅助治疗。

2. 多烯磷脂酰胆碱

磷脂是细胞膜的重要组成部分,肝细胞在受到致病因子攻击时,膜的稳定性受到破坏,最终导致肝细胞破裂坏死。多烯磷脂酰胆碱(polyene phosphatidylcholine)在化学结构上与内源性磷脂一致,进入肝细胞后以完整的分子与肝细胞膜及细胞器膜相结合,补充外源性磷脂成分,增加细胞膜的流动性。另外,多烯磷脂酰胆碱还可以从组成细胞骨架,抑制肝细胞凋亡,抑制肝星状细胞活化,减少氧应激与脂质过氧化和降低炎症反应等多个方面保护肝脏,对肝细胞的再生和重构具有非常重要的作用。用于各种类型的肝病,如肝炎、慢性肝炎、肝坏死、肝硬化、肝性脑病(包括前驱肝性脑病),还可用于脂肪肝、胆汁阻塞、中毒,预防胆结石复发。

(七) 治疗肝性脑病药

肝性脑病(hepatic encephalopathy,HE)又称肝性昏迷,是由严重肝病引起的,以代谢紊乱为基础的中枢神经系统功能失调综合征,其临床主要表现为意识障碍、行为失常和昏迷。肝性脑病的机制复杂,尚未完全清楚,但氨中毒学说依然处于中心地位。氨中毒学说认为进入脑内的氨增高,干扰了脑细胞的能量代谢;同时使脑内的神经递质平衡失调,兴奋性递质谷氨酸减少,抑制性递质谷氨酰胺增多,导致中枢神经系统功能紊乱;氨对神经细胞膜产生抑制作用。此外,假性神经递质增多、氨基酸不平衡、γ- 氨基丁酸增多等,均可诱发肝性脑病。多数肝性脑病病人可见血氨升高,但血氨水平与肝性脑病的严重程度并不平行。肝性脑病病人应在综合治疗的基础上,纠正引起肝性脑病的诱因,限制蛋白质的摄入,口服乳果糖,静脉滴注支链氨基酸,禁用一切镇静剂和麻醉剂。目前用降血氨药物治疗,但疗效并不十分理想,倾向于多种因素的综合作用。

1. 左旋多巴

左旋多巴(levodopa,L-dopa)口服后能通过血 - 脑脊液屏障,进入脑细胞后对改善病人昏迷有一定效果,部分病人可苏醒,但机制不清。多数人认为,正常情况下,体内代谢所产生的胺类如苯乙胺和酪胺在肝内分解而被清除,肝性脑病病人肝脏对其分解作用甚弱,大部分经循环进入中枢,并在中枢神经脱羧后,形成了结构与多巴胺或去甲肾上腺素相似的苯乙醇胺或去氧肾上腺素,它们以假递质出现,阻碍了正常的神经冲动传递,从而造成精神障碍和昏迷。而左旋多巴进入中枢转化成多巴胺及去甲肾上腺素,后者拮抗假递质的作用,恢复脑功能而易于苏醒,但对肝功能无改善作用。

2. 谷氨酸

谷氨酸(glutamic acid)能与血氨结合成无毒的谷氨酰胺,再经肾小管细胞将氨分泌于尿中而排出体外,使血氨降低。此外,谷氨酸可能还参与脑中蛋白质及糖类的代谢,促进氧化过程,改善中枢神经系统功能。临床用于肝性脑病和肝性脑病前期。谷氨酸静脉滴注过速

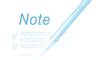

可引起流涎、潮红、呕吐,过量可发生低血钾、碱中毒的危险。

3. 乳果糖 乳果糖(lactulose)口服到达结肠后,被细菌分解为乳酸和醋酸,使肠道呈酸性,释出 H^+ 与 NH_3 结合成 NH_4^+,后者从肠道排出,使血氨降低;另外,乳果糖在小肠内形成高渗,引起渗透性泻下,利于氨的排泄。主要用于血氨升高的肝性脑病,亦用于导泻。不良反应有腹痛、腹泻、恶心、呕吐。

4. 支链氨基酸 肝性脑病病人血清支链氨基酸(branch amino acid)减少,芳香氨基酸增多,这种氨基酸平衡失调可能与肝性脑病的发生相关。该药可补充支链氨基酸,纠正氨基酸平衡失调,促进蛋白质合成,促使肝性脑病病人苏醒,提高存活率,同时也有利于肝细胞的增生及肝功能恢复。临床用于急、慢性肝性脑病的辅助治疗。输液过快可引起恶心、呕吐等不良反应。

5. 鸟氨酰天冬氨酸 鸟氨酰天冬氨酸(L-ornithine-L-aspartate)为鸟氨酸和天冬氨酸的复合体。鸟氨酸是尿素循环的起始底物,可与血液循环中有毒的氨结合,使之转化为无毒的物质,而天冬氨酸能参与肝细胞内核酸的合成,有利于修复受损的肝细胞。适用于治疗因急、慢性肝病如肝硬化、脂肪肝、肝炎所致的高血氨症,特别适用于因肝脏疾患引起的中枢神经系统症状的解除及肝性脑病的抢救。

6. 天冬氨酸钾镁 天冬氨酸钾镁(potassium magnesium aspartate)参与三羧酸循环与鸟氨酸循环,促进细胞除极化和细胞代谢,不仅能降低血氨和二氧化碳含量,还能降低血清总胆红素含量,从而改善肝功能。主要用于低钾血症、低钾及洋地黄中毒引起的心律失常、病毒性肝炎、肝硬化和肝性脑病的治疗。

目前保肝药品种繁多,作用机制不同,但并无一种保肝药有确切长期改善肝损害的疗效。因此,对于可不用的药物尽量不用,必须应用时,应按其指征合理选用。对脂肪性肝炎可选用多烯磷脂酰胆碱、维生素 E、还原型谷胱甘肽等,以减轻脂质过氧化。对酒精性肝病,多烯磷脂酰胆碱可稳定肝窦内皮细胞膜和肝细胞膜,降低脂质过氧化,减轻肝细胞脂肪变性及其伴随的炎症和纤维化;另外,S-腺苷甲硫氨酸和美他多辛也有一定疗效。糖皮质激素尚有争议,但对重症病人可缓解症状,改善生化指标。熊去氧胆酸可减少内源性胆汁酸的肝毒性,保护肝细胞膜,增加内源性胆汁酸的分泌,并有一定的免疫调节作用。对于肝病后期出现的肝硬化仍缺乏有效的药物,虽然目前上市已有抗纤维化药物(秋水仙碱、多不饱和卵磷脂、D-青霉胺等),但其有效性尚需临床进一步验证。

(陈莉娜)

本章小结

治疗消化性溃疡的药物主要分为 4 大类:①抗酸药(氢氧化铝、三硅酸镁等);②胃酸分泌抑制药,其中包括:H_2 受体阻断药(雷尼替丁、法莫替丁等)、H^+, K^+-ATP 酶抑制药(奥美拉唑、兰索拉唑等)、M 胆碱受体阻断药(哌仑西平等)及促胃液素受体阻断药(丙谷胺等);③增强胃黏膜屏障功能的药物(枸橼酸铋钾、米索前列醇等);④抗幽门螺杆菌药(阿莫西林、克拉霉素、甲硝唑等)。常见止吐药主要分为 H_1 受体阻断药(苯海拉明、美克洛嗪等)、M 胆碱受体阻断药(东莨菪碱、苯海索等)、D_2 受体阻断药(氯丙嗪、硫乙拉嗪等)、5-HT$_3$ 受体阻断剂(昂丹司琼等)和皮质醇类(地塞米松等)。

增强胃肠动力药主要通过激动胃肠多巴胺 D_2 受体(多潘立酮等)或激动肠壁肌层神经丛 5-HT$_4$ 受体(西沙必利等),促进胃排空、加速胃肠运动的作用,临床主要用于功能性消化不良、反流性食管炎及便秘等。

泻药按作用机制可分刺激性泻药(酚酞、比沙可啶、蒽醌类等)、渗透性泻药(硫酸镁、乳果糖、甘油等)和润滑性泻药(液体石蜡等)。

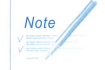

常见止泻药与收敛药主要通过激动胃肠道的阿片受体(阿片制剂、地芬诺酯、消旋卡多曲等),从而减慢胃肠蠕动;或通过减少胃肠道分泌(奥曲肽等);或在肠道释放鞣酸产生收敛作用(鞣酸蛋白等)等,临床用于急、慢性功能性腹泻。

利胆药是具有促进胆汁分泌或胆囊排空的药物,去氢胆酸有利胆、促进胆汁分泌的作用,使胆汁稀释。熊去氧胆酸和鹅去氧胆酸可降低胆汁中胆固醇含量,促进胆固醇结石溶解。硫酸镁口服或灌入十二指肠,刺激十二指肠黏膜分泌缩胆囊素,促进胆道小结石排出。茴三硫为胆汁成分分泌促进药。利胆药主要用于胆石症、急慢性胆道感染等。

保肝药大致可分为基础代谢类药物(维生素类、酶和辅酶类等)、解毒保肝药(葡糖醛酸内酯、还原型谷胱甘肽、硫普罗宁等)、抗炎保肝药(甘草甜素、甘草酸单铵、甘草酸二铵等)、降酶保肝药(联苯双酯、双环醇等)、利胆保肝药(熊去氧胆酸、茴三硫、腺苷甲硫氨酸等)、促肝细胞再生药(促肝细胞生长因子、多烯磷脂酰胆碱等)和治疗肝性脑病药(左旋多巴、谷氨酸、支链氨基酸、天冬氨酸钾镁等)等。

思考题

1. 试述抗消化性溃疡药的分类、药理作用及机制。
2. 止吐药按作用机制分为哪几类?各举一代表药。
3. 试述常用保肝药的分类、药理作用及机制。

第十二章　消化系统实验

第一节　消化系统形态学实验

一、实验目的

1. 通过观察消化系统正常及病理器官、组织学标本，准确辨识各种正常与异常细胞、组织和主要器官的大体、光镜结构，并学会用科学的语言进行描述；掌握消化系统常见疾病的基本病变、病变特点及其与临床的联系。

2. 验证和巩固理论知识，并加深对理论知识的理解。

3. 培养学生观察、比较、分析和归纳的能力和临床思维。

二、实验对象和器材

1. 实验对象　人和动物消化系统正常器官、组织及典型疾病病变器官、组织的大体及 HE 染色切片。

2. 实验器材　光学显微镜。

三、实验注意事项

1. 正确使用和维护显微镜。

2. 观察大体标本时应认真仔细，注意标本特征性的结构。

3. 观察组织标本应遵循肉眼观察、低倍镜观察、高倍镜观察的顺序，先全貌再局部，先轮廓再微细的原则。

4. 辨识组织标本中的正常组织结构和人工假象。

5. 正确理解局部与整体、切面与立体结构的关系，染色与显示微细结构的关系，正常与异常的关系，病理结构与临床表现的关系。

四、实验内容

(一) 消化道正常组织及常见疾病病理标本观察

1. 舌

(1) 人舌 (垂直切面)，HE 染色。

(2) 肉眼：标本着紫蓝色部分是舌背的上皮组织，深部染成红色的是舌肌。

(3) 低倍镜：黏膜由复层扁平上皮与固有层组成，可见舌乳头。数量多的是丝状乳头，呈圆锥形，顶部上皮细胞角化。散在于丝状乳头之间，较少，顶端较宽，基部较窄，呈蕈状形的是菌状乳头。体积最大，顶部平坦，周围有深陷环沟者是轮廓乳头，沟两侧的上皮内有多个淡染的卵圆形小体，为味蕾；固有层中有浆液性味腺，导管开口于沟底。

(4) 高倍镜：味蕾顶端有味孔，其内可见长梭形的味细胞和锥体形的基细胞，基细胞位于味蕾基底部。

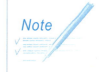

Note

2. 腮腺

(1) 人腮腺,HE 染色。

(2) 肉眼:标本一面有薄层粉红色被膜,腺实质被分隔成许多小叶。

(3) 低倍镜:被膜为结缔组织,腺实质被结缔组织分隔成许多小叶,小叶内有大量浆液性腺泡和各级导管的断面。

(4) 高倍镜:①腺泡由浆液性细胞构成,核圆,位于基部,基部胞质嗜碱性,顶部胞质嗜酸性;②闰管管径细,与腺泡相连,管壁为单层扁平或立方上皮;③纹状管较粗,管壁为单层柱状上皮,胞核圆形,近细胞顶部,胞质嗜酸性,基底部可见纵纹;④小叶间导管位于小叶间结缔组织中,管壁为单层柱状或假复层柱状上皮。

3. 食管

(1) 人食管(横切面),HE 染色。

(2) 肉眼:环形,有皱襞凸入管腔,管腔面着紫蓝色的部分为上皮,其外染成红色为食管壁其余各层。

(3) 低倍镜:①黏膜:上皮为未角化的复层扁平上皮。固有层浅染,为细密结缔组织,可见淋巴组织、小血管及食管腺导管。黏膜肌层为一层纵行平滑肌束的横断面。②黏膜下层:是疏松结缔组织,可见血管和黏液性的食管腺。③肌层:分内环行(肌纤维纵切面)、外纵行(横切面)两层,其间可见肌间神经丛。肌纤维的类型因取材部位不同而异,可以是平滑肌或骨骼肌。④外膜:为纤维膜,由结缔组织构成。

(4) 高倍镜:肌纤维呈带状(纵切)或多边形(横切),细胞核扁圆,位于周边,有 1 至多个,为骨骼肌。肌纤维纵切为长梭形,横切为大小不等的圆形,单核,居中,为平滑肌。

4. 胃底部

(1) 人胃底部,HE 染色。

(2) 肉眼:切片为长条状,不平整的一面为胃底部腔面,着紫蓝色的一层为黏膜,染成红色的部分为胃壁的其他各层。

(3) 低倍镜

1) 黏膜:①上皮:为单层柱状,上皮内陷形成胃小凹;②固有层:可见密集的胃底腺,腺体间有少量结缔组织和散在的平滑肌纤维;③黏膜肌层:由内环行和外纵行两薄层平滑肌构成。

2) 黏膜下层:为较致密的结缔组织,内含血管、神经和淋巴管,可见黏膜下神经丛。

3) 肌层:很厚,为平滑肌,可见其横切、纵切以及斜切面,可有肌间神经丛。

4) 外膜:为浆膜,由少量疏松结缔组织和间皮构成。

(4) 高倍镜

1) 上皮:为单层柱状,由表面黏液细胞组成,无杯状细胞。表面黏液细胞核椭圆形,位于基底部;顶部胞质充满黏原颗粒,在制片过程中颗粒被溶解,故呈着色浅的空泡状。

2) 壁细胞:在胃底腺的上半部较多。胞体呈圆形或圆锥形,较大;核圆居中,胞质嗜酸性,呈红色。

3) 主细胞:主要分布于胃底腺的下半部。细胞小,呈柱状,核圆,位于基底部;基部胞质呈强嗜碱性,着紫蓝色,顶部充满红色酶原颗粒,在普通固定染色标本上,此颗粒多溶解而呈泡沫状,故着色浅淡。

5. 胃幽门部

(1) 人胃幽门部,HE 染色。

(2) 肉眼:与胃底部相似。

(3) 低倍镜:胃小凹较胃底部深,固有层中有幽门腺,其余各层与胃底部相似。

(4) 高倍镜:幽门腺由黏液性腺细胞构成,可有少量壁细胞。

Note

6. 十二指肠

(1) 人十二指肠(横切面或纵切面),HE 染色。

(2) 肉眼:切片为长条状,不平整的一面为腔面,染成紫蓝色的一层为黏膜,其余为肠壁其他各层。

(3) 低倍镜

1) 黏膜:有许多由单层柱状上皮和固有层突向肠腔形成的绒毛,呈叶状。可见到绒毛的不同切面。绒毛根部以下的固有层中有许多不同断面的小肠腺。可见孤立淋巴小结。黏膜肌层由内环行和外纵行两薄层平滑肌组成。

2) 黏膜下层:为疏松结缔组织,可见大量黏液性十二指肠腺。

3) 肌层:由内环行和外纵行两层平滑肌组成,可见肌间神经丛。

4) 外膜:浆膜或纤维膜。

(4) 高倍镜

1) 绒毛:表面覆以单层柱状上皮,以吸收细胞为主,其间有散在的杯状细胞。吸收细胞呈高柱状,游离面可见红色的纹状缘,核椭圆形,位于基底部。在绒毛中轴结缔组织内有管腔较大的中央乳糜管、毛细血管及散在的平滑肌。

2) 小肠腺:腺上皮形态与表面上皮相似,主要为吸收细胞和杯状细胞。有的小肠腺底部可见三五成群的帕内特细胞,细胞呈锥体形,胞质顶部充满粗大的染成红色的嗜酸性颗粒。内分泌细胞和未分化细胞不易分辨。

3) 十二指肠腺:由黏液性腺细胞组成,细胞核扁,位于基部,胞质染色浅。

7. 空肠

(1) 人空肠(横切面或纵切面),HE 染色。

(2) 肉眼:与十二指肠相似。

(3) 低倍镜:与十二指肠相比,空肠绒毛呈长指状;固有层中有孤立淋巴小结;黏膜下层无腺体,外膜为浆膜。

(4) 高倍镜:吸收细胞游离缘的纹状缘更清晰,杯状细胞增多。

8. 回肠

(1) 人回肠(横切面或纵切面),HE 染色。

(2) 肉眼:与十二指肠相似,管壁中蓝紫色部分为集合淋巴小结。

(3) 低倍镜:与十二指肠相比,回肠绒毛呈短锥形,稀疏;固有层中淋巴小结常聚集形成集合淋巴小结,可穿过黏膜肌层深入黏膜下层。

(4) 高倍镜:黏膜上皮杯状细胞较多,小肠腺内帕内特细胞较多而明显。

9. 结肠

(1) 人结肠(横切面或纵切面),HE 染色。

(2) 肉眼:切片为长条状,不平整的一面为腔面。

(3) 低倍镜:与小肠壁结构相比,结肠黏膜面平坦,无绒毛;固有层中有密集的大肠腺,可见孤立淋巴小结;外纵行肌局部增厚形成结肠带。外膜为浆膜。

(4) 高倍镜:黏膜上皮及大肠腺内有大量杯状细胞。大肠腺内无帕内特细胞。

10. 阑尾

(1) 人阑尾(横切面),HE 染色。

(2) 肉眼:管腔小,可见多个紫蓝色团块围绕管腔,外周染成红色。

(3) 低倍镜:无绒毛,大肠腺少而短,杯状细胞较少;固有层内有极丰富的淋巴组织,多个淋巴小结与弥散淋巴组织连续成层,多深入至黏膜下层,使黏膜肌层不完整;肌层很薄,外膜为浆膜。

Note

11. 食管癌

（1）大体标本

1）髓质型：肿瘤在胃壁内浸润生长，使食管壁均匀增厚，累及食管的全周或大部分，管腔变窄，切面癌组织为灰白色，质地较软似脑髓组织，表面可形成浅表溃疡，癌组织多已浸透肌层达食管外膜。

2）蕈伞型：肿瘤为卵圆形扁平肿块，如蘑菇状突入食管腔内。

3）溃疡型：肿瘤表面形成溃疡，溃疡外形不整，边缘隆起，底部凹凸不平，深达肌层。此型癌累及食管周径的大部分。

（2）显微镜标本：癌组织为鳞状细胞癌，在黏膜层、黏膜下层和肌层可见大小不等的癌巢散在，其癌巢有的呈索状，有的呈片块状，癌细胞大小不一，胞质丰富。癌巢周围间质内有淋巴细胞浸润。

12. 慢性胃炎

（1）大体标本：慢性浅表性胃炎，病变多在胃窦部，但其他部位亦可受累，病变胃黏膜充血水肿，有时伴点状出血和糜烂，若标本胃黏膜变薄，皱襞消失或平滑，透过变薄的黏膜可看到黏膜下的小血管，此改变多属萎缩性胃炎。部分标本可见黏膜皱襞变宽，黏膜增厚似脑回状，此改变属慢性肥厚性胃炎。

（2）显微镜标本（慢性萎缩性胃炎）：胃黏膜变薄，腺体数目明显减少，部分腺体变短小，而部分呈囊状扩张。主细胞及壁细胞显著减少，而由大量分泌黏液的杯状细胞代替，颇似肠腺结构，故称为肠上皮化生。固有膜内见有淋巴细胞、浆细胞浸润。

13. 胃溃疡

（1）大体标本：胃小弯近幽门处黏膜面见一个圆形或卵圆形的溃疡，溃疡较深，直径多不超过 2cm，边缘整齐，底部平坦，表面有少量灰黄色渗出物。溃疡周边胃黏膜粗糙，向溃疡集中，皱襞呈放射状，切面可见溃疡深达黏膜下层、肌层或浆膜，溃疡底部可见灰白色的瘢痕组织，部分溃疡边缘贲门侧较垂直或作潜伏状，而幽门侧则呈梯形或较平缓。

（2）显微镜标本：切片中凹陷处即为溃疡灶，镜下观察溃疡底自上而下分四层结构：①渗出层：为红染的纤维蛋白，并混有中性粒细胞；②坏死层：结构不清，呈伊红染者为坏死组织；③肉芽组织层：由大量新生毛细血管和成纤维细胞构成，并伴一定量的炎症细胞浸润；④瘢痕层：大量纤维组织增生，部分发生玻璃样变，瘢痕内常见小动脉内膜增厚，管腔狭窄。瘢痕可深达肌层或浆膜。溃疡边缘结缔组织增生，将肌层推向表面，与黏膜肌粘连、愈着（与癌性溃疡不同）。

14. 胃癌

（1）大体标本

1）溃疡型：于胃小弯处可见较大溃疡（直径在 2cm 以内）。溃疡边缘不规则呈堤状隆起，黏膜皱襞消失。溃疡底凹凸不平，常出现大量坏死物质。肿瘤可侵及肌层、浆膜甚至浆膜外。

2）浸润型：胃壁弥漫性增厚，胃腔变小。胃壁僵硬似革囊（革囊胃）。切面癌组织广泛浸润胃壁各层，与正常组织无明显界限。

3）息肉型或蕈伞型：癌组织向黏膜表面生长，呈息肉状或蕈伞状突入胃腔内，肿瘤表面常见坏死出血。

4）黏液型：胃黏膜表面可见一个不规则形肿块，质地较软呈半透明胶冻状（也可称为胶样癌）。

5）缩窄型：癌组织在食管壁内广泛浸润，累及食管全周，使食管明显狭窄（环形狭窄），狭窄上端食管明显扩张，病变处食管壁厚而硬，癌与周围组织分界不清。

（2）显微镜标本

1）早期胃癌：切片可见胃黏膜层较完整，但于黏膜层内见有癌灶，灶内癌细胞形状不规则，而且细胞大小不等。核染色深浅不均，有些癌细胞围成腺管样结构，有些癌细胞散在分布，其胞质内可见淡染的黏液样物质,细胞核偏于一边。上述癌细胞皆分布于黏膜及黏膜下层内。

2)胃腺癌:部分胃黏膜正常,部分胃黏膜由癌组织代替。癌细胞形成大小及形态不一的腺样结构,其癌细胞多为低柱状。细胞排列及细胞大小均不规则,核浆比例失调,表现为核大而深染,可见癌组织侵入肌层。

15. 局限性肠炎 局限性肠炎又名克罗恩病。病变主要累及回肠末端,其次为结肠。因病变局限且呈节段性分布,故也称为节段性回肠炎。病变处肠壁水肿、变厚、变硬,肠黏膜高度水肿而呈块状增厚,如卵石状或息肉状。黏膜面常有裂隙状溃疡,溃疡狭长而深入肠壁形成穿通性裂隙。肠壁增厚处常致肠腔狭窄,或引起慢性肠梗阻,病变肠管易于邻近肠管或腹壁粘连,致肠壁粘合成团。

16. 急性出血性坏死性肠炎 肠壁发生明显的出血及坏死,常呈节段性分布。以空肠及回肠最多见,剪开肠管可见黏膜肿胀、广泛出血,黏膜皱襞表面常被覆污绿色假膜,病变黏膜和正常黏膜分界清楚,常继发溃疡形成,溃疡深者可引起肠穿孔。浆膜面充血及出血,常被覆纤维素样渗出物。

17. 肠腺瘤性息肉 腺瘤组织由增生的肠黏膜腺体组成,瘤细胞呈复层排列,形成大小不一的腺管状、乳头状结构,细胞核增大深染,可见核分裂象,有一定异型性,核深染,可见核分裂象,但仅局限于黏膜层,不向深部浸润。

18. 肠癌

(1)大体标本

1)隆起性:肿瘤向肠腔内突出,根据其形态不同又可分为隆起息肉型和盘状型。

2)溃疡型:肿瘤表面形成明显、较深的溃疡,外观似火山口状,中央坏死,溃疡边缘呈围堤状隆起于黏膜表面,肿瘤底部向肠壁深层浸润。

3)浸润型:肿瘤向肠壁深层弥漫浸润,常累及肠管全周,使局部肠壁增厚,可使肠管形成环状狭窄,亦称环状型。

4)胶样型:此型癌外观及切面均呈透明胶冻状。

(2)显微镜标本(大肠腺癌):大肠癌多为腺癌,镜下可有乳头状腺癌、管状腺癌、黏液腺癌三种类型。乳头状腺癌癌细胞为柱状,排列成乳头样,乳头内间质很少。管状腺癌癌细胞排列成腺管状结构,低分化腺癌癌细胞可排列成索条状或片状。黏液腺癌常形成大片黏液湖,黏液中漂浮小堆癌细胞。

(二)消化腺正常组织及常见疾病病理标本观察

1. 肝

(1)猪肝,HE 染色。

(2)肉眼:切片为较均质的实质性结构。

(3)低倍镜

1)被膜:由致密结缔组织构成。

2)肝小叶:呈多边形或不规则形,相邻小叶之间有较多着色浅的结缔组织,故小叶分界明显。小叶内较大的腔隙为中央静脉,肝细胞在中央静脉周围呈放射状排列成肝索,肝索之间的空隙为肝血窦。

3)门管区:相邻肝小叶之间结缔组织较多的部位,可见小叶间动脉、小叶间静脉和小叶间胆管的断面。有的可见单独走行的、管腔比较大的小叶下静脉。

(4)高倍镜:中央静脉管壁不完整。肝索由 1~2 行肝细胞组成。肝细胞体积较大,为多边形;核大而圆,位于细胞中央,双核细胞较多;胞质嗜酸性,其内可见嗜碱性颗粒。肝血窦形状不规则,窦壁由内皮细胞构成。有时可见内皮与肝细胞之间的窦周隙。门管区中腔小壁厚的为小叶间动脉;腔大壁薄,形状不规则的为小叶间静脉;管壁由单层立方或柱状上皮构成

Note

的是小叶间胆管。

2. 肝

（1）人肝，HE 染色。

（2）肉眼：切片为较均质的实质性结构。

（3）低倍镜：人肝和猪肝的结构基本相同，不同之处在于人肝小叶间结缔组织较少，相邻肝小叶分界不清。可见中央静脉、肝索、肝血窦、门管区和小叶间静脉。

（4）高倍镜：细致观察中央静脉、肝索、肝血窦及门管区的结构。

3. 胆囊

（1）人胆囊，HE 染色。

（2）肉眼：切片高低不平的一面为腔面，染成紫蓝色的部分为黏膜，染成红色的为囊壁的其余部分。

（3）低倍镜：黏膜可见许多有分支的黏膜皱襞，皱襞之间的上皮陷入固有层形成黏膜窦，有的为封闭的腔。上皮为单层柱状，无杯状细胞。固有层内无腺体。肌层可见不同切面的平滑肌。外膜为浆膜。

4. 胰腺

（1）人胰腺，HE 染色。

（2）肉眼：切片为实质性结构，其内可见被浅色组织分隔的许多小区。

（3）低倍镜：被膜由结缔组织构成。胰腺实质被结缔组织分隔成许多大小不等的胰腺小叶，小叶内可见许多浆液性腺泡及导管的断面，为外分泌部；腺泡之间大小不等的浅染细胞团为胰岛。小叶间结缔组织内有较大的导管。

（4）高倍镜

1）胰腺腺泡腔中可见一至数个泡心细胞，扁平或立方形，染色浅，细胞界限不清，核圆形或卵圆形。腺泡之间可找到闰管。

2）胰岛为球形细胞团，细胞呈团、索状分布，着色浅淡，其间有丰富的毛细血管。在 HE 染色切片中不易区分胰岛的各种细胞。

5. 肝炎

（1）急性普通型肝炎（显微镜标本）

1）低倍镜观：肝索拥挤，肝细胞排列紊乱、广泛变性。

2）高倍镜观：肝细胞普遍体积增大，胞质疏松呈网状，部分肝细胞肿胀呈球形，胞质几乎透明，呈气球样变。局部散在有点状坏死，或灶性坏死、碎片状坏死，汇管区可见淋巴细胞、单核细胞为主的炎症细胞浸润。

（2）急性重型肝炎

1）大体标本：肝脏体积显著缩小，被膜皱缩，质地柔软，尤以左叶为甚；切面呈红色或黄绿色。

2）显微镜标本：①低倍镜观：肝小叶结构破坏，肝细胞大块坏死，肝窦显著充血扩张。②高倍镜观：肝细胞广泛溶解性坏死，肝索解离，仅小叶周边残留少量水肿变性的肝细胞；肝窦充血、扩张、融合；汇管区可见淋巴细胞、单核细胞为主的炎症细胞浸润。

（3）亚急性重型肝炎

1）大体标本：肝脏体积缩小，被膜略皱缩，质地中等；表面及切面见散在分布大小不等的灰白色结节；切面可见黄绿色胆汁淤积区呈斑片状分布。

2）显微镜标本：①低倍镜观：肝小叶结构破坏，肝细胞亚大块坏死，并见结节状再生。②高倍镜观：肝小叶内肝细胞片状融合性坏死，纤维组织增生，其内炎症细胞浸润；再生的肝细胞呈不规则排列，部分细胞胞质内胆汁淤积；汇管区小胆管增生，胆栓形成，可见淋巴细胞、单核细胞

Note

为主的炎症细胞浸润。

6. 肝硬化

（1）门脉性肝硬化

1）大体标本：肝脏体积缩小，边缘变锐，质地变硬；表面及切面略微凹凸不平，见灰白色结节弥漫分布，结节形状较规则，呈圆形、椭圆形，大小较一致，直径一般不超过1cm；结节间纤维间隔薄而均匀。

2）显微镜标本：①低倍镜观：肝小叶正常结构消失，见广泛增生的纤维组织包绕大片肝细胞形成假小叶。假小叶呈圆形、椭圆形，大小较一致，纤维间隔薄而均匀。②高倍镜观：假小叶内肝细胞排列紊乱，可见不同程度变性、坏死和再生；中央静脉缺如、偏位或多个；纤维间隔内见小胆管增生，慢性炎细胞浸润。

（2）坏死后性肝硬化

1）大体标本：肝脏体积不对称性缩小，显著变形，质地变硬；表面及切面显著凹凸不平，见红褐色或黄褐色结节弥漫分布，结节大小不等，形状不一，直径可达数厘米；结节间纤维间隔宽大，厚薄不均。

2）显微镜标本：①低倍镜观：肝小叶正常结构消失，为假小叶所代替，假小叶大小不等，纤维间隔宽窄不匀。②高倍镜观：假小叶内肝细胞广泛变性、坏死、胆汁淤积；纤维间隔宽大，见小胆管增生，大量慢性炎症细胞浸润。

（3）胆汁性肝硬化

1）大体标本：肝脏体积缩小，质地变硬；表面呈墨绿色或黄绿色，较光滑或呈细颗粒状；切面隐约见细小结节弥漫分布，结节间纤维间隔纤细或不明显。

2）显微镜标本：①低倍镜观：肝小叶正常结构消失，纤维组织增生，不全分隔包绕肝细胞团；②高倍镜观：肝细胞胞质内胆汁淤积，呈羽毛状坏死，纤维间隔内小胆管增生、胆栓形成，大量慢性炎症细胞浸润。

（4）干线型肝硬化（血吸虫性肝硬化）

1）大体标本：肝脏体积缩小，质地变硬；表面不平，有沟纹，呈分叶状；切面见灰白色纤维组织围绕门静脉分支呈树枝状分布。

2）显微镜标本：①低倍镜观：肝汇管区扩大，可见钙化的虫卵沉积；②高倍镜观：肝汇管区可见坏死钙化的虫卵，周边见上皮样细胞、多核巨细胞围绕形成假结核结节，增生纤维组织内见嗜酸性粒细胞、淋巴细胞等炎症细胞浸润，血管壁增厚，腔内可见血栓形成。

（5）慢性脾淤血：大体标本见脾脏体积显著增大，边缘变钝，质地变硬；表面及切面呈暗红色；部分病例包膜可显著增厚，切面灰白色，毛玻璃状，质地韧实。

（6）食管胃底静脉曲张：大体标本见食管下段及胃底部显著扩张的静脉网呈蚯蚓状凸出于黏膜下；病变处黏膜变薄，可见曲张静脉呈紫蓝色。

7. 原发性肝细胞性肝癌

（1）大体标本：肝脏体积显著增大，切面见一巨大的分叶状肿块，呈灰白、灰黄色，质地中等，中央见出血及坏死，周边见卫星灶围绕；残余肝组织局部可见墨绿色胆汁淤积；部分标本见周边肝组织呈肝硬化改变。

（2）显微镜标本

1）低倍镜观：癌结节呈类圆形，与正常肝组织分界不甚清楚。癌细胞排列呈梁索状，其间见丰富血窦。

2）高倍镜观：癌细胞分化程度高低不一，细胞胞质丰富，核大、深染，见病理性核分裂象，分化差者可见巨核和多核细胞。

Note

8. 细菌性肝脓肿

（1）大体标本：肝脏体积增大，表面可见有圆形突起包块，包块被膜下血管显著充血扩张；切面见一个类圆形空腔（即脓肿），其内有乳黄色膏状物附着，腔内脓液已流失，脓肿壁见灰白色纤维化增厚区，周边有褐色充血带围绕。

（2）显微镜标本

1）低倍镜观：肝组织内见圆形或椭圆形病灶（即脓肿），周边肝组织血管充血、扩张，炎症细胞浸润，部分病灶见有纤维组织包绕。

2）高倍镜观：脓腔内见大量变性坏死的中性粒细胞（即脓细胞）和坏死组织碎片，可见紫蓝色的细菌菌落呈团状分布。

9. 阿米巴性肝脓肿

（1）大体标本：肝脏体积增大，右叶见一个或数个圆形脓腔，大者直径可达 10cm；脓腔内容物已流失，壁粗糙不平，因悬挂着残留的血管和胆管等（为长短不一的条索样组织）而呈破絮状。脓肿壁周围见纤维组织增生包绕。

（2）显微镜标本

1）低倍镜观：肝细胞大片液化性坏死，坏死区炎症反应轻微。

2）高倍镜观：坏死组织与正常组织交界处见少量炎症细胞浸润，脓肿壁内散在有阿米巴滋养体，呈红色，圆形，胞质丰富，其内可见空泡或红细胞。

10. 慢性胆囊炎
大体标本见胆囊体积增大，切面见囊壁显著水肿、增厚；部分标本囊壁粗糙，腔内见结石。

第二节　消化系统机能学实验

一、胆汁和胰液分泌的神经体液调节

【实验目的】　了解胆汁和胰液收集的方法，观察迷走神经、促胰液素等对胆汁和胰液分泌的调控作用。

【实验原理】　胰液的分泌受神经和体液因素的调节，如在稀盐酸、蛋白质分解产物和脂肪酸的刺激下，十二指肠黏膜分泌促胰液素（secretin）和缩胆囊素（CCK）。

促胰液素主要刺激胰腺导管上皮细胞和胆管上皮细胞分泌水分和碳酸氢盐，表现为胰液和胆汁的量明显增加，但胰酶的量增加不明显。CCK 主要刺激胰腺腺泡合成和分泌胰酶的同时收缩胆囊使胆汁排入十二指肠。

本实验首先检测在无任何刺激的情况下基础胰液和胆汁的分泌，记录每分钟进入十二指肠的胆汁和胰液的滴数。然后分别观察稀盐酸刺激下的胆汁和胰液分泌量，以及自制粗促胰液素和 CCK 对胆汁和胰液分泌的影响，分析其结果，得出结论。

促胰液素的自制方法：将急性实验用过的犬，从十二指肠首段开始取 70cm 肠管，将小肠冲洗干净，纵向切开肠管，用刀柄刮去小肠黏膜组织放入研钵内，加 10~15ml 0.5% 盐酸进行研磨，将研磨液倒入烧杯中，加入 0.5% 的盐酸 100~150ml 煮沸 10~15 分钟。此后，用 10%~20% 氢氧化钠趁热中和（用石蕊试纸）至中性，用滤纸趁热过滤，即可得到促胰液素粗制品，将其低温下保存备用。

【实验对象】　犬

【实验药品】　3% 戊巴比妥钠；稀醋酸；0.5% 盐酸溶液；粗制促胰液素 10ml。

【实验器材】　计算机数据采集系统（包含生理记录仪和电刺激器）；计滴器；保护电极；犬手术台；手术器械；注射器及其针头；胰管插管；胆管插管；T 形管；弹簧夹；纱布；丝线；秒表等。

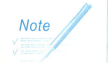
Note

【实验方法】

1. 动物手术

(1) 动物麻醉：从犬的后肢小隐静脉注射 30g/kg 体重的 3% 戊巴比妥钠实施麻醉，待进入麻醉后将动物仰卧固定在手术台上。因戊巴比妥钠对呼吸中枢的影响较大，整个麻醉过程中留意观察犬的呼吸变化，调整注射速度并控制注射量，以免动物在麻醉期间呼吸抑制死亡。

(2) 气管插管：剪去颈部和腹部的被毛，沿正中线切开颈部皮肤，分离肌肉和结缔组织，暴露器官，在上下两个环状软骨之间横切器官，再横切上面环状软骨 1~2 个，形成 "T" 形切口，进行器官插管。分离出两侧迷走神经混合干，穿线备用。颈部手术结束后，用温水浸泡的温热纱布覆盖伤口。可备人工呼吸机，防麻醉过深导致的呼吸异常。

(3) 胰管插管：从剑突下沿腹壁正中线（白线）切开腹壁 10cm，翻开大网膜，找出十二指肠，胰腺位于其旁。在胰腺与十二指肠接触部位向幽门方向 1~3cm 范围，仔细分离脂肪和结缔组织（此处血管丰富，注意避免损伤血管），找出胰导管，穿双线，其中一根在紧靠肠壁处结扎胰导管。用眼科剪刀离肠壁 0.3cm 处的向胰腺段胰导管剪开小口，插入充满生理盐水的胰管插管，然后另一根线结扎固定胰管插管和胰管。胰腺、胰管和十二指肠的关系见图 7-13。

(4) 胆总管插管：双结扎肝胃韧带，然后中间切断韧带。将肝脏网上翻，找到胆囊和胆囊管，结扎胆囊管，然后用注射器抽出胆囊胆汁数毫升备用。分离胆总管，穿双线，其中一根紧贴肠管结扎，胆总管是剪切小口，插入充满生理盐水的胆管插管，然后，用另一根线扎紧固定，插管另一头引流胆汁。胆囊、胆管和十二指肠的关系见图 7-13。

手术完毕后，充满生理盐水的胰管插管和胆管插管（避免有气泡，引流不畅）分别接两根乳胶管，出口连接受滴器或张力换能器上，记录胰液和胆汁分泌量（滴/分钟）。如果动物状态一般，胆汁和胰液分泌量较少，可以连接到毛细玻璃管记录装置上，其液面刻度调到 0。

(5) 股静脉插管：股动脉和股静脉伴行，因此在近腹股沟附近寻找股动脉波动明显的部位，剪去被毛，切开皮肤 2~3cm。剥离股静脉，穿两股线，其中一根结扎离心段，用弹簧夹夹闭向心段静脉（结扎与夹闭之间留 1.5cm），然后用眼科剪紧靠结扎部位切开小口，充满生理盐水的带 10ml 注射器的软质静脉套管插入。用另一股结扎线扎紧固定静脉套管备用。

2. 实验观察项目

(1) 观察正常胆汁和胰液的基础分泌：待所有实验准备就绪，动物稳定 20~30 分钟后，开始记录在没有任何刺激的情况下的胆汁和胰液的释放量。

(2) 刺激迷走神经对胆汁和胰液分泌的影响：用特制刺激电极挂迷走神经，用适宜刺激强度和频率（50V，连续刺激，根据刺激效果调整频率和强度）刺激迷走神经离心段，观察胆汁和胰液释放量，刺激 3 次求均值。

(3) 酸化十二指肠对胆汁和胰液分泌的影响：将用较粗的棉线结扎十二指肠上端和空肠上端，此后往十二指肠内注入 37℃的 0.5% HCl 25~40ml，注意观察作用的潜伏期，胆汁和胰液释放量的改变（观察时间为 10~20 分钟）。

(4) 股静脉注射粗制促胰液素对胆汁和胰液分泌的影响：从股静脉注射粗制促胰液素 5~10ml，记录潜伏期，注意观察胆汁和胰液释放量。

(5) 胆汁对胆汁和胰液分泌的影响：将从股静脉注射胆囊胆汁 1ml（稀释 10 倍），观察胰液和胆汁分泌的影响。

【注意事项】

1. 实验前 2~3 小时，动物可以少量喂食促使实验中胆汁和胰液分泌量增加。

2. 实验过程中，注意观察动物的麻醉状态，当呼吸明显变慢变浅，立刻进行人工呼吸或从股静脉注射呼吸兴奋剂。

3. 注意很好地结扎胆囊管，避免胆囊收缩影响胆汁分泌量的改变。

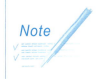

4. 当分离胰管时要判断好,动作要轻、准确,避免损伤胰管。

5. 肝脏组织柔软,易被手术中碰伤出血,小心术中损伤肝组织。

二、离体肠平滑肌生理特性的观察

【实验目的】　学习离体小肠平滑肌收缩实验的方法,观察消化道平滑肌生理特性。

【实验原理】　消化道平滑肌与骨骼肌相比,最明显的特点是具有自发、自动节律性收缩和舒张。平滑肌自动节律性收缩运动具有对温度、化学物质如神经递质或药物以及牵张刺激敏感等特点。

【实验对象】　家兔

【实验药品】　台氏液;1:10 000 肾上腺素溶液;1:10 000 乙酰胆碱溶液;阿托品等。

【实验器材】　PowerLab8s 主机;桥式放大器;麦氏浴槽;气泵;张力换能器;大试管;滴管。

【实验方法】

1. 标本制备　将家兔执于手中倒悬,用木槌猛击兔头枕部,使其昏迷,立即剖开腹腔,找出胃幽门与十二指肠交界处,以此为起点取长约 20~30cm 的肠管。将肠管放入盛有台氏液的烧杯内漂洗,然后保存于室温的台氏液内并通氧备用。实验时取长约 2~3cm 的肠段,一端用恒温水浴槽中心管底部的有机玻璃下端蛙心夹固定,另一端用小钩钩住,通过丝线连接于张力换能器上,注意丝线要与水平面垂直并不能与浴槽中心管内壁接触,以免影响肠管收缩张力记录效果。

2. 仪器装置　标本安装后,在恒温水槽中心管内盛有 38℃ 的台氏液,外部容器中加装温水,开启电源加热,恒温水槽温度控制在 38~39℃。浴槽通气管与气泵相连,调节橡皮管夹,使中心管内的气泡一个接一个地冒出液面,保证小肠持续氧气供应。

3. 仪器装置及程序设置

(1) 张力换能器与放大器连接、放大器与电脑连接。

(2) 参数设置:启动计算机,打开 PowerLab8s 主机电源,在电脑桌面上按说明书设置相关参数,记录小肠蠕动波。

4. 观察项目

(1) 观察和记录正常的离体小肠平滑肌在台氏液(38℃)中的蠕动曲线,注意观察张力(基线改变)、收缩幅度以及收缩频率改变。

(2) 观察肾上腺素对肠蠕动的影响。当肠管的节律性蠕动平稳后,在孵育液(台氏液)中滴入 1~2 滴 1:10 000 的肾上腺素溶液,当其作用出现很明显后,立即从中心管相连的侧管放出含有肾上腺素的台氏液,立即倒入预先备好的 38℃ 左右的新鲜台氏液,如此反复更换浴槽中的台氏液 2~3 次,以充分稀释和洗涤,观察小肠蠕动的恢复情况。认真观察肾上腺素存在时,小肠蠕动的频率、幅度和基线的改变。

(3) 观察乙酰胆碱对肠蠕动的影响。待肠管蠕动恢复正常活动后,在台氏液里滴入 1:10 000 的乙酰胆碱溶液 1~2 滴,当药物作用很明显后立即更换台氏液(方法同肾上腺素冲洗),观察认真观察乙酰胆碱存在时,小肠蠕动的频率、幅度和基线的改变。

(4) 观察阿托品存在时乙酰胆碱对肠蠕动的影响。待肠管蠕动恢复正常活动后,在台氏液里加阿托品 1~2 滴,约 10 分钟后再加 1:10 000 的乙酰胆碱,待作用出现后,冲洗浴槽中的药物(方法同上)。注意观察阿托品本身对肠蠕动的影响以及阿托品对乙酰胆碱作用的影响。

(5) 观察温度对小肠蠕动的影响。待小肠蠕动在在台氏液(38℃)中稳定之后,通过改变恒温水浴温度设定值降低中心管孵育液温度,从 38℃ 逐步调降至 35℃、30℃、28℃、25℃ 时,观察小肠蠕动的频率、幅度和基线的改变。

(6) 完成各项实验项目后,单击 Start/Stop 切换按钮停止记录。获取各实验项目中的数据,把所需的内容按先后顺序分别粘贴在时间轴的末尾。按照说明选取数据的剪切、复制和粘贴。仔细测量和读取各项实验中的小肠蠕动的频率、收缩幅度以及基线高低等。

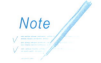
Note

（7）打印上述整理测结果，待附在实验报告中。

【注意事项】

1. 肠段标本与张力换能器连接时，一定注意换能器张力感应片与传递肠管蠕动张力的丝线垂直，并松紧要适度，线与浴槽壁不能接触。注意观察肠管蠕动运动方向和计算机屏幕显示的曲线是否一致，如肠管收缩即缩短时，屏幕上的曲线上升，相反，当肠管舒张即长度变长，屏幕上的曲线下降，如果发现不协调，即方向相反，就把换能器旋转180°，重新连接肠管的连线。

2. 在加药前，一定要准备好足够的加热至38℃的台氏液，待给药后冲洗药物。

3. 每次加药出现明显效果后，必须立即更换浴槽内的台氏液，待肠管蠕动恢复正常，再进行下一项实验。

（郭晓霞　李晓波　许文燮　朱俊勇）

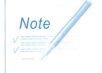

参 考 文 献

1. 陈杰,李甘地.病理学.第2版.北京:人民卫生出版社,2010.

2. 陈克敏.实验生理科学教程.北京:科学出版社,2001.

3. 成令忠,钟翠平,蔡文琴.现代组织学.上海:上海科学技术文献出版社,2003.

4. 葛均波,徐永健.内科学.第8版.北京:人民卫生出版社,2013.

5. 高英茂,李和.组织学与胚胎学.北京:人民卫生出版社,2010.

6. 李玉林.病理学.第8版.北京:人民卫生出版社.2013.

7. 马保华,郝晶,丁兆习,等.医学形态学实验.北京:科学出版社,2013.

8. Sherlock S,Dooley J.肝胆系统疾病.牛俊奇,张清泉,译.天津:天津科技翻译出版公司,2013.

9. 唐军民,李继承.组织学与胚胎学(英文).北京:北京大学医学出版社,2011.

10. 王建枝,殷莲华.病理生理学.第8版.北京:人民卫生出版社,2013.

11. 巫协宁.临床肝胆系病学(新版).上海:上海科学技术文献出版社,2002.

12. 杨宝峰.药理学.第8版.北京:人民卫生出版社,2013.

13. 朱大年,王庭槐.生理学.第8版.北京:人民卫生出版社,2013.

14. 朱思明.生理学实验指导.北京:人民卫生出版社,1997.

15. 曾民德.脂肪肝发病机制及其"二次打击"假设.中华消化杂志,2002,22(3):167-168.

16. 邹仲之,李继承.组织学与胚胎学.北京:人民卫生出版社,2013.

17. Katzung BG,Masters SB,Trevor AJ. Basic and Clinical Pharmacology. 12th ed. New York:McGraw-Hill Medical,2012.

18. Harvey R. Lippincott's Illustrated Reviews:Pharmacology. 5th ed. Lippincott Williams and Wilkins, 2011.

19. Hilal-Dandan R,Brunton L. Goodman and Gilman Manual of Pharmacology and Therapeutics. 2nd ed. New York:McGraw-Hill Medical,2014.

20. Larsen WJ. Human Embryology. Beijing:Health Science Asia,Elsevier Science,2002.

21. 田勇泉.耳鼻咽喉头颈外科学.第7版.北京:人民卫生出版社,2008.

22. Mantovani A,Allavena P,Sica A,et al. Cancer-related inflammation. Nature,2008,454(7203):436-444.

23. Jankowski J,Barr H,Moayyedi P. Does aspirin really reduce the risk of colon cancer？ Lancet,2012,379 (9826):1586-1587.

中英文名词对照索引

C

D

G

H

I

J

K

X

Z

08检